Mein Gesundheits-Code

Mein Schlüssel für Gesundheit,
Vitalität & Langlebigkeit

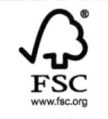

Mein Gesundheits-Code

MEIN SCHLÜSSEL FÜR GESUNDHEIT, VITALITÄT & LANGLEBIGKEIT

Impressum

Herausgeber:

Erfolgshoch Institut & Verlag
Hauptstraße 4 a, 04564 Böhlen, Deutschland

Verantwortlich für den Inhalt:

Daniel Hoch (Herausgeber) sowie die einzelnen Autoren für ihre jeweiligen Beiträge

ISBN: 978-3-7583-4044-4

Autoren:

Dr. med. Folker Meißner, Aline Amon, Oliver Arnold, Christine Carus, Arzu Civan, Guido Döllnitz, Marion Dratwa, Daniela Dworzak, Dr. Catarina Edfjäll, Xenia Efinger, Nicole Franke, Cornelia Fritsche, Antje Gebhardt, Madeleine Hauschild, Anje Heinz, Sigrun Hoch, Beatrice Kretzl-Viezens, Stephanie Lehmann-Ritschard, Dr. med. Elke Lorenz, Maximilian Matz, Erich Meidert, Dr. med. Janine Poranzke, Sabine Redlof, Ute Reimann, Priska Ritter, Emilia Świtała, Dr. med. Dr. med. dent. Herbert Rixecker, Tanja Rose, Claudia Sacchetti, Susanne Schäfer, Markus Schell, Steffen Scholz, Dr. med. Ilona Schönwald, Dr. med. Senija Selimovic-Hamza, Katrin Wilkniss

Satz und Gestaltung:

Honigbart®, Jürgen Schulz

Mentoring und Korrektorat:

BuchWerkstatt Regina Lehrkind

Verlag: BoD • Books on Demand GmbH, In de Tarpen 42, 22848 Norderstedt

Druck: Libri Plureos GmbH, Friedensallee 273, 22763 Hamburg

Bibliografische I nformation der D eutschen Nationalbibliothek

Die Deutsche Nationalbibliothek verzeichnet diese Publikation in der Deutschen Nationalbibliografie. Detaillierte bibliografische Daten sind im Internet über http://dnb.dnb.de abrufbar.

Hinweis zu § 44b UrhG („Text und Data Mining")

Die automatisierte Analyse des Werkes, um daraus Informationen, insbesondere Muster, Trends und Korrelationen gemäß § 44b UrhG („Text und Data Mining"), zu gewinnen, ist untersagt.

Kennen

Erkennen

Anerkennen

„Erhebe dich über deine
aktuelle Lebenssituation,
über Zeit und Umfeld
und an-er-kenne
deine Verantwortung."

– Daniel Hoch –

Inhaltsverzeichnis

Vorwort

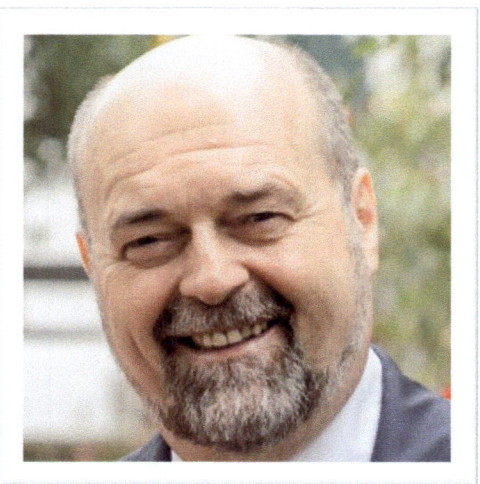

Dr. med. Folker Meißner

Dr. med. Folker Meißner ist Experte für ganzheitliche Gesundheit. Nicht nur in seiner Praxis für Ganzheitsmedizin, sondern auch als Sprecher, Trainer und Autor verkörpert er sein Motto „Mit Absicht gesund".

https://www.dr-meissner.de/

Mit diesem Buch liegt ein beispielloses Meisterwerk vor dir, liebe Leserin, lieber Leser, eine Sammlung von individuellen, unvergleichlichen Heilungsreisen, geschrieben von leibhaftigen Menschen, die das, was sie beschreiben, auch tatsächlich erlebt haben. Sie teilen mit uns ihren Weg, ihre Sichtweisen, ihre inneren und äußeren Veränderungen, die allesamt notwendig waren, damit sie ihre Identität als Patient aufgeben und die Identität eines glücklichen Menschen annehmen konnten. Dieses Werk ist an Authentizität nicht zu übertreffen. Es zeigt nicht DEN Weg, der für alle gelten soll, vielmehr dient es als Beweis, dass es viele Wege aus sehr unterschiedlichen persönlichen Miseren gibt.

In meinem täglichen Wirken als niedergelassener, ganzheitlich denkender und handelnder Arzt und als Medical Coach erlebe ich immer wieder Menschen, die sich in gesundheitlichen Schieflagen befinden, aktuell keinen Ausweg sehen, aber die Hoffnung auf Heilung noch nicht aufgegeben haben. Menschen, die sich wie die Autorinnen und Autoren dieses Buches auch in schwierigen Situationen konfrontiert ideenreich und proaktiv mit ihrem Leben und ihrer Gesundheit/Erhaltung und Wiedererlangung ihrer Gesundheit auseinander setzen sind die künftigen Mutmacher. Diese Menschen werden ihren Familien, Freunden und Bekannten zeigen, wie sie es persönlich geschafft haben ihren individuellen optimierten Gesundheitsweg einzuschlagen/ihren indivuellen Gesundheitscode zu gestalten. Einige unserer Autoren und Autorinnen haben sich sogar aus einer wahren Leidensgeschichte herausgekämpft/sich besonders hohen Herausforderungen gestellt und sich in diesem Prozess verändert, ja sogar transformiert.

Als mir Daniel Hoch von seinem Buch-Projekt erzählte, war ich hellauf begeistert. Die moderne Medizin darf sich von der Zentrierung auf Krankheiten und deren uniformer Therapie verabschieden. Sie braucht neue Impulse für eine gesundheits- und heilungsorientierte Ausrichtung, in der jeder einzelne Patient im Mittelpunkt steht und eine individuelle Behandlung erfährt. Es geht darum, die Patienten zu ermächtigen, die Verantwortung für die eigene Gesundheit selbst in die Hand zu nehmen und selbst Entscheidungen zu treffen.

Ich habe in meinen eigenen Büchern über Selbstheilung und Eigenverantwortung viele Fälle von Patienten beschrieben, die sich aus schwierigen gesundheitlichen Umständen befreien konnten. Für mich ist aber gerade dieses Buch wichtig, um es meinen Patienten als zusätzliche Quelle von Biografien von Menschen an die Hand geben zu können, die ihre Heilungsreise selbstbestimmt gestaltet haben. Ich möchte dazu beitragen, dass der Fokus auf Krankheit und die Reduktion des Menschen auf ein reparaturbedürftiges Objekt verschwindet und wir uns wieder der Heilkunst zuwenden, die Persönlichkeit der Patienten erkennen, unsere Patienten ermuntern und ihnen helfen, ihre Ressourcen zu finden und zu nutzen, um weitgehend aus eigener Kraft die verlorengegangene Lebensfreude wiederzuerlangen.

Mein eigener Lebenslauf hat mit dieser Präferenz des eigenverantwortlichen Umgangs mit der Gesundheit zu tun. Ich war viele Jahre als „normaler" Arzt, das heißt, als Mediziner tätig, aber nicht so recht zufrieden. In mir keimte mehr und mehr die Idee auf, dass ich „meine Mission" noch nicht lebte. Das änderte sich erst, als ich mich mit traditionellen, naturbezogenen, auf das Individuum bezogenen Medizinformen beschäftigte.

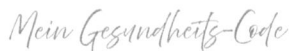

Die Möglichkeit, kranken Menschen zu helfen, weniger Schmerzen zu haben, schneller oder überhaupt zu gesunden und ein glücklicheres Leben zu führen, hat mich sehr stark im Herzen berührt. Ich spüre das heute noch. Und in dieser Zeit habe ich erkannt, dass ich nicht nur Mediziner sein wollte, sondern Arzt, ein Experte für Heilkunde. Das war die Zeitenwende in meinem Leben, die „Metamorphose".

Jeder von uns hat sicher eigene Erfahrungen mit kurzzeitigen gesundheitlichen Störungen wie einer Bänderzerrung, einem Knochenbruch oder einer Lungenentzündung. Wir nehmen das hin und üben uns in Geduld, weil wir wissen, dass wir nach einer gewissen Zeit wieder fit sein werden. Der Heilungsprozess ist absehbar. Die Erkrankung verändert uns nicht in großem Maße.

Anders ist das bei chronischen Erkrankungen. Hier sind wir tiefgreifend krank, und dieses „Kranksein" verändert den Charakter. Wir sind Opfer und nehmen eine andere Identität an: wir sind „Patient", ein Experte für das Kranksein. Das macht etwas mit uns, wenn wir feststellen, dass die moderne Medizin bei chronischen Krankheiten sehr schnell am Ende ist, weil sie keine Medikamente für solche Krankheiten parat hat. Und die Medikamente für die akuten Krankheiten haben viele Nebenwirkungen, die sich bei längerem Gebrauch als bedrohlich herausstellen. Die Stiftung Gesundheitswissen hat 2023 veröffentlicht, dass bereits 40 % der deutschen Bevölkerung (16 Jahre und älter) chronisch krank sind. Welches Licht wirft das auf unsere aktuelle Medizin, die Jahr für Jahr teurer wird? Der Gesundheitsmarkt ist davon abhängig, dass es Kranke gibt. Mit Gesunden und Verstorbenen ist kein Geschäft zu machen.

Wir brauchen eine zeitgemäße Medizin, die sich am Menschen und seinen Bedürfnissen orientiert und nicht am Gewinn, der durch patentierbare chemische Produkte erzielt werden kann. Heilung ist eine dynamische Transformation, die sich nicht mit Medikamenten allein erzielen lässt. Eine solche zeitgemäße Medizin braucht entsprechend qualifizierte Therapeuten, „neue Therapeuten" sozusagen, die das Handwerk wieder erlernen, den Menschen in all seinen körperlichen, geistigen, seelischen, sozialen und spirituellen Facetten wahr-zunehmen sowie ganzheitlich zu untersuchen und zu behandeln.

Ich habe es als sehr bereichernd empfunden, als ich feststellen durfte, dass ich sehr schnell Zugang zu den innersten Bereichen meiner Patienten bekam, sehr schnell verstand, warum sie krank wurden und blieben. Sie waren meist in ihre alten Muster in einer Weise verstrickt, die einfache Lösungen nicht mehr zuließ. Man kann das Unterbewusstsein mit dem Ziel „Gesundheit" nur bedingt beeindrucken, das wurde mir schnell klar, es durfte schon etwas Höheres sein, und so kam ich auf die Idee, meinen Patienten zu empfehlen, ein glückliches Leben anzupeilen und das gesunde Leben quasi als „Beifang" mitzunehmen – also „glücklich und gesund" zu werden. Und genau das habe ich in meinen neuen Coaching-Programmen umgesetzt, die auf Selbstfürsorge, Selbstermächtigung, Selbstliebe und Selbstheilung basieren und den Patienten die Chance eröffnen, die Identität „Patient" abzulegen und die Identität „glücklicher Mensch" nachhaltig anzunehmen.

Für mich gilt: „Gesundheit ist Chefsache", also Angelegenheit des Patienten. Insofern brauchen wir nicht nur „neue Therapeuten", sondern auch „neue Patienten" – wie zum Beispiel die Autorinnen und Autoren dieses Buches. Sie sind die wahren Heldinnen und Helden nicht nur ihres eigenen Lebens, sondern sie zeigen uns die Wege, die sie in unterschiedlichster Weise gegangen sind, und können so für Tausende anderer Menschen Beispiel sein.

Möge dir, liebe Leserin, lieber Leser, das vorliegende Buch deshalb als Impulsgeber dienen, deine Grenzen zu hinterfragen, die du dir selbst und deiner Gesundheit auferlegst. Lass dich von diesen wunderbaren Menschen inspirieren, Großes zu denken, Heilung zu denken, auch wenn dein aktueller Zustand – von außen betrachtet – gerade wenig Anlass dazu geben sollte und du dich noch als Patientin oder Patient wahrnimmst. Es liegt in deiner Macht, den Grad deiner Gesundheit und deines Lebensglücks selbst zu bestimmen. Die Autorinnen und Autoren dieses Buches sind beredte Zeugen für diese Macht.

Ich wünsche dir viele neue Erkenntnisse und aufmunternde Impulse bei der Lektüre dieses spannenden Buches.

Einleitung

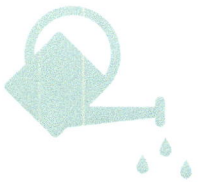

Eines Tages kam ein weiser alter Mann in die Schule

und beobachtete einen Lehrer, welcher sich keine Zeit

für Pausen nahm und sich zunehmend ausgelaugt fühlte.

Er sagte zu ihm: „Stell dir vor, du bist eine Gießkanne.

Du kannst nur Wasser ausgießen, wenn du selbst gefüllt bist.

Wenn du leer bist, kannst du nichts geben.

Nimm dir Zeit, um dich selbst wieder aufzufüllen,

damit du anderen geben kannst."

Der Lehrer verstand und begann, sich mehr Zeit

für seine eigene Gesundheit und Erholung zu nehmen.

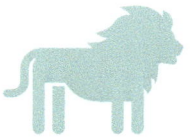

Ein alter und kranker Löwe konnte keine Beute mehr jagen.

Als der Löwe eines Tages in seiner Höhle lag, kamen viele Tiere,

um ihn zu besuchen. Der Fuchs blieb jedoch draußen.

Der Löwe fragte ihn, warum er nicht hineinkomme.

Der Fuchs antwortete: „Ich sehe viele Fußspuren,

die in die Höhle führen, aber keine, die hinausführen.

Das zeigt mir, dass die Tiere, die hineingehen,

nicht zurückkommen. Also bleibe ich lieber draußen."

Diese Geschichte lehrt uns, dass man auf sich selbst

achten muss und vorsichtig sein sollte, wo man

seine Energie und Gesundheit investiert.

Diese Geschichten verdeutlichen auf unterschiedliche Weise, wie wichtig es ist, sich um die eigene Gesundheit und das Wohlbefinden zu kümmern, um langfristig leistungsfähig und hilfreich für andere zu sein. Gleichzeitig erinnern wir uns an die Aussage der Älteren: Wer nicht hören will, muss ... ja richtig: Fühlen.

Wir sollten nicht erst auf eine Krankheit und die damit verbundene Diagnose warten, um aktiv zu sein. Es ist wichtig, bereits jetzt innezuhalten, zu reflektieren und alles zu tun, um unsere Gesundheit zu erhalten. Eine Diagnose ist nicht notwendig, um die Verantwortung für unsere Gesundheit vollständig zu übernehmen. Genau deshalb sagen wir in unserem Buch: Warte nicht, bis alles feststeht. Denn dann steht es „fest". Nimm, unabhängig davon, wo du derzeit stehst, das Heft in die Hand und schreibe deinen eigenen Gesundheits-Code.

35 Autoren nehmen dich mit auf ihre persönliche Gesundheitsreise. Ihre Berichte sind einfühlsam und klar. Die heutige Lebensfreude ist in jeder Zeile dieses Werkes spür- und erlebbar, welche dich mitreißt und gleichzeitig ermutigt. Lebe dein Leben: bewusst im HIER und JETZT. Lerne 35 unterschiedliche Perspektiven, Erfahrungen und Erkenntnisse kennen. Das Beste: die Autoren zeigen auf, was sie daraus gelernt haben und heute vor allem umsetzen.

Es ist ein vielseitig umfassendes Buch, welches dir ein ganzheitliches Verständnis von Gesundheit vermittelt, das über die körperliche Fitness hinausgeht und auch mentale, emotionale sowie soziale Aspekte einbezieht. Es zeigt unterschiedliche Methoden zur Entwicklung eines individuellen Gesundheitsplans, basierend auf persönlichen Zielen, Gesundheitszustand und Lebensstile der individuellen Autoren.

„Mein Gesundheits-Code" ist somit ein wertvoller Nicht-Leitfaden für jeden, der aktiv und bewusst an seiner Gesundheit arbeiten möchte.

Herausgeber Daniel Hoch bringt in „Mein Gesundheits-Code" 35 wundervolle Menschen mit vielfältigen Perspektiven, Erfahrungen und Erkenntnissen zusammen, um dir ein umfassendes Werk zu präsentieren, das tief in die Welt der Gesundheit eintaucht. Daniel Hoch ist nicht nur als Top Speaker und Life Coach bekannt, sondern vor allem leidenschaftlicher Autor, der seit über 20 Jahren in den Bereichen Menschenkenntnis, Gesundheit und gesellschaftlicher Entwicklung erfolgreich tätig ist. Dieses Buch ist das Ergebnis von Daniels unermüdlichem Einsatz, so viele Menschen wie möglich zu inspirieren und mit Mut, Neugier und Lust aufs Leben anzustecken.

Botschaften

1. Individualität der Gesundheit

Jeder Mensch hat seine eigene Geschichte und seinen eigenen Weg zur Gesundheit, der einzigartig und persönlich ist. Die unterschiedlichen Autoren teilen ihre spezifischen Erlebnisse und Erkenntnisse, welche zeigen, dass es keine Einheitslösung für alle gibt.

2. Ganzheitlicher Ansatz

Gesundheit umfasst Körper, Geist und Seele. Durch die Auswahl der Beiträge wird deutlich, dass physische Gesundheit, mentale Stabilität und emotionale Ausgeglichenheit zusammenhängen und gleichermaßen wichtig sind.

3. Lernen durch Erfahrung

Unsere Erfahrungen formen unseren Gesundheitsweg. Die Autoren berichten von ihren eigenen Herausforderungen, Fehlern und Erfolgen, die sie auf ihrem Weg zur Gesundheit gemacht haben, und teilen die Lektionen, aus denen sie lernen konnten.

4. Resilienz und Anpassungsfähigkeit

Widerstandsfähigkeit und die Fähigkeit, sich anzupassen, sind entscheidend für die Gesundheit. Viele Geschichten werden von Zeiten des Umbruchs, Stress oder Krankheit handeln und zeigen, wie die Autoren gelernt haben, sich anzupassen und weiterzumachen.

5. Selbstverantwortung

Verantwortung für die eigene Gesundheit zu übernehmen, ist der Schlüssel. Die Autoren betonen, wie wichtig es ist, proaktiv zu sein und selbst Entscheidungen zu treffen, die die eigene Gesundheit fördern.

6. Die Bedeutung von Selbstfürsorge

Sich selbst zu pflegen ist keine Egozentrik, sondern eine Notwendigkeit. Viele Geschichten werden hervorheben, wie entscheidend Selbstfürsorgepraktiken, wie ausreichend Schlaf, gesunde Ernährung und Stressmanagement sind.

7. Gemeinschaft und Unterstützung

Soziale Unterstützung ist ein fundamentaler Bestandteil der Gesundheit. Die Autorenzeigen, wie Familie, Freunde und Gemeinschaften zur Heilung und zum Wohlbefinden beitragen.

8. Wissen und Bildung

Bildung und Wissen sind Werkzeuge der Gesundheitsförderung. Durch ihre Erfahrungsberichte demonstrieren die Autoren, wie das Verständnis von Gesundheitsprinzipien und die Anwendung dieses Wissens zur Verbesserung ihrer Lebensqualität beigetragen haben.

9. Praktische Tipps und Strategien

Konkrete Handlungsanweisungen können den Gesundheitsweg erleichtern. Alle Autoren teilen spezifische Tipps und Methoden, die ihnen geholfen haben, ihre Gesundheit zu verbessern, von Ernährungsweisen über Fitness-Routinen bis hin zu mentalen Übungen.

10. Inspiration und Motivation

Persönliche Geschichten können andere inspirieren und motivieren. Die Verschiedenartigkeit der Geschichten zeigt, dass es viele Wege zu einem gesunden Leben gibt, und dass jeder Leser in den Erfahrungen der Autoren Impulse und den Anreiz, den ersten Schritt zu gehen, finden kann.

Zu allen Autoren gibt es ein Interview. Wenn du das noch nicht gesehen hast, gibt es hier die Möglichkeit in bewegten Bildern mehr über diese zu erfahren. Du kannst mit allen Autoren Kontakt aufnehmen, um noch mehr Hintergründe zu erfahren, um Fragen zu stellen und dich auszutauschen. Dieses Buch bietet Erfahrungsberichte und steht für ein gemeinsames, gesundes und vitales WIR.

Am Ende des Buches gibt es für dich die Möglichkeit, alle deine selbst geschriebenen Gedanken und Mitschriften durchzulesen und zu sammeln, was du dir aus dem gesamten Buch von allen Menschen und Anregungen mitgenommen hast.

Was ist dein Gesundheits-Code ab heute?

Was tust du für dich?

Was lässt du sein im Hinblick auf Ernährung,
Bewegung, Regeneration, Schlaf, Check-Ups, usw.
Schreibe dir dein eigenes Rezept, deinen eigenen Auftrag,
deine eigene Selbst-Verpflichtung, deine eigene Vereinbarung
mit dir. Schreibe dir deinen Gesundheits-Code.

Wenn du selbst auch eine bewegende Gesundheitsreise erlebt hast oder du dich auf einer bewegenden Gesundheitsreise befindest und Lust hast, ebenfalls bei einem der nächsten Auflagen von „Mein Gesundheits-Code" dabei zu sein, dann melde dich gern.

Reflexion Teil 1:
Mein persönlicher
Gesundheits-Code

Viele Autoren haben berichtet, wie transformierend und bewusstseinsfördernd der Schreibprozess für sie war. Es war mehr als nur das Aufschreiben ihrer eigenen Geschichte – es war ein tiefes Erleben und ein Prozess des sich-selbst-an-die-Hand-Nehmens.

Diesen Prozess wünschen wir auch dir von Herzen, wenn du deinen eigenen Gesundheits-Code schreibst.

Zu Beginn des Buches stell dir die gleichen Fragen, die sich auch die Autoren bei der Erstellung des Buches stellten. Mit diesen Fragen hilfst du dir dabei, deine gesundheitlichen Erfahrungen zu reflektieren und deinen individuellen Gesundheits-Code zu entwickeln.

Diese Fragen bieten dir die Möglichkeit, innezuhalten und bewusst über deine gesundheitlichen Entscheidungen nachzudenken. Es geht darum, Klarheit zu gewinnen, was du bereits erreicht hast und was du in deinem Leben verändern und/oder verbessern möchtest.

Diese Fragen helfen dir, einen tiefen Einblick in dein eigenes Gesundheitsverhalten zu bekommen, umso bewusster und konsequenter in deinen Handlungen und Entscheidungen zu sein. Sie unterstützen dich dabei, liebevoller und vertrauensvoller mit dir selbst umzugehen und deinem Gesundheitsweg die nötige Aufmerksamkeit zu schenken. Dies ist ein fortlaufender Prozess, der dich immer wieder ermutigt, innezuhalten, zu reflektieren und deinen Gesundheits-Code kontinuierlich weiterzuentwickeln.

Sollten dir die vorgegebenen Zeilen bei der einen oder anderen Frage nicht ausreichen, nimm dir gern ein Notizbuch für deine Antworten zur Hand.

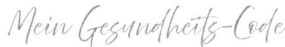
Wer bist du und was machst du?

Reflektiere über deine Identität, dein Sein und deine täglichen Aufgaben und Tätigkeiten.

Welche gesundheitlichen Erfahrungen durftest/musstest du machen und was war dein Gesundheits-Code früher?

Denke darüber nach, welche gesundheitlichen Herausforderungen du in deinem Leben erlebt hast und welche Überzeugungen und Praktiken du früher hattest.

Was hast du daraus für Lehren gezogen?

Was hast du aus diesen Erfahrungen gelernt? Welche Erkenntnisse haben dein Leben geprägt?

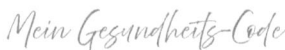

Was ist heute dein Gesundheits-Code in den verschiedenen Bereichen (Essen, Trinken, Schlaf, Familie, Freunde, Liebe, Nahrungsergänzungsmittel, Natur, Sport, Entspannung, Stressmanagement, Entgiftung …)?

Beschreibe deinen aktuellen Gesundheits-Code in diesen Bereichen. Was tust du, um deine Gesundheit in diesen Aspekten zu pflegen und was tust du nicht (mehr)?

_____

_____

_____

_____

_____

Was sind deine (täglichen) Routinen (morgens, mittags, abends, nachts)?

Schreibe deine täglichen Gewohnheiten und wie diese zu deinem Wohlbefinden beitragen.

_____

_____

_____

_____

_____

Was lässt du heute sein und machst es nicht mehr?

Was hast du aus deinem Leben gestrichen, weil es dir nicht mehr dienlich ist?

_____

_____

_____

_____

_____

Welche Check-ups machst du regelmäßig und welche Nahrungsergänzungsmittel nimmst du?

Beschreibe deine regelmäßigen Gesundheits-Check-ups und die Nahrungsergänzungsmittel, die du einnimmst.

_____

_____

_____

_____

_____

Was würdest du tun oder lassen, wenn du mit deinem heutigen Wissen zurück in die Vergangenheit reisen könntest?

Welche Ratschläge würdest du deinem jüngeren Selbst geben?

_____

_____

_____

_____

Was ist dein persönlicher Gesundheits-Code, mit dem du bestenfalls 100 Jahre (oder mehr) alt wirst?

Was ist dein langfristiger Plan für ein gesundes und langes Leben?

_____

_____

_____

_____

_____

Diese Reflexion ist ein mächtiges Werkzeug, um Klarheit über deinen Gesundheitsweg zu gewinnen. Es ermöglicht dir, die Herausforderungen und Erfolge deines Lebens zu betrachten und anzuerkennen, was du bereits erreicht hast. Finde heraus, wo du vielleicht (noch mehr) Liebe, Vertrauen und Gewahrsein / Aufmerksamkeit walten lassen darfst.

Denke daran, dass dein Gesundheits-Code nicht in Stein gemeißelt ist. Dieser entwickelt sich stetig weiter. Deshalb empfehlen wir, diese Reflexion gründlich durchzuführen und jedes Jahr ein Update zu machen. Oder immer dann, wenn es notwendig ist – wenn dein Körper, dein Leben, deine Seele oder dein Herz danach schreit.

Stell dir deinen Gesundheits-Code dabei als einen Garten vor. Anfangs ist er vielleicht ein wenig verwildert. Mit jeder Reflexion und mit jeder bewussten Entscheidung setzt du neue Samen, ziehst Unkraut und siehst, wie alles in seiner eigenen Schönheit erblüht. Gönn dir die Zeit, deinen Garten zu pflegen und zu genießen, um ein Leben voller Gesundheit und Wohlbefinden zu ernten.

Zudem hast du die Möglichkeit, beim nächsten Teil von „Mein Gesundheits-Code" dabei zu sein. Reiche uns deine Geschichte ein und bewirb dich damit, um selbst unter die Autoren zu gehen und andere Menschen zu inspirieren.

Sende uns hierfür deine Geschichte an *seisei@selbst-heilung.de*

Autorenbeiträge

Teil 1

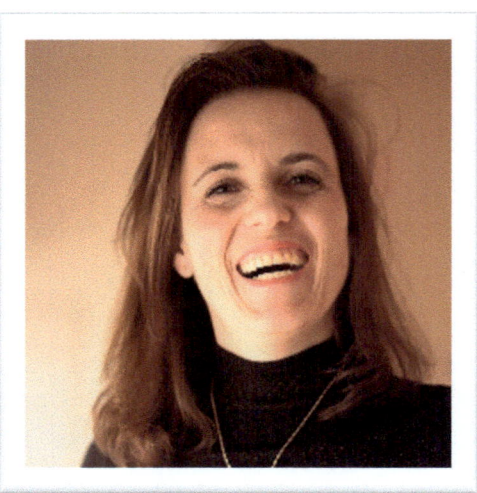

Dr. med. Elke Lorenz

Elke Lorenz ist selbstständige Ärztin, Referentin und Co-Founderin von „Die Fastenformel". Ihre Online-Praxis ist auf ganzheitliche, personalisierte Medizin und Longevity ausgerichtet, die Schwerpunkte liegen dabei auf Prävention durch Lebensstil, Ernährungsmedizin, Mikronährstofftherapie, Epigenetik und Hypnosetherapie. Nach langjähriger Tätigkeit als Kardiologin und Lipidologin und umfassenden Weiterbildungen in den Bereichen Prävention, Persönlichkeitsentwicklung und Traumaarbeit entwickelte sie 2023 das ganzheitliche Fastenprogramm „Die Fastenformel", mit dem sie Menschen auf ihrem Weg zu umfassender Gesundheit über ein Bewusstsein für Prävention und Eigenverantwortung und mit praktischen und wissenschaftlich fundierten Umsetzungsmaßnahmen begleitet.

https://diefastenformel.de/

Wer bin ich und was mache ich?

Als werteorientierter Mensch wusste ich schon immer, dass alles, was ich mache, für mich einen Sinn haben, bzw. sinnvoll sein muss. Deshalb habe ich auch gespürt, dass ein Beruf für mich mehr als Geld verdienen ist. Er ist eine Berufung! Die Schlussfolgerung daraus, einen sozialen Beruf zu wählen, erscheint einfach – meine Entscheidung, Ärztin zu werden, war es damals nicht. Im Jugendalter habe ich mich sehr für psychologische Themen interessiert, habe Bücher von Paulo Coehlo verschlungen und gesunde Essenrezepte aus Zeitschriften ausgeschnitten. Mein Wissensdurst für die Funktionen des menschlichen Körpers und die Ursachen von Krankheit und Gesundheit haben mich schließlich doch Medizin studieren lassen. Gleichzeitig habe ich mich mit diversen Heilmethoden außerhalb der Schulmedizin befasst. Nach neun Jahren Kardiologie in einer renommierten Klinik arbeite ich heute in meiner Onlinepraxis mit Menschen, die unterschiedlichste gesundheitliche Herausforderungen mitbringen. Dabei ist mein Anspruch, Ursachen zu beseitigen, anstatt Krankheiten zu verwalten und mit jedem Menschen seinen optimalen Lebensstil für körperliche, emotionale und mentale Gesundheit zu gestalten. Mein Fokus liegt darauf, Menschen in ihre Selbstwirksamkeit zu bringen. Da auch meine zeitliche Kapazität begrenzt ist, habe ich 2023 die Fastenformel gegründet – ein onlinebasiertes Fastenprogramm, das weit über das Fasten hinaus alle Gesundheitsbereiche beleuchtet und im Rahmen einer Community dauerhaften Austausch und Input bietet.

Welche gesundheitlichen Erfahrungen habe ich gemacht und was war früher mein Gesundheits-Code?

In meiner späten Jugendzeit bin ich sehr schlank geworden. Rückblickend kann ich sagen, dass die Ursachen hierfür sowohl auf körperlicher als auch auf mentaler und emotionaler Ebene lagen. Sozialer und körperlicher Stress haben mich nicht nur belastet, sondern mich auch in Bewältigungsstrategien mit viel Sport und Essenskontrolle getrieben. Das hat sich im Medizinstudium nicht geändert. Damals war ich überzeugt, dass dies mein Gesundheits-Code sei. Ich hatte das Gefühl durch Sport meinen Stress abbauen zu können. Obwohl ich stets darauf bedacht war, mich gesund zu ernähren, haben sich Mangelerscheinungen entwickelt. Einen chronischen Eisenmangel habe ich immer wieder durch Infusionen ausgeglichen. Bis mir eine Freundin und Kommilitonin die Geschichte ihrer Schwester erzählte ... So wurde auch bei mir mit Anfang 30 eine Zöliakie diagnostiziert. (Das ist eine Autoimmunerkrankung des Darms, bei der Antikörper gegen glutenhaltiges Getreide gebildet werden, die sich gleichzeitig an Strukturen der Darmschleimhaut binden und diese angreifen.)

Die Diagnose war ein Gamechanger – nicht nur für meine eigene Gesundheitsreise, sondern auch für die Vertiefung in das, was ich heute „Lebensstilmedizin" nenne, und in die Zusammenhänge zwischen körperlicher, emotionaler und mentaler Ebene. Meines Erachtens ist STRESS der größte unterschätzte Risikofaktor für jegliche Erkrankung!

Was ist meine Lehre daraus?

Es geht nicht darum, Stress zu vermeiden, sondern auf jeden Stressreiz eine adäquate Regenerationsphase folgen zu lassen. Wenn ich mir mein eigenes Leben, das meiner Patienten und meines Umfeldes anschaue, ist das allgemein kaum bekannt.

Ich habe gelernt, dass Stress nicht objektiv bewertet werden kann, denn was ich als Stressor wahrnehme, ist höchst individuell und abhängig von vielen Faktoren: mit welcher Anlage zur Stressresilienz wurde ich geboren? Da ist der Bereich der Epigenetik. Welche Prägungen habe ich in meiner Kindheit erfahren? Sehe ich die Welt eher durch die „liebevolle" oder die „gefährliche" Brille? In welcher Umwelt lebe ich? Wie vielen Stressoren bin ich tagtäglich ausgesetzt? Viele davon habe ich früher überhaupt nicht wahrgenommen: Geräusche, Luft-, Lichtverschmutzung, elektromagnetische Strahlung, Schadstoffe in der Nahrung, selbst Lebensmittelunverträglichkeiten lösen Stress aus! Und dann sind da noch unverarbeitete Traumata sowie daraus resultierende Glaubenssätze und hinderliche Vermeidungsverhalten, die im Hintergrund das eigene Stresskonto belasten.

Viele Jahre meines Lebens habe ich buchstäblich auf Regeneration „geschissen" (stress- und zöliakiebedingte Durchfälle) und das mit gesundheitlichen Folgen bezahlt. Aber gleichzeitig konnte daraus mein persönlicher Gesundheits-Code entstehen.

Heute gestalte ich meine Berufung wie es mir entspricht – selbstbestimmt, wertebasiert und mit der gebührenden Zeit, die es braucht, um zuhören zu können.

Ich umgebe mich nur noch mit Menschen, die mir am Herzen liegen, ob privat oder beruflich. Dass das einer der maßgeblichsten Faktoren für Gesundheit und ein erfülltes Leben ist, war für mich ein Reifungsprozess. Dieser begann mit einer plötzlichen, sehr bewussten Entscheidung, aktiv in meine „Persönlichkeitsentwicklung" zu investieren. Seitdem hat sich dieser Weg wie auf magische Weise gefügt. Ich erinnere mich an den Moment, als ich mal wieder auf einem der unzähligen Kongresse/Seminare/Fortbildungen war und mich EIN Begriff eines Referenten wie der Blitz traf: „transgenerationales Trauma". Gab es tatsächlich für das, was ich schon immer in meinem Leben wahrgenommen hatte, einen eigenen Begriff? Daraufhin folgte eine tiefe Auseinandersetzung auf fachlicher und vor allem persönlicher Ebene mit dem Thema Trauma. Es fühlt sich für mich wie ein Bewusstseinssprung bzgl. des Ursachenverständnisses für Krankheiten an, die Ebene von Traumata einzubeziehen. Traumaheilung, ob es sich um ein biographisches oder ein transgenerationales Trauma handelt, ist für mich der Schlüssel für ein glückliches Leben. Auf der Suche nach einem geeigneten Werkzeug für Traumaarbeit kam die Hypnose zu mir und hat mich in meinen Ausbildungen auch selbst wieder tief mit mir verbunden. Die Integration von Hypnosetherapie in meine Arbeit als Ärztin erfüllt mich zutiefst.

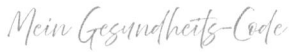

Was sind meine Routinen?

Jeden Tag mit dem Tageslicht aufstehen. Ich gestehe, dass in den Sommermonaten die Sonne einen kleinen Vorsprung hat. Dagegen bin ich in den Wintermonaten früher dran. Für mich gibt es keinen Unterschied mehr zwischen Wochenende und wochentags bzgl. meines Tagesrhythmus. Ich pflege einen stabilen Tag-Nacht-Rhythmus und genieße das sehr, nachdem mich jahrelanger Schichtdienst sehr belastet hat.

Nach einem großen Glas Wasser mit einem Teil meiner Nahrungsergänzungsmittel gehe ich raus ins Licht und bewege mich – egal bei welchem Wetter! Von Spaziergang über Joggen mit Gewichten im Rucksack bis hin zu Fahrradfahren, Intervallläufen, HIIT oder Eisbaden erstreckt sich mein Repertoire. Wenn ich nicht Eisbaden gehe, dusche ich kalt. In den ersten beiden Stunden meines Tages bin ich nur für meine Liebsten erreichbar.

Früher habe ich bis 12 Uhr mittags gefastet. Seit ich meinen Tagesablauf selbst gestalten kann und mehr auf meinen Körper höre, habe ich mein persönliches optimales Essenszeitfenster zwischen 9-17 Uhr gefunden. Das ist aus sozialen Aspekten nicht immer einzuhalten und dann entscheide ich mich bewusst, davon abzuweichen.

Tagsüber nehme ich mir mindestens zwei Bewegungspausen, die entweder aus einer Sporteinheit, einem Spaziergang, Walk & Talk oder Erledigungen zu Fuß oder mit dem Fahrrad bestehen. Ich habe einen Stehschreibtisch, an dem ich mich zudem viel bewege (sog. Mikrobewegungen).

Abends versuche ich nach 20 Uhr elektronische Geräte auszuschalten. Auch das gelingt mal besser und mal weniger – ich kann noch einiges optimieren. Aber grundsätzlich ist die Zeit vor dem Schlafengehen wertvolle „Me-Time", Zeit zur Reflexion. Sobald es dunkel wird und ich mich noch künstlichem Licht aussetze, trage ich eine Blaulichtfilterbrille. Mein Schlaf ist mir heilig! Ich tracke und optimiere ihn seit über drei Jahren mit Hilfe des Oura Rings.

Auf meinem Weg zu meinen gesundheitlichen Routinen und vor allem in Bezug auf meine Stressresilienz war u.a. der Einsatz von exogenen Ketonen für mich sehr hilfreich. Ich habe sie 2019 kennengelernt und mich seither konstant mit der Wissenschaft dahinter und der klinischen/praktischen Anwendung befasst.

Was lasse ich heute sein und mache es nicht mehr?

Ich habe aufgehört, ständig über meine Grenzen zu gehen und mein Bedürfnis nach Regeneration zu ignorieren! In der Beobachtung meiner Patienten und der leistungsgetriebenen Gesellschaft habe ich schnell erkannt, dass viele Menschen Biohacking und Selbstoptimierung nutzen möchten, um dem herannahenden Burnout zu entkommen, ohne am Leben etwas verändern zu müssen. Mir wurde klar, dass ich mich nicht immer weiter pushen möchte, um in einem Leben zu funktionieren, das mir nicht entspricht und mich deshalb so viel Energie kostet. Auch Veränderung kostet Energie! Aber aus eigener Erfahrung kann ich sagen, dass sich dieser Schritt lohnt!

Ich ernähre mich nicht mehr vegan. Ja, ich ernähre mich nicht mehr vegan!

Als Ernährungsmedizinerin habe ich es mir zum Anspruch gemacht, jede Ernährungsform an mir selbst auszuprobieren, um so die Herausforderungen, Vor- und Nachteile zu verstehen und Lösungen zu kreieren. Ich betrachte Ernährung heute ausschließlich auf einer individuellen Ebene, d. h. für mich hat jeder Mensch seinen einzigartigen, optimalen Ernährungsstil, abhängig von der genetischen Ausstattung, aktuellem Nährstoffbedarf, Alter, Geschlecht, Darmgesundheit, Stresslevel, Unverträglichkeiten, Abneigungen und nicht zuletzt Prägungen (Essen ist so ein emotional aufgeladenes Thema!) Je mehr Studien und Leitlinien zu Ernährungsempfehlungen ich gelesen habe, desto mehr wurde mir klar, dass sich daraus keine allgemeingültigen Empfehlungen ableiten lassen.

Der für mich sinnvollste Lebensstil ist ein „Keto-Lifestyle", der nicht nur Ernährung, sondern auch Fasten, Sport, Kältetraining, zirkadiane Rhythmen, etc. beinhaltet. Das ist nicht für alle Menschen der optimale Lifestyle! Und Keto ist nicht gleich Keto! Es gibt eine große Bandbreite in der Umsetzung und individuellen Anpassung. Aktuell ernähre ich mich „fleischbasiert" und selbst da gibt es sehr unterschiedliche Varianten der Umsetzung. Dass eine sog. „carnivore" Ernährung eine hocheffiziente Therapie darstellt und sogar aus ökologischen Gesichtspunkten sinnvoll ist, habe ich nicht aus den „Mainstream-Medien" oder Leitlinienempfehlungen gelernt.

Welche Check-ups mache ich regelmäßig und welche Nahrungsergänzungsmittel nehme ich?

Im Rahmen meiner Weiterbildung zum zertifizierten DNA-Coach habe ich viele der verfügbaren DNA-Tests selbst durchführen lassen. Diese funktionellen DNA-Analysen sind meines Erachtens sehr wertvoll, um den eigenen Lebensstil noch individueller und präziser optimieren zu können. Nicht nach dem Motto „höher, schneller, weiter", sondern für ein Leben voller Gesundheit und Vitalität! Ich schaue mir meine eigenen Tests immer wieder an und entdecke Details, die ich für mich besser gestalten kann. Anhand dieser DNA-Analysen weiß ich auch, wo meine biologischen Schwachstellen sind, welche Laborwerte und Mikronährstoffe ich im Auge behalten und regelmäßig (1-2x pro Jahr) messen lassen sollte. Daraus ergeben sich die Nahrungsergänzungsmittel, die ich einnehme. Ich achte auf meinen Omega-3-Index und supplementiere Omega-3-Fettsäuren, aber im optimalen Maß! Auch da gibt es ein „zuviel des Guten". Grundsätzlich sind Nahrungsergänzungsmittel für mich eine wertvolle Unterstützung, können jedoch auf keinen Fall einen ungünstigen Lebensstil in Balance bringen. Mehrmals im Jahr trage ich einen Glukosesensor (CGM) und habe Phasen, in denen ich meine Ketonkörper-Spiegel im Blut tracke. Mit diesen Tools überprüfe ich, wie förderlich mein Lifestyle (Ernährung, Schlaf, Sport, Stress, Regeneration) gerade für die Stoffwechselgesundheit ist.

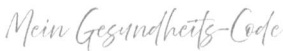

Was würde ich tun oder lassen, wenn ich mit meinem heutigen Wissen in die Vergangenheit zurückreisen könnte?

Ich hätte viel früher angefangen, mich meinem „Seelenheil" zu widmen, d. h., belastende Emotionen zu verarbeiten, in die Selbsterkenntnis zu investieren und für mich schädliche Lebensumstände nicht diszipliniert auszuhalten, sondern mutig und schneller mein Leben zu verändern. Mehr Raum für Regeneration und Heilung zulassen und weniger zu kämpfen. Auch ich, wie viele, ja vielleicht sogar die meisten Menschen, habe jahrelang in einem „Über-lebenskampf" gesteckt. Warum kann ich das behaupten? Ganz einfach: aus meiner Be-obachtung sind die Lebensumstände in unserer Gesellschaft von dauerhaftem, alltäglichem und hintergründig mitlaufendem Stress geprägt und das Nervensystem befindet sich die meiste Zeit im Stressmodus (Sympathikus). Ich selbst war süchtig nach Stress. Das hat sich auf mein Denken, Fühlen und Handeln ausgewirkt, sich in zum Teil ungünstigen Gewohn-heiten, und damit auf meine Gesundheit niedergeschlagen.

Mich selbst immer wieder in meinem Funktionsmodus zu unterbrechen, innezuhalten, mir die wichtigen Fragen des Lebens zu stellen und dafür Zeit zu nehmen, das hätte ich gerne noch früher in meinem Leben begonnen.

Doch ich kann auch das Geschenk dahinter sehen! Denn die Erfahrung eines Weges, der stei-nig ist, ist die Fähigkeit, diesen Weg gemeistert zu haben und ein tiefes Verständnis für die Herausforderungen des Lebens zu bekommen.

Was ist mein persönlicher Gesundheits-Code, nach dem ich bestenfalls 100 Jahre (oder mehr) alt werde?

Mich jeden Tag ein Stück besser kennenlernen, die Dinge tun, die mein Herz erfüllen und sich sinnstiftend anfühlen, mich um mich selbst kümmern und möglichst immer das tun, was mir langfristig Energie gibt und nicht nimmt. Prävention ist meines Erachtens die schwierigste Therapie, die es gibt! Denn ich muss mich um meine Gesundheit kümmern, ohne dass ein Leidensdruck entsteht. Es braucht ein Bewusstsein dafür, wie ich im Alter leben und mich fühlen möchte, um darauf konsequente präventive Maßnahmen im Alltag aufzubauen und gleichzeitig immer achtsam für mögliche notwendige Änderungen zu blei-ben.

Welche Gedanken sind mir während des Lesens der Geschichte
von Dr. Elke Lorenz durch den Kopf gegangen
und welche Inspirationen nehme ich mir mit?

_____

_____

_____

_____

_____

Bei welchen Anregungen möchte ich mehr erfahren?

_____

_____

_____

_____

Was davon setze ich um? Was mache ich weniger oder nicht mehr?

_____

_____

_____

_____

_____

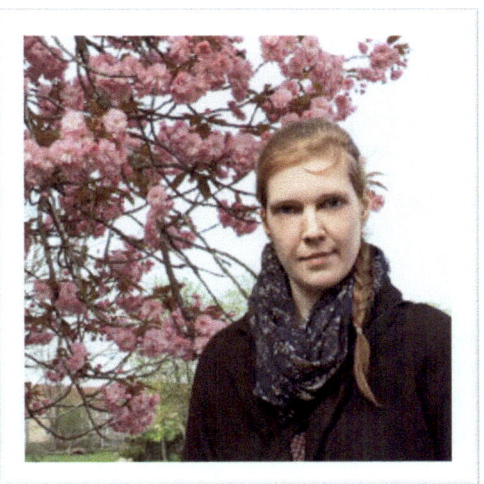

Antje Gebhardt

Antje Gebhardt ist medizinische Fachangestellte, Schlaf- und Epigenetikcoach, hat einen B. Sc. in Psychologie. Derzeit spezialisiert sie sich im M. Sc. Psychologie in Gesundheitsförderung und Sport.

Ihr Ziel ist es, psychologisches und medizinisches Wissen zu vereinen, um Menschen auf beiden Ebenen zu helfen. Es gibt zahlreiche Themen, wie z. B. chronische Erschöpfung, bei denen genau dieser Ansatz sehr wirkungsvoll ist. Weiterhin macht sie darauf aufmerksam, dass es sich auch ohne ein konkretes Problem, als sinnvoll erweist, die eigene Gesundheit zu stabilisieren. Sie zeigt, dass jeder Mensch von gesundheitsförderlichen sowie -gefährdenden Einflüssen allgegenwärtig umgeben ist und sensibilisiert hierfür das Bewusstsein.

https://www.facebook.com/profile.php?id=61560255790840

Wer bin ich und was mache ich?

Ich bin Antje Gebhardt. In meiner Freizeit lese ich liebend gern, am liebsten Fantasy-Literatur, und schreibe selbst Romane und Kurzgeschichten, um mal so richtig abzuschalten und in ganz andere Welten einzutauchen. Mit meinem liebevollen Mann lebe ich in Rostock.

Hier arbeite ich in Teilzeit in dem Beruf der Medizinischen Fachangestellten als Untersucherin in einer kardiologischen Praxis und bin seit 2015 ehrenamtlich im Prüfungsausschuss für diese Berufsgruppe in der Ärztekammer Mecklenburg-Vorpommern tätig. Derweil baue ich in Teilzeit auf meinen Bachelor of Science in Psychologie den Master of Science in Psychologie mit dem Schwerpunkt Gesundheitsförderung und Sportpsychologie auf. Im letzten Jahr habe ich weiterhin zwei Coachingausbildungen absolviert, eine als Schlafcoach und die andere als Epigenetikcoach. Auf die letztere aufbauend, konnte ich die Durchführung und Auswertung von DNA-Tests erlernen. Mein großes Interesse liegt darin, psychologisch-medizinisch verknüpft zu arbeiten. Um dies vollumfänglich realisieren zu können, plane ich, noch in diesem Jahr in die Selbstständigkeit zu gehen und Menschen aus ihrer chronischen Erschöpfung zu holen.

Welche gesundheitlichen Erfahrungen durfte ich/musste ich machen und was war mein Gesundheits-Code früher?

Einen wirklichen Gesundheits-Code hatte ich früher offen gestanden gar nicht. In meinem Elternhaus gab es glücklicherweise immer frisch gekochtes Essen, was bedeutet, dass ich bis zu meinem Auszug auf der Ernährungsebene bestens versorgt war. Danach begann ich des Öfteren mit Kollegen Lebensmittel mit Zusatzstoffen zu konsumieren. Dies führte nach einer Weile zu Bauchschmerzen und einem allgemeinen Unwohlsein. Ich hatte vorher immer den Eindruck, ich hätte einen unzerstörbaren Magen. Wie ich auf sowas kam? Mir ging es auch dann noch gut, als die ganze Klasse mit Übelkeit zu kämpfen hatte, weil, wie sich herausstellte, die Milch für den Milchreis abgelaufen war, den wir in der Kantine aßen. Dasselbe Phänomen trat später auch nach einem China-Restaurant-Besuch auf. Meinen Freunden ging allesamt das Essen noch einmal durch den Kopf, während ich mich körperlich wohl fühlte und verwundert versuchte, ihnen zu helfen. Vielleicht hatte ich ihn wirklich, den sogenannten „Kuhmagen". Aber nur deshalb, weil ich sonst frisch und abwechslungsreich aß, sodass mein Körper in der Lage war, einmalige Fehltritte auszutarieren. Als sich die Fehltritte häuften, war mein Gedanke: „Das ist dir doch sonst auch bekommen". Stimmt ja auch, aber einmal in der Woche ist es halt etwas anderes, als wenn die Ausnahme eine gewisse Regelmäßigkeit einnimmt. Wie Paracelsus schon bemerkte: „Die Dosis macht das Gift".

Später bekam ich das elendige Gefühl von Bauchkrämpfen zu spüren, und das nach jedem Essen. Nach etlichen Ernährungsumstellungen und schließlich sogar Partyabstinenzerprobungen ohne Besserungen, entschloss ich mich, die Pille abzusetzen. Obwohl es allgemeiner Tenor an mich als Ratsuchende war, dass die Pille als Auslöser für die Beschwerden wohl kaum in Frage käme, da ich bereits Jahre zuvor Probleme gehabt haben müsste. Mein Problem löste sich nach dem Absetzen innerhalb von einem Jahr Stück für Stück – bis zur heißersehnten Beschwerdefreiheit – auf. Natürlich kann ich den Zusammenhang nicht beweisen, aber da ich in dem Jahr keine weiteren Lebensgewohnheiten umgestellt habe, die Pille das Mikrobiom nachweislich beeinflusst und ich dazu andere Frauen kenne, denen es ähnlich erging, möchte ich behaupten, dass das der Schritt in die richtige Richtung war. Auch dass die Beschwerden erst nach jahrelanger Einnahme zum Tragen kamen, finde ich nachvollziehbar, denn die Einnahme-Dauer stellt einen wirkmächtigen Faktor dar.

Ein anderes wichtiges Thema ist der Schlaf. An nicht wenigen Tagen im Leben schlurfte ich durch die Welt und empfand es schon als Leistung, überhaupt vor 8:00 Uhr in der Früh irgendwo anzutreten, um Verpflichtungen nachzugehen. „Dann musst du früher ins Bett gehen", wird einem wärmstens angeraten. Stimmt auch, hilft aber nur bedingt. „Der frühe Vogel fängt den Wurm" rieten Kollegen mir als ich vom Glück beseelt übergangsweise in Gleitzeit arbeiten konnte und um 9:30 Uhr ausgeschlafen und energiegeladen zur Arbeit antrat. Bei Lerchen, also Frühaufstehern, verhält sich das ganz gewiss so, aber eine total verpennte Eule wie ich, fängt morgens vor 8:00 Uhr sicherlich gar nichts. Als ob es nicht quälend genug wäre, sich morgens aufzuraffen, schlägt gegen 14:00 Uhr das Mittagstief zu. In diesen schwachen Momenten schwor ich mir immer wieder, früh ins Bett zu gehen. An solchen Tagen verspürte ich ab 18:00 Uhr den energetischen Aufschwung, den ich über den Tag so bitter nötig gehabt hätte und der bis nach 23:00 Uhr anhielt ... ein Teufelskreis.

Was habe ich daraus für Lehren gezogen?

Nicht nur was, sondern auch wie viel und wie lange ich etwas konsumiere, wie z. B. Nahrungsmittel, Medikamente, Kontrazeptiva, Nahrungsergänzungsmittel oder Genussmittel, ist ausschlaggebend für meine Gesundheit. Wenn ich dauerhaft ein Organsystem, wie z. B. den Magen-Darm-Trakt schwäche, wirkt sich das irgendwann auch auf andere Systeme aus, wie z. B. das Nervensystem. Ich wurde damals infolge der Bauchschmerzen zusehends nervöser und angespannter, denn mein Körper ist ein Gesamtgefüge aus verschiedenen Teilsystemen.

Acht Stunden Schlaf sind nicht zeitunabhängig gleichermaßen effektiv. Die Unterscheidung zwischen Lerchen und Eulen soll nur ein Sinnbild darstellen, denn es gibt nicht nur zwei, sondern mehrere Chronotypen. Fakt ist, dass ich am Abend besonders produktiv und kreativ bin, während ich am Morgen eine Weile brauche, um die Lebensgeister zu wecken. Wenn ich entgegen meiner inneren Uhr früh schlafen gehe, um am nächsten Tag ausgeruht zu sein, lege ich mich zum einen nicht genussvoll ins Bett, da ich noch gar kein Ruhebedürfnis verspüre und bin am nächsten Tag trotzdem müde, weil ich morgens um 6:00 Uhr immer müde bin, egal wann ich mich zur Ruhe lege. Das ist für mich schlicht und ergreifend noch Schlafenszeit. Zum anderen beraube ich mich um meine wertvolle Abendzeit, in der ich am effektivsten vorankomme und mit Spaß arbeite. Außerdem erlebe ich keinen nachmittäglichen Durchhänger, wenn ich nicht „unnatürlich früh" aufstehen muss. Tatsächlich benötige ich mehr Schlaf, desto früher ich aufstehen muss, um durch den Tag zu kommen. Auch dies wirkt sich erheblich auf meinen Appetit und mein Gesamtwohlbefinden aus.

> *Was ist heute mein Gesundheits-Code in den verschiedenen Bereichen (Essen, Trinken, Schlaf, Familie, Freunde, Liebe, Nahrungsergänzungsmittel, Natur, Sport, Entspannung, Stressmanagement, Entgiftung, ...)?*

Essen: Ich kaufe zum Großteil Obst und Gemüse auf dem Biomarkt ein und ernähre mich saisonal. Weitestgehend versuche ich Schokolade, welche ein wahres Suchtmittel für mich darstellt, durch Nüsse und Obst zu ersetzen. Der Genuss meiner Mahlzeiten steht genauso stark im Fokus wie die Sättigungsfunktion. Am liebsten teile ich das Erlebnis des Essens mit Menschen, die ich mag und die gerne essen.

Trinken: Im Alltag trinke ich mindestens 2l Wasser und ab und zu Kräuter- oder Früchtetee. Gegen ein Glas Gingerale im Restaurant oder gelegentlich einen geselligen Abend mit Sekt oder Whiskey unter Freunden, habe ich nichts einzuwenden, denn das bereitet mir Spaß und dieser ist essenziell für mein psychisches Wohl, selbst wenn es rein körperlich gesehen gesünder wäre, alkoholabstinent zu leben.

Schlafen: Im Winter acht und im Sommer sieben Stunden Schlaf versuche ich jede Nacht einzuplanen. Am liebsten gehe ich zwischen 0:30 Uhr und 1:30 Uhr schlafen und stehe ab 9:00 Uhr auf.

Familie: Auch wenn es sich im Alltag manchmal schwer einrichten lässt, versuchen mein Mann und ich meine Eltern einmal im Monat zu besuchen oder wir treffen uns anderweitig mit ihnen. Wir grillen beispielsweise in ihrem pflanzenübersäten Garten und lachen über lustige Geschichten. Wenn es passt, sind meine Geschwister mit ihren Liebsten dabei und wir haben eine schöne Zeit zusammen. Einmal pro Woche telefoniere ich mit meiner Mutter, damit wir uns auf dem Laufenden halten können. Diese Treffen fördern mein seelisches Wohl.

Freunde: Zu meinen Freunden pflege ich eine recht enge Bindung. Sie sind Menschen, mit denen ich über alles reden kann, ohne verurteilt zu werden und das gebe ich ihnen genauso zurück. Wir sind sehr offen im Umgang miteinander, sparen uns floskelhafte Höflichkeiten und nichtssagende Small Talks. Wir gehen gern spazieren, flanieren im Park oder am Stadthafen, essen gemeinsam, schauen zusammen Filme an und diskutieren diese, besuchen Konzerte oder Festivals oder sitzen einfach beisammen.

Liebe: Mein Mann und ich freuen uns jeden Tag darauf, einander zu sehen. Wir sind jeweils die Motivation im Leben des anderen, den Alltag zu meistern. Unsere gemeinsame Zeit ist die Belohnung dafür. Wir genießen die kleinen Momente im Leben wie die großen. Mit ihm zusammen macht sogar der stressige Wocheneinkauf Spaß. Wir können alles miteinander teilen und verstehen uns auf einer besonderen Ebene, die wir nur zueinander haben.

Sport: Zweimal die Woche versuche ich Kraft- und Ausdauertraining durchzuführen, was ich zeitlich nicht immer schaffe. Jeden Tag gehe ich jedoch zwischen 30 Minuten und 2 Stunden spazieren oder fahre Fahrrad – zumeist in Form von Waldbaden. Und auch Kleinvieh macht Mist: ich nehme immer die Treppe anstatt eines Fahrstuhls, etc.

Stressmanagement/Entspannung: Je nach Aktivitätsgrad greife ich auf Massagen, Bücher, schöne Serien und Filme oder ASMR-Videos zurück, und das jeden Tag.

Entgiftung: Ich halte die Aufnahme von Giftstoffen möglichst gering, dennoch ist eine Entgiftung nötig, um den Organismus gesund zu erhalten. Dauerhaftes Intervallfasten von 16-18 Stunden bekommt mir hier sehr gut. Auch verzichte ich immer mal wieder einen Monat oder länger komplett auf Alkohol.

Nahrungsergänzungsmittel: Ich nehme täglich nach dem Mittagessen Folsäure und Omega-3 ein.

> *Was sind meine (täglichen) Routinen (morgens, mittags, abends, nachts)?*

Morgens: Da passiert nicht viel, erstmal nur Wasser trinken, ein kleines Frühstück, z. B. eine Banane und danach Zähneputzen.

Mittags: Hier gibt es meine Hauptmahlzeit, für deren Verzehr ich mir mindestens eine Stunde Zeit nehme, denn mit langsamem Essen, verdaut sich die Nahrung besser. Von der Vorbereitung bis zum Schluss genieße ich es. Zum Abschluss gibt es immer ein Dessert. Das können Pfirsiche oder Erdbeeren sein, Apfelmus oder auch mal Schokopudding mit Himbeeren, eine heiße Schokolade mit Nüssen oder einfach nur Schokolade. Während des Mittagessens spreche ich nicht gern über Organisatorisches und nicht einmal im Traum fiele mir ein, ans Telefon zu gehen, denn dies ist ein tägliches erholsames Pausenritual für mich.

Nachts: Vor dem Schlafengehen verbringe ich zumeist mindestens eine Stunde Zeit mit meinem Partner, um herunterzufahren. Diese Zeit verbringen wir mit Spaziergängen und Massagen, z. B. bekomme ich häufig Fußreflexzonenmassagen, welche die körperliche Selbstheilung fördern. Manchmal gehe ich auch direkt vor dem Schlafen heiß duschen, was mich sehr entspannt oder ich lese ein Buch. Bevor ich mich hinlege, lüfte ich das Schlafzimmer ausgiebig und creme mir im Bett die Hände ein.

Was lasse ich heute sein und mache es nicht mehr?

Ich esse und trinke nichts aus Höflichkeit. Mir bekommt z. B. kein Kaffee und auch kein Tiramisu. Wenn mir Lebensmittel angeboten werden, die ich nicht vertrage oder nicht mag, dann lehne ich dankend ab, egal wie unhöflich das rüberkommt, weil das Produkt vom Gastgeber eigens hergestellt wurde, o.ä. Das gilt im Übrigen auch für das Anstoßen auf Feierlichkeiten. Insofern mir die Substanz im Glas nicht zusagt, kümmere ich mich um eine Alternative oder lasse es ganz, auch wenn ich damit eine Tradition breche. Ich habe meine eigene.

Unnötig früh aufstehen. Wenn die Gegebenheiten es zulassen, arbeite ich lieber spät als früh und lege auch private Termine so, dass ich möglichst nach meinem Biorhythmus leben kann. Das funktioniert mittlerweile an 4 von 7 Tagen die Woche und ich werde das ausbauen. Ich kenne meinen Chronotypen und das setze ich gewinnbringend ein.

Sparen am falschen Ende. Ob nun Wandfarbe, Möbel, Wasch-, Spül- oder Reinigungsmittel oder Kosmetik: In fast allen herkömmlichen Standardprodukten befinden sich unnötige Gifte, deren Aufnahme ich vermeide, indem ich mich vor neuen Anschaffungen über möglichst unbedenkliche Alternativen informiere und da hinein das nötige Geld investiere.

Welche Check-ups mache ich regelmäßig und welche Nahrungsergänzungsmittel nehme ich?

Die zahnärztlichen und gynäkologischen Check-ups nehme ich wahr. Auch das 2-jährliche Hautscreening nehme ich in Anspruch. Ich lasse mir alle 3 Monate Vitamin B12 und Vitamin D injizieren, da ich genetisch bedingt zu einem Mangel neige. Des Weiteren nehme ich täglich methylierte Folsäure und Omega-3-Fettsäuren ein. Außerdem checke ich einmal jährlich mein Blutbild, um zu sehen, ob meine Werte in Ordnung sind, und passe meinen Lebensstil gegebenenfalls an.

Was würde ich tun oder lassen, wenn ich mit meinem heutigen Wissen zurück in die Vergangenheit reisen könnte?

- Ich würde wahrscheinlich nie wieder einen Job annehmen, für den ich um 6:00 Uhr oder früher das Bett verlassen muss, da mir dies nicht guttut.

- Meinen Chronotypen zu kennen, setze ich sinnvoll ein und verspüre dadurch mehr Energie.

- Ich habe von konventionellen auf vorwiegend natürliche Kosmetika umgestellt, um Giftstoffen den Rücken zu kehren.

- Ich verzichte auf Weichspüler, da dieser sowohl für mich als auch für die Umwelt unnötig belastend wirkt.

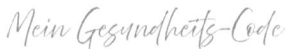
- Zum Wäsche waschen benutze ich nur Biowaschmittel und Zitronensäure, um Giftstoffe einzusparen.

- Ich kaufe Bio-Gemüse und -Obst, um die Pestizidaufnahme zu vermeiden. Trotzdem spüle ich das Obst und Gemüse zuerst heiß und dann kalt ab.

- Ich esse jeden Tag Obst und Gemüse, um mein Immunsystem zu stärken.

- Ich achte darauf, dass die Folsäure, die ich zu mir nehme, methyliert ist, damit die Wirkung des körpereigenen Methylfolats nicht gestört wird.

- Bei der Einnahme von Omega-3-Fettsäuren achte ich auf einen geringen Oxidationswert, und zwar einen Totox-Wert unter 10.

> *Was ist mein persönlicher Gesundheits-Code,*
> *nach dem ich bestenfalls 100 Jahre (oder mehr) alt werde?*

Wieso bestenfalls 100? Das stellt für mich nicht das Maximum dar. Ich hoffe darauf, älter zu werden. Dafür esse ich gesund, d. h. möglichst unverarbeitet und abwechslungsreich, schlafe genug und erholsam zur richtigen Zeit, feiere so, dass es meiner Psyche mehr Gesundheitsförderung einbringt als meinem Körper Gesundheitsgefährdung, pflege meine sozialen Kontakte und verbiete mir nichts. Ich versuche außerdem täglich eine gute Balance aus körperlicher Aktivität und Ruhe zu schaffen.

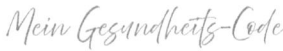
Welche Gedanken sind mir während des Lesens der Geschichte
von Antje Gebhardt durch den Kopf gegangen
und welche Inspirationen nehme ich mir mit?

_____

_____

_____

_____

_____

_____

Bei welchen Anregungen möchte ich mehr erfahren?

_____

_____

_____

_____

_____

Was davon setze ich um? Was mache ich weniger oder nicht mehr?

_____

_____

_____

_____

_____

_____

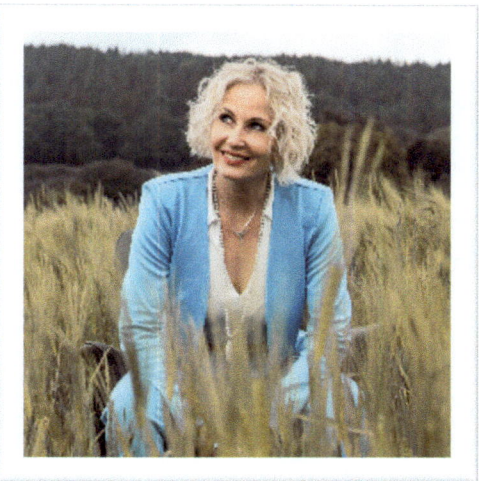

Nicole Franke

Healnetics – Sei DU die Heilung deines SELBST

Nicole Franke steht für himmlische Leichtigkeit und Lebensfreude pur. Auf ihrer persönlichen Reise in ein lichtvolles Leben entdeckte sie den Schlüssel in der Verschmelzung von Wissenschaft und Spiritualität. Als Heilerin und Epigenetik Coach nimmt sie uns mit auf eine zauberhafte Reise.

Copyright Foto: Jonas Franke

https://healnetics.de/

Wer bin ich und was mache ich?

Aloha – ich bin Nicole, ein Mensch voller Liebe, Lebensfreude und Leidenschaft. Meine 54-jährige Lebensreise hat mich zu meiner Berufung als Heilerin und Epigenetik Coach geführt.

Ich lebe nach den hermetischen Gesetzen und verstehe mich als holistische Wegbegleiterin in den Diensten und für das Wohl aller Menschen, Tiere und Mutter Erde. Außerdem bin ich „Petra Pan" und habe mir zum Ziel gesetzt, niemals erwachsen zu werden – reifer ja, aber mit der Leichtigkeit und Neugierde einer Kinderseele.

Welche gesundheitlichen Erfahrungen durfte ich machen und was war mein Gesundheits-Code früher?

Um es direkt auf den Punkt zu bringen, mein Gesundheits-Code hieß in früheren Jahren „Überleben".

Meine Geburt per Kaiserschnitt war um einiges zu früh und bescherte mir direkt eine Gelbsucht, während meine Mutter einen heftigen Abszess entwickelte und wir somit unmittelbar für einige Wochen getrennt wurden. Das Startsignal für meinen „Überlebensmodus" war gefallen. Meine Mutter liebte mich bedingungslos und versuchte mir jeden Wunsch zu erfüllen – einfach glücklich darüber, dass wir beide überlebt hatten. Schnell entwickelte ich eine Pippi Langstrumpf-Mentalität und machte mir die Welt, wie sie mir gefällt. Durch das Urvertrauen, dass mir meine Mutter schenkte, hatte ich einen starken Überlebenswillen und den Glauben an das Gute. Daneben entschied ich mich recht früh, niemals erwachsen zu werden. Ich wurde zu „Petra Pan" – denn alle Erwachsenen sind Piraten, die dem Geld hinterherjagen, über Leichen gehen und den ganzen Tag Erwartungen erfüllen, während sie „Verboten-Schilder" aufstellen. Nein danke! Somit bin ich zu einer 54-jährigen mit der Reife einer weisen Frau und dem spielerischen Leichtsinn und der Neugierde auf das Leben eines Kindes herangewachsen. Diese innere mentale Haltung wurde einer der Schlüssel zur Schatzkiste meines Gesundheits-Codes.

Als Dreijährige wurde ich innerhalb kürzester Zeit durch Leistenbrüche, erst auf der rechten und dann auf der linken Seite, ausgebremst und litt ständig unter Blasenentzündungen. Diese plagten mich bis zu meinem 22sten Lebensjahr und arteten letztendlich in einer Nierenbeckenentzündung aus. Ich war ein sehr schüchternes, verwöhntes Mädchen, zeitweise Ballerina, lernte Instrumente spielen, liebte Bücher, Hörspiele und viele abenteuerliche Sachen, die Jungs machten. Wenn ich das so lese, denke ich – war doch alles in Ordnung! Trotzdem fühlte ich mich nie zugehörig und sehr unverstanden – oder verstanden mich nur die anderen nicht? Je älter ich wurde, desto intensiver spürte ich eine große Last, die mich runterdrücken wollte. Ich fühlte mich anders als die anderen – wie gebrandmarkt. Mein Überlebensmodus hieß, sich anzupassen, Erwartungen erfüllen und was nicht passt, runterzudrücken. Das ist reinster Stress. Das Unausweichliche: Mit 14 Jahren hatte ich meine erste Magenschleimhautentzündung. Mit der Pubertät begann meine Achterbahnfahrt: ich beherrschte die Meisterschaft des Verdrängens und Unterdrückens – nur wenige Menschen durften hinter meine vielfältigen Masken blicken. Ich lebte in Extremen, brachte mich in riskante Situationen, fiel sehr tief, landete und stand wieder auf, um es erneut zu durchleben. An dieser Stelle gäbe es sehr viele Anekdoten zu erzählen, die mich noch heute zum Lachen und zum Weinen bringen würden. Das, was jedoch meine Dämonen in der Zeit am stärksten fütterte, war eine Vergewaltigung durch eine Person meines Freundeskreises – wie gut, dass ich gelernt hatte, zu überleben! In mir tobte stets ein Chaos aus Widersprüchen, Leidenschaften, radikalen Sehnsüchten und verrückten Träumen. Im Außen zeigte es sich in einem stark risikobereiten und sexualisiertem Verhalten, Beziehungschaos und intensiven Freundschaften.

Dann entdeckte ich zunehmend meine Superkraft: Menschen vertrauten mir sehr schnell, erzählten mir ihre innersten Leiden und Wünsche, auch wenn ich nicht danach fragte. Ich war eine sehr gute Zuhörerin und gab ihnen stets die besten Impulse für eine Lösung oder Verbesserung der allgemeinen Lebenssituation. Meine Leidenschaft und Neugierde wurden entfacht. Ich wollte wissen, wieso Menschen so sind, wie sie sind, was das Böse ist und wie das Leben funktioniert. Ich unterstützte alle anderen, konnte mir selbst jedoch nicht helfen. Zu allem Überfluss und Glück wurde innerhalb meiner Studienzeit, getriggert durch ein Seminar, die Tür zu meinen Dämonen geöffnet: Eine PTBS (posttraumatische Belastungsstörung) hervorgerufen durch jahrelangen und erfolgreich ins Unterbewusstsein verbannten sexuellen Missbrauch. Dies erklärte mir mein Gefühl des „Gebrandmarkt-Seins", mein sexualisiertes Verhalten, meine depressiven Verstimmungen und immer wiederkehrenden Suizidgedanken. Als mich diese Erkenntnis traf, war ich 25 Jahre alt und geschieden. Es folgte die düsterste Zeit meines ÜBERLebens. Durch meine erprobte Kämpfernatur schaffte ich es trotz allem, eine liebevolle und fürsorgliche Mutter zu sein. In einer Parallelwelt lebte ich die entfachte Wut, Scham und Schuld aus, indem ich viel niederschrieb, malte, zu viel Rotwein trank, Shouterin in einer Band wurde und durch die selbstverfassten Songtexte alles rausschreien durfte. Mein neuer Partner half mir in dieser Zeit, alles durchzustehen (bis wir uns später viel zu lange in einer schädlichen ON-OFF-Beziehung verfingen). Im Laufe der Weiterreise entwickelte ich neue Strategien: ich wurde Vegetarierin und tauschte den Rotwein gegen eine „straight edge" Lebensweise (inspiriert durch die Musikrichtung und der Haltung: drugfree for life!). Ich achtete zunehmend auf meine körperliche Gesundheit. Doch die immense Wut, gepaart mit vielfältigen sabotierenden Glaubenssätzen, bescherte mir eine Schilddrüsenunterfunktion und Colitis ulcerosa (chronische Darmerkrankung). Daraufhin kam 2013 der Wendepunkt in meinem Leben: ich wurde durch einen langen Krankenhausaufenthalt (ich hatte starkes Untergewicht, den ersten heftigen Schub meiner Darmerkrankung und eine Lungenentzündung mit Pleuraergüssen) und dreimonatiger Arbeitsunfähigkeit unsanft wachgerüttelt und wusste, dass ich dringend etwas ändern musste, um weiter überleben zu können.

Was habe ich daraus für Lehren gezogen?

Mir ist der Zusammenhang von Körper, Geist und Seele bewusster geworden. Rückblickend sehe ich die Geschenke hinter all den Herausforderungen und warum sich so vieles wiederholt hat. Ich war nur im Stressmodus und Überlebenskampf, vollgepackt mit Existenzängsten, fokussiert auf die Vergangenheit, sowie in Träumereien und Sehnsüchten auf die Zukunft bezogen, verhaftet. Es war ein „auf der Stelle treten" im Versuch, vor mir selbst davon zu laufen. Ich habe stets im Außen nach den Verantwortlichen für meine Umstände, mein Mangelempfinden und inneren Verletzungen gesucht. Die gesundheitlichen Probleme auf körperlicher und psychischer Ebene sind dieser Lebensweise geschuldet. Ist einer der drei Bereiche – Körper, Geist, Seele – nicht ausgeglichen und im „Dunkeln", das heißt nur minderwertig beachtet, gerät der Lebenskompass ins Strudeln und das Schiff aus dem Gleichgewicht. Es entsteht eine Schieflage, es entstehen Krankheiten. Das Gleiche passiert, wenn du einem Bereich zu viel Aufmerksamkeit schenkst und dadurch das Segel deines Schiffes einseitig niedergedrückt wird (dann drehst du dich im Kreis), so dass die anderen Bereiche zu wenig genährt werden. Dies kann je nach Grad der Katastrophe bis zum Kentern des Schiffes führen – Exodus. Ganzheitlichkeit und Gelassenheit sind ein weiterer Schlüssel zum Gesundheits-Code. Immer wieder aufstehen, Krone richten, weitermachen ist sicherlich wichtig. Doch genauso wichtig sind Ruhephasen, Entspannung und in der Gegenwart präsent zu sein. Positiv war in dieser ersten biographischen Reise und Schatzsuche die Haltung als „Petra Pan" und „Pippi Langstrumpf". Die Augenblicke spielerisch-kindlicher Leichtigkeit, gelebter Kreativität und Leidenschaft, sowie immer mal wieder auf mein Herz zu hören und meinen Willen durchzusetzen, hielten meine Energie oben.

Unterm Strich heißt die wichtige Lehre aus den ersten Jahrzehnten meines Lebens: „Achte ganzheitlich auf dich und komm vom Überleben ins Leben! Sei du die Party deines Lebens – komm ins Spiel für mehr Leichtigkeit, Freude und Freiheit!"

Was ist heute mein Gesundheits-Code in den verschiedenen Bereichen (Essen, Trinken, Schlaf, Familie, Freunde, Liebe, Nahrungsergänzungsmittel, Natur, Sport, Entspannung, Stressmanagement, Entgiftung …)?

Als ich mit 43 Jahren alle Zelte hinter mir abbrach, von Osnabrück ins nördliche Emsland umsiedelte, gab es auf meiner Reise weiterhin einige Stolpersteine, die mich erneut in eine tiefe Dunkelheit brachten. Ereignisse, die auf verschiedenen Beziehungsebenen und auf beruflicher Ebene vorgefallen sind, auf die ich hier nicht näher eingehe. Schließlich nimmt jeder seinen inneren Rucksack mit, egal wohin man flüchtet oder die Füße einen tragen. Es ist oft ein Leiden oder ein tiefer Schmerz, der uns wachrüttelt, zu neuen Perspektiven oder auch zum Mut der Veränderung führt. Erst in den letzten vier Jahren kam ich durch lebensverändernde Entscheidungen, Meditation und Achtsamkeit zum inneren Kern meines Bewusstseins. Ich fand das „X", das auf meiner Suche den Schatz markierte. Ich buddelte tiefer und tiefer, trug alle Schichten von sabotierenden Prägungen und Glaubenssätzen ab, ging durch meine Ängste mutig hindurch, durchfühlte alles, was an die Oberfläche wollte, und fand das Licht.

Das, was für diese Transformation hilfreich war, habe ich für mein neues Lebenskapitel kultiviert. Jim Rohn sagte: „Du bist der Durchschnitt der fünf Menschen, mit denen du die meiste Zeit verbringst". Yes! Seit ich mich nur noch mit Menschen umgebe, die mich wertschätzen, unterstützen und mich in meiner Persönlichkeitsentwicklung inspirieren, sind mein Freude- und Zufriedenheitslevel gestiegen. Das Allerwichtigste: ich habe die Verantwortung für mein Leben übernommen! Ich habe den richtigen Kompass gefunden und die Segel neu ausgerichtet! Mein Kompass wird durch mein Herz und meine Intuition magnetisiert und richtet die Nadel auf Liebe und Dankbarkeit. Auf meinem Weg Richtung ganzheitlicher Gesundheit waren die ersten hilfreichen Tools ein Dankbarkeitstagebuch, ein Erfolgsjournal, mehr Sport, täglich Zeit in der Natur und meine vegane Ernährung. Hawaii hat mich mit „Aloa he" und „Ho'oponopono" inspiriert. Dadurch bin ich in die Vergebung gekommen und durfte einiges loslassen. Ich gehe noch heute regelmäßig in die Stille und besinne mich mehrmals am Tag auf den gegenwärtigen Moment. Außerdem habe ich erfahren, wie wichtig es ist, alle Gefühle zuzulassen und zu durchleben – ohne die unangenehmen festzuhalten. Ein guter Umgang mit Emotionen und damit einhergehendes Stressmanagement gehören ebenfalls zu meinem Gesundheits-Code: durch Achtsamkeits-, Atemübungen, Yoga, ausreichend Bewegung, Erden und Zeit in der Natur baue ich Spannung und Stress ab. Gleichzeitig ist ein positives, herzfokussiertes Mindset sehr entscheidend für eine wertvolle Gedankenhygiene. Ich bin auf allen Ebenen bewusster, ruhiger und achtsamer geworden. Ein Masterkey ist dabei die Selbstliebe. Ich habe gelernt, für mich und meine Bedürfnisse einzustehen, mich mit allen Schatten und dem Licht anzunehmen und dadurch immer authentisch zu sein. Eine entscheidende Erkenntnis für mich ist, dass die Ursachen von Krankheit in unterdrückten oder negativen Energien, Blockaden und Umwelteinflüssen liegen. Alles ist Energie und Schwingung. Je höher die eigene Schwingungsfrequenz, desto gesünder sind wir. Auch Lebensmittel, Bewegung, Gedanken sind Energie. Durch meine Ausbildung zum Epigenetik Coach erkannte ich die essenziellen Zusammenhänge von Gedanken, Stress, Ernährung, Mikrobiom, Nährstoffen, Bewegung, Ahnen, Schlaf, Vitaminen und Mineralstoffen, Hormonen und Botenstoffen des Gehirns. Daher gehören Nahrungsergänzungsmittel, eine gute Schlafhygiene, Bio-Lebensmittel, mindestens 2-3 Liter energetisiertes Wasser und so wenig Zucker wie möglich zu meinem Gesundheits-Code dazu. Selbstverständlich keine Drogen und kein Alkohol. Als Heilerin lege ich besonderen Wert darauf, meine eigene Frequenz so hoch wie möglich zu halten und zu erhöhen. Keine „Bullshit-Radio-Frequenz", sondern pure Leichtigkeit und Liebe. Raus aus der Opferhaltung und dem Mangeldenken – rein in die Schöpferkraft und Fülle! Es ist mein Leben und ich halte den Zauberstab in der Hand!

Bei alledem durfte ich anerkennen, dass Heilung immer ein Prozess ist. Ich war früher sehr ungeduldig. Jetzt erlebe ich endlich innere Ruhe und erlaube mir Selbstmitgefühl.

Was sind meine Routinen?

Das sind einige: Direkt nach dem Aufwachen treffe ich eine Wahl für den Tag, um mich positiv einzuschwingen. Ich frage mich, welches Gefühl darf mich durch den Tag tragen? Ich wähle beispielsweise Freude, Leichtigkeit, Liebe, etc. Ich fühle in mich hinein, richte mich aus und lächle dabei ganz bewusst. Dann gehe ich barfuß nach draußen und laufe über den Rasen, um mich zu erden und die Energie der Erde (negative Ionen aus dem Magnetfeld) aufzunehmen. Als nächstes trinke ich warmes Zitronenwasser, nehme meine Nahrungsergänzungsmittel ein und dusche eiskalt. Außerdem nehme ich mir unter der Woche 10 Minuten Zeit für Yoga oder eine Meditation, am Wochenende sind es 30 bis 40 Minuten. Da ich Intervallfasten praktiziere, gibt es erst gegen 10:00/11:00 Uhr Overnight Oats und Obst. Während des Tages nehme ich mir mehrmals Zeit für kleine Achtsamkeits- und Bewegungsübungen. Nachmittags gehe ich entweder ins Fitnessstudio oder mache einen langen Spaziergang. Zeit in der Natur gibt es auf jeden Fall täglich. Abends achte ich darauf, frühzeitig zu essen und eine Stunde vorm Schlafen weder Smartphone noch TV zu nutzen. Stattdessen lese ich, höre Musik, meditiere oder lausche einem Podcast. Zu meiner Schlafroutine gehört außerdem, dass ich mindestens 6 und besser 8 Stunden Schlaf bekomme und meine festen Schlafzeiten – auch am Wochenende – einhalte.

Was lasse ich heute sein und mache es nicht mehr?

Ganz klar: die Erwartungen anderer erfüllen, immer Ja sagen, mich verbiegen und mit anderen vergleichen. Schuldige und Glück im Außen suchen und somit Verantwortung und Macht abgeben. Schlechte Energien zulassen, sowie Menschen, die mir nicht guttun, in meinem Leben halten. Meine eigenen Bedürfnisse außer Acht lassen und nur immer wieder in die Vergangenheit schauen. Jammern! Aber auch schlechte Ernährung, Frustfressen, Frustsaufen, stundenlanges Couchliegen.

Welche Check-ups mache ich regelmäßig und welche Nahrungsergänzungsmittel nehme ich?

Zu meinen Check-ups gehören standardmäßige Blutwert- und Fitness-Kontrollen bei meinem Hausarzt. Darüber hinaus überprüfe ich regelmäßig meine Mineralstoffwerte und insbesondere meinen Omega-3-Status. Seitdem ich testbasiert individuell supplementiere, habe ich ein stärkeres Immunsystem, bessere Grundstimmung und mehr Energie. Seit einigen Monaten konnte ich meine Schilddrüsenunterfunktion und Colitis ulcerosa ausheilen und nehme keine Medikamente. Aktuell supplementiere ich Omega-3-Öl, Vitamin D3/K2-Öl, Magnesium, Vitamin-B-Komplex, Q10, Aminosäurenkomplex und Collagen.

Was ist mein persönlicher Gesundheits-Code,
nach dem ich bestenfalls 100 Jahre (oder mehr) alt werde?

Mein Gesundheits-Code verbirgt sich in einem Wort: „Healnetics" (healing + epigenetics): Meine Grundsätze sind einerseits: „if you feel, you heal". Alle Gefühle sind da, um durchfühlt zu werden. „Energy flows, where the focus goes", d. h. was ich beabsichtige und wie ich meine Energie fokussiere, das werde ich in mein Leben ziehen. Und „Zelle gut, alles gut" auf der körperlichen Ebene.

Indem ich mich für die drei „L's" entscheide: Lebensfreude, Liebe und Leichtigkeit – dabei dankbar bin, meinem Herzen folge und anderen einen Mehrwert biete, lebe ich gelassen in persönlicher Freiheit und Fülle. Ich bin hier, um Spaß zu haben und meine Berufung zu leben.

Liebe und Freude gehen raus in die Welt, danke, dass ich meine Geschichte erzählen durfte.

Aloha'oe, deine Nicole

Welche Gedanken sind mir während des Lesens der Geschichte
von Nicole Franke durch den Kopf gegangen
und welche Inspirationen nehme ich mir mit?

_____

_____

_____

_____

_____

_____

Bei welchen Anregungen möchte ich mehr erfahren?

_____

_____

_____

_____

_____

Was davon setze ich um? Was mache ich weniger oder nicht mehr?

_____

_____

_____

_____

_____

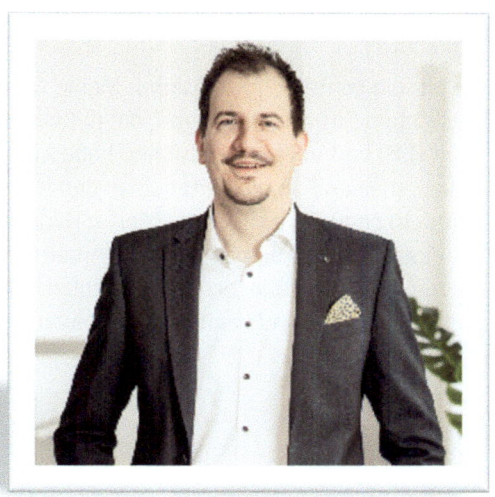

Guido Döllnitz

Der studierte Diplom-Wirtschaftsjurist (FH) und ehemalige Personalleiter begleitet heute als selbstständiger Hypnosecoach und Trainer vor allem Führungskräfte bei ihren Veränderungsprozessen und berät Arbeitgeber in Personalfragen. Nebenbei hat er als Solokünstler seine erste Metal LP produziert.

http://www.guidodoellnitz.de/

Wer bin ich und was mache ich?

Ich bin ein echtes Sonntagskind. Meine Mutter ist nie müde geworden, mir dies bei jeder glücklichen Situation zu sagen, die mir widerfahren ist. Als studierter Diplom-Wirtschafts-jurist (FH) und Vollblutpersonaler, habe ich nach 16 Jahren Anstellung in verschiedenen HR-Rollen, meinen Personalleiterjob an den Nagel gehängt, um mich selbstständig zu machen. Seit dem begleite ich als zertifizierter HypnoseMaster und Trainer vor allem Führungskräfte bei ihren Veränderungsprozessen. Arbeitgeber unterstütze ich bei ihren Personalthemen, auch als Interim Manager. Ganz nebenbei habe ich als Solokünstler meine erste (Death-)Metal LP produziert und kann es kaum erwarten, diese zu veröffentlichen.

Welche gesundheitlichen Erfahrungen durfte/musste ich machen und was war mein Gesundheits-Code früher?

Seit dem Studium ging ich beruflich konsequent meinen Weg im Personalbereich. Nach meiner internationalen HR Manager Rolle konnte ich 2019 die Personalleitung in einem pharmazeutischen Industrieunternehmen übernehmen: das Ziel, welches ich erreichen wollte, um selbst gestalten zu können. Was sollte danach noch kommen? Die letzten Jahre blieb jedoch kaum Gestaltungsspielraum, da es meist nur ums „Feuerlöschen" ging. Auf die Warnsignale meines Körpers habe ich damals nicht gehört. Dreimal hatte er mich in gewissen Abständen sehr effektiv aus dem Verkehr gezogen. Das ist nun schon ein paar Jahre her.

Im März 2023 erkrankte ich für zwei Wochen an einer Seitenstrangangina. Auf Arbeit war zu diesem Zeitpunkt die Hölle los. Ich war mir nicht sicher, wie lange das noch gut gehen würde. Ich hatte mich zumindest mit meinen systemischen Weiterbildungen auf den Weg begeben, um etwas zu ändern. Das verschriebene Antibiotikum sollte helfen, trotzdem hatte ich ein mulmiges Gefühl. Die Schwellungen am Hals gingen langsam zurück. Doch seit einigen Tagen sah ich eine ordentliche Beule an der rechten unteren Seite meines Halses, die nicht verschwinden wollte. Langsam begann ich mir Sorgen zu machen. Zum Glück hatte ich noch einen Kontrolltermin bei meinem Hausarzt. Ein sehr kompetenter Zeitgenosse, der um einiges jünger war als ich. Als ich mich erneut bei ihm vorstellte, wurden meine Sorgen nicht kleiner. Er sagte, dass ihm die Beule an meinem Hals gar nicht gefalle, da sie nicht in das abklingende Gesamtbild der Erkrankung passte. Er rief in meinem Beisein bei einem HNO-Arzt im Ort an und bat um einen sehr zeitnahen Termin. Das machte mich noch unruhiger. Wenn mein Hausarzt umgehend handelte, war das vielleicht kein so gutes Zeichen.

Drei Tage später saß ich in der völlig überfüllten HNO Arzt Praxis, nachdem ich eine gute halbe Stunde in einer Schlange an der Patientenannahme warten musste. Dann ging es doch schneller als gedacht. Der Arzt war eine wahre Frohnatur und machte makabre Scherze am laufenden Band. Ich sollte mich frei machen, damit er meinen Halsbereich scannen konnte. Er setzte an, starrte erstaunt auf den Bildschirm und sagte: „Das ist nichts für mich … Schilddrüse." Er meinte, dass es sich um eine Zyste in der Schilddrüse handeln müsse. 4

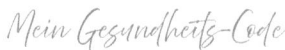
cm x 3,5 cm x 3,5 cm. „So ein großes Exemplar habe ich hier noch nicht gesehen", lachte er. Mir war gar nicht zum Lachen zumute.

„Jetzt ziehen Sie sich mal wieder an, damit die Damen hier nicht noch Schlange stehen." Mir war der Humor vergangen. Auf meine Frage, was man machen könne, antwortete er nur: „Sowas muss operativ entfernt werden. Da gibt es keine Alternative." Ach du liebe Zeit, dachte ich. So etwas fehlt mir gerade noch. „Ich schicke Sie zu Ihrem Hausarzt zurück, damit der sie an die Chirurgie überweist."

Mit meinem Hausarzt hatte ich vereinbart, dass ich direkt am nächsten Tag wieder zu ihm komme und wir das weitere Vorgehen auf Basis der Einschätzung seines Kollegen absprechen. Er wollte sich die Beule genauer ansehen. Da er über ein Ultraschallgerät verfügte, war das kein Problem. Er schaute mit großen Augen auf dem Bildschirm und sagte: „Die ist aber wirklich groß. Es ist eine Zyste in Ihrer Schilddrüse. Die muss operiert werden."

Auf meine Frage, ob eine Zyste von alleine weggehen könne, antwortete er entschieden: „Nein, das ist medizinisch unmöglich. Es handelt sich dabei um eine Verkapselung von Flüssigkeit in Ihrem Körper. So etwas geht nicht von alleine weg. Wir müssen schauen, ob sie wächst und falls sie das tut, muss ich Sie zeitnah an die Chirurgie überweisen."

„So eine Scheiße!", dachte ich bei mir. Vor vier Jahren hatte ich eine Notoperation am Rücken gehabt, bei der ein Karbunkel herausgeschnitten werden musste. Es hatte ein gutes Jahr gedauert, bis die Wunde wieder vollständig zugeheilt war. All das war sofort wieder präsent.

Mein Hausarzt schlug mir vor, dass ich in sechs Wochen wieder zu ihm kommen solle. Dann würde er die Zyste erneut vermessen. Sollte sie weiter wachsen war klar, dass ich operiert werden muss. Das wollte ich unbedingt vermeiden.

So saß ich dann abends hellwach in meinem Bett und überlegte, was ich tun könnte. Ich beschäftigte mich durch meine Ausbildung zum Hypnotiseur sehr viel mit der Wirkungsweise des Unterbewusstseins und dem Einfluss der Psyche auf den Körper. Die Aussage, dass die Zyste auf keinen Fall von allein schrumpfen könne, kitzelte irgendwie mein Ego. Allmählich wuchs in mir der feste Entschluss, die medizinischen Gesetzmäßigkeiten zu durchbrechen. Wenn es todkranke Patienten immer wieder schafften, ihre Krankheiten entgegen allen ärztlichen Prognosen zu überwinden und wieder vollständig gesund zu werden, warum sollte ich es nicht schaffen, so eine mickrige Zyste zum Schrumpfen zu bringen. Doch wie sollte ich das anstellen?

Ich hatte mich viel mit Weckrufen befasst. Mir war bekannt, dass Unfälle, Krankheiten, Schicksalsschläge, usw., Zeichen des Universums waren, um uns wachzurütteln und etwas in unserem Leben zum Besseren zu verändern. Nun fragte ich mich, was es bei mir war. Auf einen Schlag war es mir klar. „Natürlich, meine berufliche Situation kann so nicht bleiben. Da muss was passieren." Ich war seit längerem sehr unglücklich in meinem Job als Personalleiter, da ich unter den herrschenden firmenpolitischen Rahmenbedingungen kaum noch Luft zum Atmen bekam. Aus diesem Grunde machte ich mich auf den Weg und besuchte diverse Weiterbildungen, um eine andere Richtung einschlagen zu können. Ich hatte gelernt, dass man seinen Weckrufen dankbar gegenübertreten sollte, um Veränderung zu bewirken. Wie sollte ich einer Zyste Dankbarkeit entgegenbringen? Naja, sie war immerhin Teil meines Körpers und somit ein Teil von mir. Dagegen anzukämpfen, machte deshalb überhaupt keinen Sinn für mich. Ich beschloss, mit ihr ins Gespräch zu kommen, um zu schauen, was sich da machen lässt. Doch wie spreche ich eine Zyste an? Ein Name musste her und ich fand „Sissi" ganz passend.

Ich hockte in tiefster Nacht bei völliger Dunkelheit mit geschlossenen Augen, im Schneidersitz in einer Art aktiven Meditation auf meinem Bett und begann einen inneren Dialog:

„Sissi, ich bin dir sehr dankbar, dass du gekommen bist, um mir zu zeigen, dass ich etwas verändern muss. Ich weiß, dass ich beruflich schon eine Weile unglücklich bin. Und du? Du hast mich aufgesucht, um mir das zu verdeutlichen."

„Keine Angst, ich habe deine Botschaft verstanden und weiß es sehr zu schätzen, dass du dir so viel Mühe gegeben hast, so groß zu werden, um mir das mitzuteilen. Aber sei unbesorgt. Ich weiß jetzt dank dir, dass ich aktiv etwas ändern muss. Nein, ich werde etwas verändern. So kann es nicht weiter gehen. Du darfst dich gern entspannen und zurückziehen. Bleib aber bitte bei mir und zeige dich wieder, wenn ich das eines Tages vergessen sollte und beruflich nicht mehr das tue, was ich liebe." Ich war über mich selbst erstaunt. Dankbarkeit soll helfen eine Krankheit zu besänftigen? Es gab mir plötzlich ein vollkommen positives Gefühl. Zuletzt stellte ich mir vor, wie es sein würde, wenn mein Arzt die Zyste im Ultraschall nicht mehr finden würde und ich ihm diese abenteuerliche Geschichte erzählen könnte. Ich stelle mir vor, wie ich in seine entsetzten Augen schauen würde und musste innerlich laut lachen. Ich stellte mir diesen Zielzustand so detailliert vor, als wäre er schon Wirklichkeit geworden.

Nach sechs Wochen war die Stunde der Wahrheit gekommen. Nun würde ich erfahren, ob ich auf dem OP-Tisch landen würde oder nicht. Ich hielt den Atem an, als der Doktor mit dem Ultraschallscanner über meinen Hals fuhr. Das Gel war kalt und ich traute mich nicht, etwas zu sagen. Plötzlich begann er seinen Kopf zu schütteln. Was hatte das wohl zu bedeuten?

„Was ist denn los", fragte ich, „gibt es eine Veränderung?"

„Das kann doch gar nicht sein", murmelte er. „Das ist unmöglich." Er schaute mich fragend an und sagte: „Ich kann es kaum glauben, aber Ihre Zyste ist geschrumpft."

„Wie geschrumpft?" fragte ich.

"Ja, sie ist jetzt nur noch 3 cm x 2,5 cm x 2,5 cm groß. Ich weiß nicht, wie das möglich ist, aber ich sehe es ja hier ganz genau. Das heißt für Sie, dass hier erstmal nicht operiert werden muss."

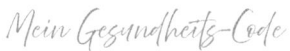

Ich konnte mir das Lachen nicht verkneifen. Er schaute mich fragend an. Ohne zu zögern, erzähle ich ihm die Geschichte vom inneren Dialog mit Sissi. Jetzt war er vollkommen perplex und musste auch lachen.

„Vielleicht kriegen Sie sie ja ganz weg", sagte er.

„Ich bin eigentlich schon froh, wenn sie nicht weiterwächst", antwortete ich. Insgeheim stellte ich mir trotzdem vor, wie es wäre, wenn sie tatsächlich ganz verschwinden würde. Mein Arzt bat mich, mir einen Termin in sechs Monaten geben zu lassen, um sicher zu gehen, dass es keine rückläufige Entwicklung gibt.

Die Monate vergingen und die Veränderungen, die ich Sissi versprochen hatte, nahmen Form an. Es stand fest, dass ich das Unternehmen verlassen würde, weil meine Chefin nicht mehr mit mir zusammenarbeiten wollte. Sie hatte mich gebeten, mir Gedanken zu machen, unter welchen Bedingungen ich bereit wäre, die Firma zu verlassen. Für den Moment empfand ich es als gruselig, aber genau diese Veränderung hatte ich in den Raunächten über das letzte Weihnachtsfest beim Universum beauftragt. Irre!

Ich begann meinen Schritt in eine berufliche Selbstständigkeit vorzubereiten. Ich hatte viel Respekt vor diesem Schritt und stellte mir vor, wie weit ich wohl sein würde, wenn ich mit Sissi zum Kontrolltermin musste. Danach stand Weihnachten vor der Tür.

Die Zeit verging wie im Flug und die sechs Monate waren verstrichen. Zwei Tage vor meinem Kontrolltermin gedachte ich Sissi noch ein einziges Mal in einer abendlichen Meditation, die ich mir zwischenzeitlich angewöhnt hatte, um den Tag zu reflektieren. Das war alles. Ich hatte ein wenig Angst. War Sissi wieder gewachsen? Ich hatte nicht die geringste Ahnung. Die Zeit war gekommen und ich betrat das Arztzimmer. Mein Arzt begrüßte mich freundlich und kam gleich zur Sache: „Ihre Schilddrüsenwerte sind absolut unauffällig." Er lächelte mich an: „Sie waren das doch mit dem inneren Dialog?"

Ich nickte und erwiderte: „Ich bin absolut gespannt auf das Ergebnis und habe nicht die geringste Ahnung, wie dieses aussehen wird. Ich bin schon froh, wenn seit dem letzten Termin alles unverändert geblieben ist." So lag ich auf der Pritsche und zog meinen T-Shirt Kragen herunter, so dass mein Arzt mit dem Ultraschallsensor über meinen Hals fahren konnte. Er drehte mit dem Ding ein paar Kreise und stand dann plötzlich auf.

„Was ist denn los?", fragte ich ihn.

„Ich muss zur Sicherheit noch einmal in die Unterlagen schauen, damit ich nichts falsch mache." Er blätterte in meiner Patientenakte.

„Die Zyste ist hier." Ich zeige auf meine rechte Halsseite, als er wieder zu mir kam. Er drehte noch ein paar Bahnen mit dem Gerät.

„Schauen Sie sich das bitte mal an. Ich habe keine Ahnung, was hier passiert ist." Er schaute mich fragend an. Ich blickte auf den Bildschirm und konnte nur eine im Halbkreis gebogene schmale schwarze Fläche erkennen.

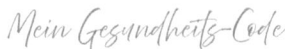
„Da ist nur noch Narbengewebe", sagte er. „Die Zyste ist weg. Man kann noch deutlich ihre Silhouette erkennen, aber sie ist leer. Vielleicht geplatzt oder was auch immer." Er lächelte. „Im Grunde ist es auch egal, was da passiert ist. Die Zyste ist jedenfalls weg."

Wir saßen noch eine ganze Weile beisammen und er erzählte mir, dass er am Beginn seiner ärztlichen Laufbahn einige Jahre in der Bauchchirurgie viele Operationen durchgeführt hat. „Bei den Patienten, die zuversichtlich in die OP gegangen sind, dass alles gut werden würde, ist in der Regel alles gut verlaufen. Bei den Patienten, die von vornherein große Angst hatten, gab es häufig Komplikationen. Die Einstellung spielt bei der Genesung eine entscheidende Rolle", sagte er etwas nachdenklich. „Wir sehen uns in 12 Monaten zu einem Kontrolltermin, ohne Labor. Einfach nur aus persönlichem Interesse."

Ich konnte mein Glück kaum fassen.

Was habe ich daraus für Lehren gezogen?

Für mich steht fest, dass jedes Problem und nahezu jedes Krankheitsthema, das mir begegnet, eine ganz persönliche Botschaft für mich im Gepäck hat. Eine Botschaft, die ein Wegweiser zu meinem Glück ist und mir zeigt, in welchem Lebensbereich ich mich gerade verändern sollte, damit ich wieder im Einklang mit mir selbst bin. Bei jedem Thema frage ich mich: Was ist die Botschaft hinter dem Problem und welches Geschenk bringt es mit?

Was ist heute mein Gesundheits-Code in den verschiedenen Bereichen (Essen, Trinken, Schlaf, Familie, Freunde, Liebe, Nahrungsergänzungsmittel, Natur, Sport, Entspannung, Stressmanagement, Entgiftung, …)?

Essen:

Ich esse nie viel und höre auf, wenn ich merke, dass ich satt bin. Ich verzichte auf Fleisch und versuche jeden Tag mindestens einen Apfel zu essen.

Trinken:

ch trinke tagsüber fast ausschließlich Wasser und verzichte nahezu auf alle zuckerhaltigen Getränke.

Schlafen/Entspannung:

Ich meditiere vor dem Einschlafen und nach dem Aufwachen. Ich versuche mindestens sieben Stunden zu schlafen.

Familie/Freunde:

Ich bevorzuge den Umgang mit Menschen, bei denen ich ganz ich selbst sein kann und die mich mit positiven Energien und Einstellungen bereichern. Das gelingt mir besonders gut mit anderen Selbstständigen.

Liebe:

Ich versuche, mich immer auf die Sachen im Leben zu konzentrieren, die ich liebe.

Nahrungsergänzungsmittel:

Vitaminkomplex für Vegetarier.

Natur:

Ich liebe die Erdung im Meer und in der Natur.

Sport:

Ein Spaziergang ist besser als gar keine Bewegung. Bewegung kann mal herausfordernd sein, muss aber Spaß machen.

Was sind meine (täglichen) Routinen (morgens, mittags, abends, nachts)?

Morgens nach dem Aufstehen und abends vor dem Zubettgehen gehe ich barfuß bei Wind und Wetter eine Gartenrunde, um mich zu erden, negative Energien abzuleiten und positive Energien aufzunehmen. Darüber hinaus versuche ich im Bett vor dem Einschlafen und vor dem Aufstehen kurz aktiv zu meditieren. Abends, um die Dinge durchzugehen, für die ich am Tag dankbar war und um positive Ziele zu manifestieren, indem ich mir diese so vorstelle, als wären sie bereits Realität. Morgens, um dafür zu danken, dass mir wichtige Dinge am vor mir liegenden Tag bestmöglich gelingen werden.

Was lasse ich heute sein und mache es nicht mehr?

Ich bin selbstständig und habe mir bewusst Druck rausgenommen, da ich gelernt habe, loszulassen und das Universum für meinen Erfolg arbeiten zu lassen. Seit dem Zeitpunkt, an dem ich losgelassen habe, kamen bisher viele interessante Aufträge von ganz allein. Wenn du auf deinem richtigen Weg bist, kommen die Dinge zu dir!

Welche Check-ups mache ich regelmäßig und welche Nahrungsergänzungsmittel nehme ich?

Ich lasse vom Arzt regelmäßig mein Blut checken und nehme einen Vitaminkomplex für Vegetarier ein, da ich seit einem knappen Jahr aus Tierwohl- und Gesundheitsgründen auf Fleisch verzichte.

Was würde ich tun oder lassen, wenn ich mit meinem heutigen Wissen zurück in die Vergangenheit reisen könnte?

Ich würde mehr auf die Signale meines Körpers achten. Unser Körper spricht ständig mit uns und wir sollten ihm sehr aufmerksam zuhören. In jeder schweren Phase meines Lebens gab es immer körperliche Themen, die ich zu lange ignoriert habe.

Seit meinem Selbstheilungserlebnis mit „Sissi" gehe ich viel bewusster durchs Leben und höre auf meinen Körper, da ich gelernt habe, wie viel Einfluss ich selbst auf mein körperliches und seelisches Wohlbefinden habe.

Was ist mein persönlicher Gesundheits-Code, nach dem ich bestenfalls 100 Jahre (oder mehr) alt werde?

Die Einstellung zum Leben macht es für mich. Ich nehme alles Positive und alles Negative, was kommt, mit Dankbarkeit an, da ich in den letzten Jahren gelernt habe, dass alles genau so zu mir kommt, wie es für meine positive Entwicklung erforderlich ist. Darüber hinaus versuche ich nur noch die Dinge zu tun, die mich mit Freude erfüllen, und probiere dabei vieles aus. So habe ich eine mental sehr schlechte Phase genutzt, um die negative Energie in Kreativität umzuwandeln. Innerhalb von nur fünf Monaten habe ich nebenbei, ohne Profimusiker zu sein, ein komplettes Death Metal Album komponiert, getextet und Gitarre, Bass und Gesang selbst aufgenommen und es hinterher professionell produzieren lassen.

*Welche Gedanken sind mir während des Lesens der Geschichte
von Guido Döllnitz durch den Kopf gegangen
und welche Inspirationen nehme ich mir mit?*

_____

_____

_____

_____

_____

Bei welchen Anregungen möchte ich mehr erfahren?

_____

_____

_____

_____

_____

Was davon setze ich um? Was mache ich weniger oder nicht mehr?

_____

_____

_____

_____

_____

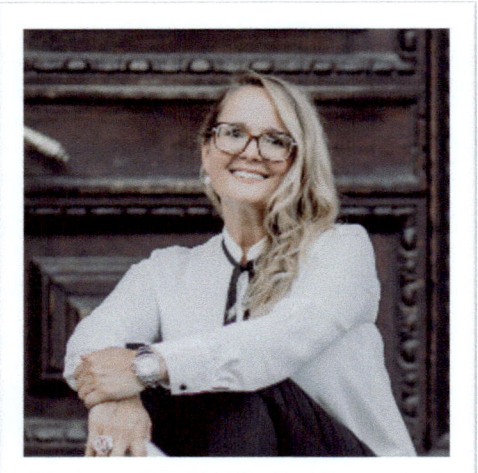

Anje Heinz

Anje Heinz, Erfolgsrednerin, hat mit über 1000 Reden Herzen berührt & inspiriert.

Mit der Gründung der Charisma Academy revolutioniert sie Charisma, Rhetorik und Kommunikation. Breathwork transformierte ihr Leben und so leitet sie als BreathWork-Coach andere zu innerer Klarheit und Transformation.

Copyright Foto: Kathy Hennig

https://www.instagram.com/anje.heinz/

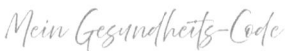

Wer bin ich und was mache ich?

Hey – Ich heiße Anje, bin freie Rednerin und LEBE für meinen Beruf als Trauerrednerin. Ich kann mir keinen erfüllenderen und dankbareren Job vorstellen. Doch wer ist die Person hinter der Berufung? Es ist eine lebensverliebte, niemals aufgebende, träumerische, eloquente, manchmal chaotische, niemals den Humor verlierende Visionärin, Ulknudel und typische Widder-Frau. Ich glaube daran: Das Wissen um die Endlichkeit macht mein Leben zu einem rauschenden Fest. Um nichts anderes geht es doch. Oder? Am Ende kommt uns die Reise hier auf Erden wie ein Wimpernschlag vor und dann soll es doch wenigstens WUNDERvoll und intensiv gewesen sein. Was meinst du?

Welche gesundheitlichen Erfahrungen durfte/musste ich machen und was war mein Gesundheits-Code früher?

2023/2024 hatte es mich fast erwischt: Es hätte nicht viel gefehlt und ich wäre in einen Burnout geschlittert! Es fühlte sich an, als wäre ich in einem Strudel gefangen, der mich immer tiefer hinab zog. Ein schleichender und unmerklicher Prozess, den ich nicht bewusst wahrgenommen hatte. Zuerst war es nur eine leichte Erschöpfung, die ich ignorierte. An einem Tag im Januar wurde es besonders deutlich: Ich saß in meinem Büro, umgeben von unerledigten Aufgaben und einem Berg von Papieren. Mein Herz raste, meine Hände zitterten, und ich konnte mich kaum konzentrieren. Es war, als würde die Welt um mich herum verschwimmen. Ich fühlte mich überwältigt und hilflos, unfähig, auch nur den kleinsten Schritt nach vorne zu machen. Nachts konnte ich nicht schlafen. Gedanken jagten durch meinen Kopf, ließen mich keine Ruhe finden. Morgens fühlte ich mich wie betäubt. Ich schaffte meinen Job mit Bravour, doch innerlich war ich leer. Es war, als würde all die aufgestaute Erschöpfung, der Schmerz und die Verzweiflung aus mir herausbrechen.

Und das alles, obwohl ich mich seit Jahren mit Persönlichkeitsentwicklung beschäftigte. Obwohl ich meditierte und versuchte, mir meine Bewusstseinsinseln zu kreieren.

Was habe ich daraus für Lehren gezogen?

Das Leben will nicht schneller, weiter, härter gelebt werden, sondern achtsamer. Erinnerst du dich? Das Leben soll ein rauschendes Fest sein – kein Kampf, keine Angst, kein schmerzhafter Marathon.

Was war passiert?

Ich achtete nicht mehr auf meine Bedürfnisse, vernachlässigte meine Gesundheit und schenkte den Warnsignalen meines Körpers keine Beachtung. Ich verlor MICH. Alte Glaubenssätze, die ich längst überwunden geglaubt hatte, kamen mit voller Wucht zurück und schlichen sich in meine Tage und Nächte, nagten an meinem Selbstwertgefühl.

> *Was ist heute mein Gesundheits-Code in den verschiedenen Bereichen (Essen, Trinken, Schlaf, Familie, Freunde, Liebe, Nahrungsergänzungsmittel, Natur, Sport, Entspannung, Stressmanagement, Entgiftung, ...)?*

Diese Lektion hat mich daran erinnert, dass wahre Stärke nicht darin liegt, unermüdlich weiterzumachen, sondern darin, sich selbst mit Liebe und Respekt zu begegnen.

Ich habe viel gelernt über die transformative Kraft des Atems und wie Breathwork Menschen helfen kann, tiefsitzende Blockaden zu lösen, Stress abzubauen und eine tiefere Verbindung zu sich selbst zu finden.

Durch Breathwork kann etwas Tiefgreifendes und Transformierendes geschehen. Wir arbeiten mit dem Unterbewusstsein, das 90-95% unseres Geistes ausmacht. In einer Breathwork-Journey tauchen wir tief in innere Prozesse ein, setzen alte Glaubenssätze frei und lösen energetische Blockaden. Es ist eine kraftvolle Methode, die weit über die reine Atmung hinausgeht. Normalerweise sind wir im Alltag von unserem bewussten Verstand dominiert. Breathwork erlaubt uns, tiefer zu gehen und Zugang zu den verborgenen Schichten unseres Geistes zu erlangen.

Die richtige Atemtechnik und geführte Breathwork-Sessions gehören mittlerweile zu meinem Alltag. Die Kombination aus Atemtechnik, betörender Musik und einer einfühlsamen Stimme, entführen und erden mich regelmäßig. Es ist, als hätte ich eine schwere Last abgeworfen, die ich jahrelang mit mir herumgetragen hatte. Ich fühle mich dadurch gereinigt, leichter und klarer als je zuvor. Es ist, als hätte ich mich selbst neu entdeckt, in einer Tiefe, die ich vorher nie für möglich gehalten hätte. Dieses Bewusstsein erstreckt sich in alle Bereiche des Lebens: ich bin wieder sportlich aktiv, ernähre mich gesünder, trinke kaum noch Alkohol. Ich fühle mich fitter, entspannter und schöner. Ich liebe wieder – mich und andere. Ich schätze meinen Körper als heiligen Ort.

> *Was lasse ich heute sein und mache es nicht mehr?*

- Schluss mit Autopiloten: ab jetzt genieße ich bewusst.

- Sitting ist quitting: Zu oft lockte die Couch – mehr als der Wald.

- Keine leeren Kalorien mehr: die Abende gehörten Mr. Prosecco – gegen ein Genussgläschen hat keiner was – aber bitte nicht jeden Tag.

- Stress adé: nicht höher, schneller, weiter.

- Keine einsame Freizeit mehr: nicht mehr allein am Schreibtisch sitzen, sondern raus ins Leben.

Welche Check-ups mache ich regelmäßig und welche Nahrungsergänzungsmittel nehme ich?

Ich gehe zweimal jährlich zu einer Stoffwechsel-Analyse, wo der Körper, samt seinen Organen sowie Vitamin- und Hormonhaushalt durchgecheckt wird. Des Weiteren genieße ich täglich meine Aloe Vera „Cocktails" und liebe Proteinkaffees und Shakes. Das stärkt Muskeln und unterstützt die Fettverbrennung (in Verbindung mit Bewegung und Kaloriendefizit) und das ist bei uns Ladies im besten Alter eine WUNDERvolle Voraussetzung, um schön, fit und sexy zu altern.

Was würde ich tun oder lassen, wenn ich mit meinem heutigen Wissen zurück in die Vergangenheit reisen könnte?

Ich hätte mir viele negative Gedanken, die manchmal unendlich scheinende Spirale an zu viel Arbeit und sich darin verloren fühlen, erspart. Ich wäre so viel früher „frei" gewesen und hätte leichter durchs Leben tanzen können.

Was ist mein persönlicher Gesundheits-Code, nach dem ich bestenfalls 100 Jahre (oder mehr) alt werde?

Stell dir vor, du wachst jeden Morgen voller Energie und Lebensfreude auf, bereit, jeden Moment in vollen Zügen zu genießen. Hier sind meine fünf Glücksschritte, um das Wirklichkeit werden zu lassen, im besten Fall noch mit 100 Jahren:

- *Breathwork:* Du beruhigst deinen Geist. Atemtechniken, wie die 4-7-8-Methode, schenken dir innere Ruhe, lassen Stress verfliegen und füllen deine Zellen mit lebenswichtigem Sauerstoff.

- *Achtsamkeit und Meditation:* In der Hektik des Alltags einen Moment der Stille zu finden, kann Wunder wirken.

- *Bewegung:* Ob Spaziergang, Yoga oder ein wilder Tanz – das Leben will ein BEWEGtes sein.

- *Gesunde Ernährung:* Du bist, was du isst! Gib dem Körper, was er braucht: Obst, Gemüse und das am besten alles knackig frisch.

- *Soziale Verbindungen:* Kein Mensch ist eine Insel. Starke, liebevolle Beziehungen machen unser Leben reich. Nimm dir Zeit für Nachbarn, Freunde und Familie und schaffe Erinnerungen. Menschen und Momente – es geht um NICHTS anderes in unserem Leben.

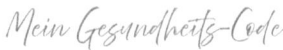

Weiche Gedanken sind mir während des Lesens der Geschichte
von Anje Heinz durch den Kopf gegangen
und welche Inspirationen nehme ich mir mit?

_____

_____

_____

_____

_____

_____

Bei welchen Anregungen möchte ich mehr erfahren?

_____

_____

_____

_____

_____

Was davon setze ich um? Was mache ich weniger oder nicht mehr?

_____

_____

_____

_____

_____

_____

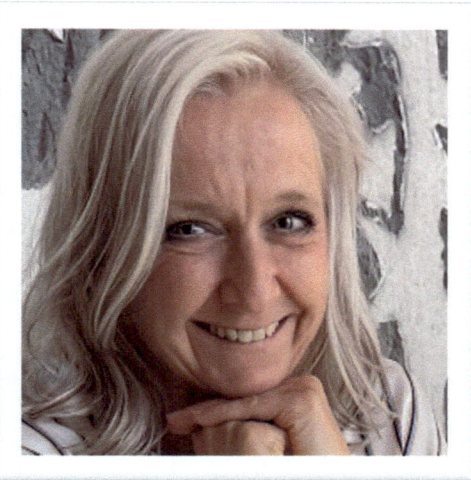

Sabine Redlof

Sabine Redlof – Fitness- und Ernährungs-Enthusiastin, Mutter und Power-frau. Geht nicht, gibt's nicht, ist nur eines ihrer Mottos! Zielstrebig, ehrgeizig, liebevoll, dickköpfig, optimistisch und immer gut gelaunt, sind nur einige ihrer Eigenschaften. Sie liebt die Herausforderung und hat Lust, Neues zu entde-cken. Sie ist bereit, auch über ihre Grenzen zu gehen.

https://www.instagram.com/bine.redlof/

Wer bin ich und was mache ich?

Ich bin Sabine, 57 Jahre alt, arbeite als zahnmedizinische Fachangestellte. In allen Bereichen meines Berufes habe ich Erfahrung gesammelt – Assistenz, Prophylaxe, als Bereichsleitung am Empfang bis hin zur Führungskraft.

Heute lebe so glücklich, zufrieden, voller Freude am Leben, dass ich in meiner Kraft und Energie, einigen Menschen in meinem Umfeld zu anstrengend bin. Viele Leute schauen mich an und fragen mich, wann ich endlich erwachsen werde? Ob ich Probleme mit dem Älterwerden habe? Ob ich mich „altersgerecht" benehmen könnte!?

Nein, kann ich nicht!!! Denn es fühlt sich verdammt gut an, so wie es ist. Wo steht eigentlich geschrieben, wie man sich als 57-Jährige benehmen muss?

Wenn ich das Kind in mir nicht mehr spüren kann, dann bin ich alt geworden. Ich gestehe, dass ich manchmal nachdenken muss, wenn ich nach meinem genauen Alter gefragt werde.

Iin Ansbach geboren und aufgewachsen, .führte ich ein ganz normales Leben, fühlte mich wohl, so wie es war, war zufrieden und hatte Freude am Leben, fühlte mich geborgen. Es war nicht super aufregend, aber gut. Ich habe mich immer sehr bewusst, saisonal und regional ernährt, viel und hingebungsvoll Sport getrieben. Sport ist und war meine Leidenschaft, um mich auszupowern, den Kopf freizubekommen, mich geistig und körperlich fit zu halten. Ich gab Kursstunden in einem Studio. Dies tat ich mit Leichtigkeit und Freude und konnte die Kursteilnehmer gut motivieren. In meiner Freizeit habe ich mit meiner Familie und mit Freunden viel unternommen. Ich liebte es zu reisen. "Krank sein" war ein Fremdwort für mich. Ich hatte keine Erkältung oder Schnupfen. Ich war tatsächlich nie krank.

Mein Motto: „Gib niemals auf! Geht nicht, gibt's nicht!", war seit meiner Kindheit gesetzt.

Ich führte ein rundum erfülltes und sorgenfreies Leben.

Welche gesundheitlichen Erfahrungen durfte/musste ich machen und was war mein Gesundheits-Code früher?

... und dann war auf einmal alles anders. Es kam die Pandemie!

Diese drei Jahre stellten mein Leben komplett auf den Kopf. Die Maßnahmen zum Wohle unserer Gesundheit, das ständige Hin und Her, Recht und Unrecht, all das raubte mir meine Kraft und meine Energie sowohl körperlich als auch seelisch.

Ich fühlte mich unverstanden, befand mich in einem ständigen Verteidigungsmodus, ich vermisste meine Familie und Freunde, mein Training und die Sportfreunde im Studio. Ich fühlte mich eingeengt und mir fehlte regelrecht die Luft zum Atmen! Ich war rast- und

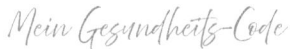

ruhelos. Ich zog mich in mein Schneckenhaus zurück, war furchtbar wütend, gleichzeitig sehr traurig und niedergeschlagen. Ich spürte eine Leere in mir.

Kopfkino und Gefühlschaos – unvorstellbar, wie es sich anfühlt, plötzlich nicht mehr in meiner Kraft zu sein, obwohl da doch immer so viel Power da war?

Ich fragte mich: Wo war die Kämpferin in mir, wo war die Optimistin? Wo war mein Strahlen, mein Lachen, meine Freude?

Ich war einfach nicht mehr ich selbst. Ständig war ich müde und energielos, gereizt und missmutig. Ich saß auf der Achterbahn der Gefühle.

Warum ging es mir plötzlich nicht mehr gut? Was war aus dem Ruder gelaufen? Was war anders als sonst? Fragen über Fragen, die ich mir selbst nicht beantworten konnte.

Wie konnte ich mir selbst helfen und mich aus diesem Tief wieder herausziehen?

Es war eine absolute Katastrophe, ich wusste mir nicht zu helfen, denn ich wollte natürlich meine Familie nicht damit belasten.

Mein Gefühlschaos und meine innersten Gedanken konnte ich tatsächlich besser mit Menschen teilen, die mir nicht so nahestanden wie die Familie.

Vor der Pandemie war ich diejenige, die alles gemanagt hatte, die für alle da war, für alle ein offenes Ohr hatte, die versucht hat, alle Dinge zu übernehmen und anderen abzunehmen. Auf mich war immer Verlass. Das war für alle bequem. Es hat mir nichts ausgemacht. Ganz im Gegenteil – es fühlte sich gut an, wenn ich gebraucht wurde, und ich gab von Herzen.

Während der Pandemie, war ich seelisch und körperlich nicht mehr ich selbst. Das hat meine Familie und auch mein Freundeskreis sehr zu spüren bekommen. Man hat mich nicht verstanden, denn es war schwierig meinen Gemütszustand zu deuten, zu verstehen was mit mir los war. Meine Versuche, es zu erklären, waren eher schlecht als recht. Die Trigger kamen von außen ohne Rücksicht und ohne zu wissen, wie tief sie einschneiden.

Mein Gesundheits-Code damals war „nur" meine gute Ernährung. Zweimal pro Jahr eine Darmreinigung, Einnahme von Vitamin C und OPC. Ein Check-up beim Arzt, höchstens alle drei bis vier Jahre mit den üblichen Blutwerten. Es schien mir völlig ausreichend zu sein.

In einem Gespräch mit einem mir sehr lieb gewordenen Menschen erfuhr ich von einem Retreat, in dem es um Selbstheilung von Körper, Geist und Seele in einer Zeit von drei Wochen ging.

Ich wusste nicht wirklich, was es damit auf sich hatte. Um noch teilnehmen zu können, musste ich mich schnell entscheiden, da der Beginn des Retreats bereits ein paar Tage später war.

Mein tiefstes Inneres und mein Bauchgefühl signalisierten mir ganz deutlich, dass dies eine Möglichkeit für mich war, wieder mit mir klarzukommen. Mein Unterbewusstsein reagierte, die Angst vor dem Unbekannten! Doch Herz und Bauch siegten über meinen Kopf.

Das Retreat erwies sich als wahrer „Gamechanger". Ich durfte, angeleitet, an und mit mir selbst arbeiten. Täglich gab es Reflexion, Meditation, eine Tagesbotschaft bzw. Tagesaufgabe. Gesundheits-Check-ups, Coaching, Tun und Sein lassen innerhalb der drei Wochen. Es gab so viele Tools, die ich ausprobieren, integrieren oder weglassen konnte.

Doch wie ging es weiter? Wie schaffte ich es, das Rad zu drehen?

Ich war völlig auf mich fokussiert. Die Entscheidung, Hilfe zu suchen und anzunehmen, fühlte sich gut und richtig an. Es dauerte allerdings seine Zeit, bis ich diese zulassen konnte. Klare Worte, Hilfe zur Selbsthilfe, die aufmunternden Bekundungen der Gruppe, wenn es wieder einmal schwierig war, sich selbst kritisch zu betrachten und sich zu hinterfragen, ehrlich mit sich selbst zu sein, das war nicht immer leicht und ich durfte lernen.

Aber all das hat mir in dieser Zeit sehr geholfen und mein Leben bereichert. Es hat mich auf meinem Weg des „zu mir Findens" sehr unterstützt. Es macht mich stolz, dass ich diesen Schritt nicht nur gegangen bin, sondern ihn ganz bewusst für mich angenommen habe.

Ich war und bin sehr, sehr dankbar für die Hilfe von außen, für den Support der ganzen Gruppe, die das Retreat besucht und mitgemacht hat. Daniel und Stefanie, die das Ganze erst ermöglicht haben und Susanne, die mir den Schubs in die richtige Richtung gab. Ich war meiner Familie sehr dankbar, dass sie mich haben machen lassen, ohne zu hinterfragen. Mein Mann, meine Kinder, es war für uns alle nicht einfach. Meine Gedanken, meine Gefühle und mein Handeln, ich konnte mich ihnen nur schwer mitteilen.

Was habe ich daraus für Lehren gezogen?

An erster Stelle steht für mich, im Einklang mit mir selbst zu sein. Wenn Körper, Geist und Seele harmonieren, geht es mir gut. Das bedeutet, dass ich mich jetzt mehr in den Vordergrund stelle, bzw. auf meine Bedürfnisse achte. Dies kommt bei meiner Familie und meinem Bekannten- und Freundeskreis nicht immer gut an, weil es ja früher anders war. Meine Veränderung wird nicht immer als positiv angenommen, da ich auch bewusst „Nein" zu den Dingen sage, die mir nicht guttun. Ich gebe Verantwortung ab, aber das sehr gerne und von ganzem Herzen, weil es mir guttut und demjenigen, der Verantwortung übernimmt, dadurch stärker wird.

Ich gehe behutsamer mit mir um. Pflege, Selbst- und Nächstenliebe, damit die Glückshormone übersprudeln und ich verbringe gemeinsame Zeit mit dem Partner. Ich möchte nie stehen bleiben, egal in welchem Alter. Persönlichkeitsentwicklung ist eine spannende Reise. Ich habe gelernt, das Leben anzunehmen.

Ich versuche jetzt bewusster und intensiver zu leben. Ich möchte einfach sein, so wie ich bin und mich annehmen, wie ich bin. Mich und Andere nicht verbiegen wollen. Neugierig sein, Ziele, Wünsche und Träume erleben. Viel Zeit mit schönen Dingen verbringen, Familie, Freunde, Reisen und die Natur genießen. Nicht in der Vergangenheit leben, sondern im Hier und jetzt, oder in die Zukunft blicken. Ich habe gelernt, mich mit meinen Stärken und Schwächen auseinanderzusetzen. Für mich hat alles im Leben seinen Sinn, auch wenn ich nicht immer sofort verstehe, warum manches so geschieht.

Ich könnte das ewig so fortführen! Es gibt soooo viele Erkenntnisse!

Was ist heute mein Gesundheits-Code in den verschiedenen Bereichen (Essen, Trinken, Schlaf, Familie, Freunde, Liebe, Nahrungsergänzungsmittel, Natur, Sport, Entspannung, Stressmanagement, Entgiftung ...)?

Was habe ich im Hinblick auf meine Gesundheit erfahren dürfen und dazugelernt? Habe ich meinen Gesundheits-Code neu programmiert?

Ein deutliches „Ja"!

Das spannendste Thema war für mich unter anderem „Schlaf in den Wechseljahren". Dieser war alles andere als gut. Hat sich das verbessert? Ganz klar, ein deutliches „Ja"! Jedoch nicht mit Nahrungsergänzungsmitteln oder Melatonin, sondern mit der Umstellung auf 16:8 Intervallfasten.

Spätestens ab 18.00 Uhr esse ich nichts mehr und schlafe dadurch deutlich besser. Durch meinen Oura-Ring ist das nachweisbar, da meine Schlafdaten getrackt werden.

Die Testungen von Omega-3, Vitamin D, Mikronährstoffanalyse, Unverträglichkeitsanalyse und zum guten Schluss noch die DNA-Health, haben mir unheimlich viel Einblick in meinen IST-Zustand gegeben und wo ich für meinen Körper noch etwas tun kann. Diese Testungen werden von mir regelmäßig wiederholt. Mein Vertrauen in die Tests und mein Tun durch die Auswertungen (Anpassen, Weglassen, Zuführen) helfen mir dabei, mein Leben noch bewusster und gesünder zu leben.

Was sind meine (täglichen) Routinen (morgens, mittags, abends, nachts)?

Ich beginne morgens meinen Tag mit warmer (für mich ganz wichtig) und kalter Dusche, trinke 500 ml lauwarmes Wasser, danach eine Tasse Kaffee. Frühstück gibt es ab 09.00 Uhr. Dies besteht aus Joghurt (Mandel, Kokos oder veganes Skyr), mit frischem Obst, selbstgemachten Granola (glutenfrei), Omega-3-Öl, Oxygen Leinöl und MCT Kokosöl und Mariendistelöl (für die Leberentgiftung). Tagsüber gibt es stilles Wasser oder Tee (warm oder kalt).

Nach wie vor betreibe ich sehr viel Sport, man sagt mir nach, ich sei sportsüchtig. Sport ist für mich ideal zum Auspowern, für die Entspannung, für die Entgiftung, als Stressmanagement, außerdem lässt sich das wunderbar mit meiner Liebe zur Natur verbinden. Joggen, wandern, bergsteigen, klettern, skifahren oder einfach nur spazieren gehen – gerne barfuß im Wald – und auf der Wiese sein.

Als tägliche Routine versuche ich, eine Meditation zu integrieren. Seit fast einem Jahr schreibe ich ein Reflexionstagebuch. Atemübungen, am liebsten vor dem Schlafengehen, werden immer mehr zur Routine.

Was mir richtig guttut, ist, dass ich die Dinge aus einer anderen Perspektive betrachte. Ich versuche nicht mehr, Dinge zu ändern, die ich nicht ändern kann. Versuche ruhiger und gelassener zu sein und mich nicht gleich aufzuregen, wenn es nicht nach meinem Kopf geht. Ich komme meinem Wissensdurst nach und erweitere meinen Horizont, lese viel, höre Podcasts, nehme an Webinaren teil und bleibe dadurch geistig fit.

Im Winter habe ich das Eisbaden, zugegeben nicht ganz freiwillig, für mich entdeckt. Ich kann euch sagen, es macht süchtig!

Was lasse ich heute sein und mache es nicht mehr?

Was ich ganz sicher lasse, sind Dinge, die mir nicht guttun. Diese Entscheidung möchte ich auch für mich alleine treffen und mich nicht umstimmen lassen. Das war für mich eine der wichtigsten Erkenntnisse und Einsichten für ein schöneres und besseres Sein.

Welche Check-ups mache ich regelmäßig und welche Nahrungsergänzungsmittel nehme ich?

Ganz klare Sache, damit ich weiterhin ein gesundes Leben führen kann, vertraue ich mir und reflektiere regelmäßig unter anderem mit den Testungen.

Ich möchte mich nie mehr so energielos und leer fühlen! Damit verbunden sind selbstverständlich eine für mich angepasste Ernährung, sowie die entsprechenden Nahrungsergänzungsmittel. Das hat meinem Leben einen großen Mehrwert eingebracht, den ich nie wieder missen möchte. Leider können die ganzen Vitamine, Mineralstoffe und Spurenelemente heutzutage nicht mehr über die Nahrung aufgenommen werden.

Ich supplementiere täglich Öle, einen Vitamin-B-Komplex, Vitamin D, Vitamin C, OPC, Proteine/Aminosäuren und Magnesium.

Je nach Bedarf, lasse ich das eine oder andere weg oder gebe dazu.

Was würde ich tun oder lassen, wenn ich mit meinem heutigen Wissen zurück in die Vergangenheit reisen könnte?

Das ist wirklich eine spannende Frage, die nicht leicht zu beantworten ist. Ich wäre wahrscheinlich achtsamer und selbstbestimmter mit mir gewesen und nicht mit dem Strom geschwommen. Hätte schon viel früher mehr auf Ernährung geachtet. Meine inneren Antreiber hätte ich anders wahrgenommen und mich nicht von ihnen triggern lassen.

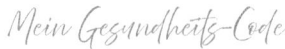
*Was ist mein persönlicher Gesundheits-Code,
nach dem ich bestenfalls 100 Jahre (oder mehr) alt werde?*

Ich würde euch jetzt gerne noch meinen persönlichen Gesundheits-Code verraten:

Ich habe das große Ziel, 100 Jahre alt zu werden, natürlich bei bester geistiger und körperlicher Gesundheit!

Meine Oma und meine Uroma hätten es fast geschafft!

Ich versuche, ein erfülltes und glückliches Leben zu führen. Ich lebe und erlebe jeden neuen Tag ganz bewusst. Ich nehme gerne Herausforderungen an, weil sie mich stärker machen. Mir hat es sehr geholfen, dass ich durch die Testungen erfahren habe, wie ich für mich meine Ernährung besser steuern kann.

Ab sofort werde ich regelmäßig entgiften. Neben der Darmreinigung mache ich zusätzlich regelmäßig Leberwickel, um über die Leber zu entgiften. Der warme Leberwickel sorgt zusätzlich für Entspannung.

Ich versuche mein Stresslevel nicht so hoch werden zu lassen, denn (negativer) Stress ist ein absolutes Gift für die Gesundheit. Da darf es auch gerne einmal ein Spaziergang am Abend oder am Morgen sein, einfach zur Entspannung. Joggen ist die sportlichere Alternative.

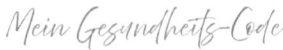

*Welche Gedanken sind mir während des Lesens der Geschichte
von Sabine Redlof durch den Kopf gegangen
und welche Inspirationen nehme ich mir mit?*

_____

_____

_____

_____

_____

_____

Bei welchen Anregungen möchte ich mehr erfahren?

_____

_____

_____

_____

_____

Was davon setze ich um? Was mache ich weniger oder nicht mehr?

_____

_____

_____

_____

_____

_____

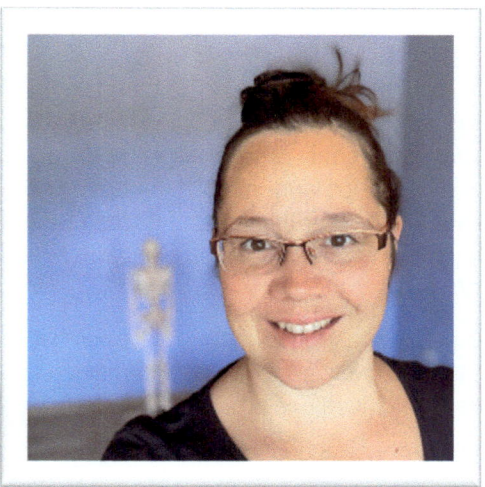

Priska Ritter

Priska Ritter – MutmachCoach für Menschen mit Schmerzen, Bewegungspädagogin und EpigenetikCoach mit Herzensthema Frau und Baby.

Priska möchte mit ihrem Beitrag erreichen, dass Frauen sich bewusst auf eine Schwangerschaft vorbereiten und das Beste für sich und ihr zukünftiges Baby tun.

Als dreifache Mutter, die sich ihre Kinder allesamt „verdienen" musste, hat sie viel Erfahrung, was die Elternschaft für sie als Frau, als Partnerin und als Mutter bedeutet.

Sich bewusst auf eine Schwangerschaft vorzubereiten, bedeutet, sich aktiv für ein Gelingen der Elternschaft einzusetzen.

https://schwangerschaftsvorbereitung.ch/

Wer bin ich und was mache ich?

Ich bin Priska Ritter, eine Träumerin und Genießerin, die vom Leben auf den Boden der Tatsachen geholt wurde. Trotzdem habe ich nie aufgegeben und unermüdlich an meiner Genesung gearbeitet. Schmerzen sehe ich als Kommunikation des Körpers mit unserem Bewusstsein. Ich lehre meinen Kunden, genau hinzuhören und zu verstehen. Mit Kreativität, Fantasie, Mitgefühl und ein bisschen Strenge begleite ich Menschen auf ihrem Weg zu einem schmerzfreien Körper. Selbstbefähigung und Autonomie sind mir dabei wichtige Werte.

Durch meine große Freude am Lernen habe ich einen bunten Blumenstrauß an Wissen gesammelt, welches ich intuitiv in meinen Coachings, Privat- und Gruppenbewegungslektionen, Vorträgen und Workshops weitergebe.

Als Mutter von drei Kindern und ausgebildete Pflegefachfrau mit dem Schwerpunkt Frau, Kind und Familie, sind mir „Mutter und Baby" ein besonderes Anliegen. Die Begleitung von Frauen in dieser speziellen Lebensphase erfordert viel Fingerspitzengefühl, welches ich gekonnt einsetze.

Als MutmachCoach für Menschen mit Schmerzen, EpigenetikCoach und Bewegungspädagogin habe ich meine Herzensaufgaben gefunden. Ich begleite Menschen von 0-100.

Welche gesundheitlichen Erfahrungen durfte/musste ich machen und was war mein Gesundheits-Code früher?

Als Pflegefachfrau bewegte ich mich in der schulmedizinisch geprägten Umgebung. Ich habe vielen Menschen die Einnahme ihrer Medikamente empfohlen. Der Arzt hatte diese schließlich verschrieben. Nicht immer, das gestehe ich, war ich von der Richtigkeit der Gabe überzeugt.

In der dritten Schwangerschaft bekam ich eine Becken- und Symphysenlockerung (eine sehr schmerzhafte Komplikation durch Schwangerschaftshormonen) und lebte fortan in Qual. Meine ganze Körperstatik hatte sich verändert und ich hatte Schmerzen von den Füßen bis zum Kopf. Aufgrund des ungeborenen Lebens in meinem Bauch nahm ich kaum Medikamente gegen die Schmerzen. Die Schmerzen sollten mein Begleiter sein, die mir in einem Zeitraum von drei Jahren nicht von der Seite wichen. In der Zeit der dritten Schwangerschaft erlebte ich den plötzlichen und unerwarteten Tod meines Vaters – kurz vor der Geburt meines Babys. Als das kleine Wunder geboren wurde, atmete es nicht richtig. Wir befürchteten, dass es diese Welt gleich wieder verlassen würde. In dieser Zeit war der Schmerz allgegenwärtig. Physischer, psychischer und seelischer Schmerz. Ich wurde müde ... sehr müde ... in einigen Momenten lebensmüde.

Das Thema Gesundheit begleitet mich schon mein ganzes Leben. Leider stamme ich aus einer Familie, die übergewichtig ist. Gewicht zu verlieren ist eine Lebensaufgabe. Meine

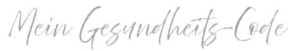

Mutter hat immer gesund für uns gekocht. Viel Gemüse, Vollkornprodukte, wenig Süßigkeiten. Zutiefst dankbar bin ich meinen Eltern, dass sie mir das Wassertrinken beibrachten. Ich mag Wasser! Mein ganzes Leben lang machte ich Sport. Ballett, Jazzdance, Reiten ... wir hatten kein Auto, also war das Fahrrad unser Fortbewegungsmittel Nummer eins. Mein Gesundheits-Code war und ist immer noch: gesunde Ernährung, Bewegung mit Freude, Wasser trinken. Etwas ganz Besonderes, so finde ich, ist das Singen. Es half und hilft mir immer. Egal in welcher Stimmung ich mich befinde – Singen hilft mir dabei mich zu entspannen, fröhlich zu werden, Trauer zu bewältigen. In meiner Familie wurde immer viel gesungen.

Was habe ich daraus für Lehren gezogen?

Erst mit dem dritten Kind habe ich begriffen, dass ich mir als Mutter Hilfe holen darf. Die Lebensmüdigkeit entwickelte sich schleichend und lag unter anderem daran, dass ich mir kaum Hilfe holte. Mein Denken und die Meinungen von außen: „Es gab schon viele Mütter vor mir, die den Aufgaben gewachsen waren". Die hatten sogar „mehr Kinder als ich" ... hielten mich gefangen. Ich quälte mich mit Medikamenten durch den Tag. Eine Zeit geprägt von wenig Schlaf, Stress und einem ständig schlechten Gewissen. Heute sind meine Kinder größer (17/15/11 Jahre) und ich habe mehr Zeit für mich.

„Ein Kind aufzuziehen, braucht ein ganzes Dorf" ... kennst du dieses Sprichwort? Ich habe es nie so richtig verstanden. Es steckt voller Wahrheit. Ich würde es allerdings etwas umformulieren ... „Um ein Kind aufzuziehen, braucht die MUTTER die Unterstützung eines ganzen Dorfes." Es ist nicht so gedacht, dass sie diese verantwortungsvolle Arbeit alleine übernimmt. Ich würde heute meine Schwester, eine Freundin, meine Mutter von Anfang an mit dabeihaben wollen. Eine Person, die anwesend ist, auch wenn ich zu Hause bin. Mein Baby lernt mehrere Bezugspersonen kennen und es ist ganz natürlich, dass Mama mal weggeht. Ich würde mir von Anfang an Auszeiten nehmen. Damit meine ich nicht, arbeiten außerhalb der Familie. Sondern etwas davon zu praktizieren, was ich zu der Zeit ohne meine Kinder tat, und was mir guttat, z. B. singen, tanzen und kreativ sein. Vor allem würde ich mich vor der Schwangerschaft intensiver mit meinem Partner über Themen wie: „Wie stellen wir uns Elternschaft vor?", „Wie können wir uns gegenseitig unterstützen?", besprechen. Für meinen Mann bestand die Elternschaft vor allem darin, Geld zu beschaffen. Meine Schmerzen waren das Ergebnis vollumfänglicher Überforderung. Zu wenig Schlaf, zu viel Arbeit, kaum seelische Unterstützung. Das ist mir heute klar. Ein Schmerzzustand ist immer multifaktoriell. Es bedarf mehrerer Interventionen, um den Schmerz endgültig zu verabschieden.

> *Was ist heute mein Gesundheits-Code in den verschiedenen Bereichen
> (Essen, Trinken, Schlaf, Familie, Freunde, Liebe, Nahrungsergänzungsmittel,
> Natur, Sport, Entspannung, Stressmanagement, Entgiftung, …)?*

Ich habe meine Schmerzen als Kommunikation meines Körpers zu verstehen gelernt. Ich höre hin und versuche zu verstehen. Dann suche ich, wo meine Bedürfnisse nicht erfüllt sind, und versuche diese zu befriedigen.

Ich habe gelernt, dass ich eine gute Mutter bin, auch wenn ich keine gute Hausfrau bin (dies auch nicht sein möchte). Unterdessen wohne ich in der Nähe meiner Schwester und meiner Mutter. Dies ist sehr hilfreich, denn sie kennen meine Nöte und unterstützen mich in meinen Aufgaben.

Meinen körperlichen Schmerz, habe ich mit CANTIENICA® (CANTIENICA® ist eine Methode zur Bewegungsförderung und Körperintegration, die von der Schweizerin Benita Cantieni entwickelt wurde.) in den Griff bekommen. Eine Bewegungsmethode, welche die tiefste Muskulatur und eine gute Körperhaltung trainiert. Damit ICH die Methode konsequent anwende, habe ich mich zur Instruktorin ausbilden lassen und trainiere heute andere Menschen in Kursen und Workshops.

Ich laufe barfuß oder gehe in Barfußschuhen, im Sommer gerne in der Wiese oder im Wald. Ich liebe den Kontakt zu Mutter Erde. Es gibt mir ein Gefühl der Verbundenheit mit unserem Planeten. Ich habe meine berufliche Tätigkeit so gestaltet, dass sie sich mit den Kindern gut vereinbaren lässt.

Mehrmals täglich lege ich mich für ein paar Minuten flach auf den Boden und mache kleine Pausen. Im Winter steige ich ins kalte Wasser, um meine Resilienz zu fördern.

Ich habe gelernt DNA SNP-Tests auszuwerten und kenne meine körperlichen Herausforderungen. Ich ergänze meine gesunde Ernährung durch, auf meine Bedürfnisse abgestimmte, Nahrungsergänzungsmittel.

Ich lebe Gefühle. Als Coach für die NESC-Methode (NeuroEmbodied Soul Centering® (NESC) ist eine körperorientierte (Selbst-)Coaching-Methode, die von Britta Kimpel entwickelt wurde) habe ich verstanden, dass ein gelebtes Gefühl vergeht und unterdrückte Gefühle immer wieder an die Oberfläche kommen.

Ich singe, ich tanze und bewege mich, wie es mir Freude macht. Kein Hochleistungssport, aber stetig.

Mit dem älter Werden, kann ich meine Schwächen besser annehmen und akzeptieren, sowie meine Stärken gezielter einsetzen.

Ganzheitlich habe ich es geschafft, mich von meinen Schmerzen zu befreien. Den körperlichen, den psychischen und auch den seelischen Schmerzen. Heute lebe ich mit viel Lebensfreude und möchte mindestens 120 Jahre alt werden!

Was sind meine Routinen (morgens, mittags, abends, nachts)?

CANTIENICA®, mich an den schönen Dingen im Leben orientieren, Filterwasser, ätherische Öle, Barfußschuhe, Eisbaden, glutenfreie und individualisierte Nahrungsergänzung, das Tragen einer Blaulichtbrille am Abend, täglich Ingwer-Tee trinken.

Was lasse ich heute sein und mache es nicht mehr?

- Koffein
- Alkohol
- Rauchen
- Zucker sehr reduziert
- Ausprobieren verschiedener Ernährungsstile
- Meiden von Medikamenten; Gedankenkarussell stoppen.

Welche Check-ups mache ich regelmäßig und welche Nahrungsergänzungsmittel nehme ich?

Vitamin D, Fettsäure Status, Hormonstatus.

Was ist mein persönlicher Gesundheits-Code, nach dem ich bestenfalls 100 Jahre (oder mehr) alt werde?

Täglich in Bewegung bleiben, kein Hochleistungssport aber stetig, tanzen, schwimmen, spazieren gehen, CANTIENICA®.

In meiner Arbeit mit hochbetagten Menschen lernte ich: „Hörst du auf, dich zu bewegen, beginnst du zu sterben". Also, bleib in Bewegung!

Reisen, sich für neue Kulturen öffnen. Lernen bis zur letzten Minute.

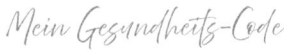

Welche Gedanken sind mir während des Lesens der Geschichte
von Priska Ritter durch den Kopf gegangen
und welche Inspirationen nehme ich mir mit?

_____

_____

_____

_____

_____

_____

Bei welchen Anregungen möchte ich mehr erfahren?

_____

_____

_____

_____

_____

Was davon setze ich um? Was mache ich weniger oder nicht mehr?

_____

_____

_____

_____

_____

_____

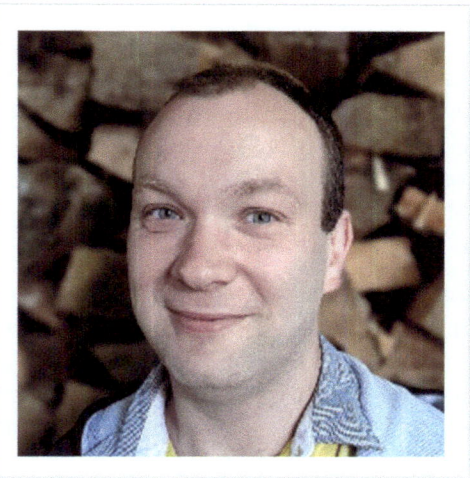

Maximilian Matz

Maximilian Matz sollte laut Prognosen der Schulmedizin mit 25 Jahren im Rollstuhl sitzen. Nun ist er 36 Jahre alt, hat Familie, Hund und Hof und ist Leiter des Gesundheits- & Wohlfühlzentrums Matz. Hier gibt er Hilfesuchenden seine Erfahrungen und Wege der Heilung weiter.

https://www.matz-serrfeld.de/

Wer bin ich und was mache ich?

Ich bin Maximilian Matz, lebe im schönen Serrfeld in Unterfranken. Ich bin 36 Jahre alt und leide seit kurz nach der Geburt an einer infantilen spastischen Diplegie mit Cerebralparese – eine angeblich durch Sauerstoffmangel bedingte Behinderung. Die Sehnen und Muskeln wachsen nicht richtig mit, versteifen und verkürzen sich im Laufe des Lebens immer weiter. Meine Eltern hörten etliche Prognosen, wie z. B.: „Mit 25 Jahren sitzt Ihr Sohn im Rollstuhl!" und andere „Hammer-Aussagen".

Tatsächlich ging es mir mit 25 Jahren gar nicht so gut. Besuche beim Orthopäden und Neurologen ergaben, dass ich „austherapiert" war. 25 Jahre lang hatte ich alles genutzt, was die Krankenkasse an Leistungen bewilligte, ein Leben lang Physiotherapie gemischt mit Osteopathie, Akupunktur, Reittherapie, Schwimmtherapie, sogar sechs Mal Reha und zwei Operationen habe ich bekommen. Nach der schockierenden Nachricht der Ärzte blieb mir nichts anderes übrig, als meine Gesundheit selbstverantwortlich in die Hand zu nehmen.

Welche gesundheitlichen Erfahrungen habe ich gemacht und wie war mein Gesundheits-Code früher?

Bekannte empfahlen mir, ich solle die Atlaslogie ausprobieren. Die Aufgabe der Atlaslogie liegt darin, in sanfter Weise die ganze Wirbelsäule in einer bestmöglichen Statik zu halten.

Gesagt, getan und was soll ich sagen? Mit nur wenigen Berührungen und einer sehr kurzen Sitzung fühlte ich mich ganz anders als je zuvor. So unbeschreiblich anders – dieses Gefühl hat in 25 Jahren kein Physiotherapeut hinbekommen.

Natürlich war ich als Patient noch öfters bei der Atlaslogie. Diese Form der Behandlung faszinierte mich, so dass ich eines Tages unter meine Berufstätigkeit als Groß- und Außenhandelskaufmann einen Schlussstrich gezogen habe, und mich entschloss, Atlaslogist zu werden. Einerseits, um mir zu helfen, andererseits, um auch anderen diese wundervolle Methode zugutekommen zu lassen.

Direkt nach der erfolgreichen und für mich sehr einfachen Ausbildung zum Atlaslogisten (Arbeit nur an der Wirbelsäule) fand ich die S-Punkt-Methode (Schlüsselpunktmethode), eine ebenfalls sehr sanfte Methode, die das komplette Skelett zentrieren lässt.

Während der Ausbildung lernte ich meine Frau Jennifer kennen, die sich sehr für das interessierte, was ich tat. Also meldete ich sie gleich zur Ausbildung an. Das war der Grundstein des heutigen Gesundheits- und Wohlfühlzentrums, das wir zusammen führen.

Am 01.05.2016 eröffnete ich zunächst eine kleine S-Punkt-Methoden-Praxis, da diese Methode so viele Beschwerden bei mir gelöst hatte.

Welche Lehren habe ich daraus gezogen?

Ich lebe das Grundprinzip: Was man nicht selbst macht, ist nicht ordentlich gemacht! (So zeigt es die Erfahrung im Gesundheitswesen.)

Nachdem ich nun eine gut laufende Praxis hatte, bemerkte ich, dass bei allen Methoden, so schön sie auch sind, die Motivation des Klienten doch das Wichtigste ist. Also gründeten wir das Gesundheits- und Wohlfühlzentrum Matz, mit der Option zur Übernachtung und zur vollen gesunden Verpflegung.

Denn Beschwerden kommen unseres Erachtens unter anderem aus falschen Alltagsmustern (sowohl körperlich als auch psychisch), die man durchbrechen muss, um langfristige Erfolge verbuchen zu können.

Das schafft man viel besser mit einem intensiven Aufenthalt von ein bis vier Wochen, mit täglichen Therapien und Beratungsgesprächen auf allen Ebenen.

Was zeichnet mich also besonders aus?

Ich habe mit 36 Jahren, 36 Jahre Erfahrung im Gesundheitswesen. Sowohl als Patient als auch als Therapeut. Welcher andere so junge Therapeut kann das von sich behaupten? Alle Erfahrungen, die ich gemacht habe, bringe ich in meine Arbeit mit ein.

Durch meine Behinderung erlernte ich auch eine besondere Beobachtungsgabe, die schon viele Male zum Erfolg beim Auffinden von Hauptursachen führte. Also einfach ausgedrückt, ich habe mein Handicap zum Vorteil geformt. Das schätzen meine Klienten sehr!

Inzwischen nutzen wir fünf Methoden, die alle auf das 12-Dimensionsmodell nach Burkhard Heim aufgebaut sind. Dieses besagt, dass Symptome ein Zeichen des Körpers sind, die Ursachen aber auf anderen Ebenen zu finden und zu lösen sind. Verändert man die Ursache, verschwinden die Symptome so einfach, wie sie gekommen sind. Anders als die Schulmedizin, die das 4-Dimensionsmodell von Albert Einstein innehat.

Unser hauseigenes Netzwerk aus Ärzten, Ausbildern und Heilpraktikern vervollständigt das Angebot in unserem Gesundheits- und Wohlfühlzentrum.

Was ist heute mein Gesundheits-Code in den verschiedenen Bereichen (Essen, Trinken, Schlaf, Familie, Freunde, Liebe, Sport, Entspannung …)?

Unregelmäßiges Heilfasten, basische Ernährung, frisch gepresste Säfte aller Art sowie Wildkräuter tun mir sehr gut! Wir versuchen, den Supermarkt so gut es geht zu meiden. So haben wir einige Deals mit Landwirten und Direktvermarktern aus der Region, um an frische, gesunde Lebensmittel zu kommen. Wir machen so viel es geht selbst, von Obst- und Nussbäumen, Wald im Allgemeinen, einem großen Garten, eigener Tierhaltung und -schlachtung bis hin zu eigenen Hühnern, Bienen und alles, was aus dem Bienenstock kommt, sind wir doch schon relativ autark aufgestellt.

Außerdem trinken wir seit längerem ausschließlich Quellwasser aus dem Odenwald.

Seit ca. 10 Jahren suche ich in meiner Praxis „das perfekte Trinkwasser" und zu unserem ersten Sommermarkt kam ein Naturimker, mit dem ich mich sehr gut verstehe. Er lud mich ein ihn zu besuchen, und dort fand ich dann unser Trinkwasser. Als ich an der Quelle den ersten Schluck ausprobierte, konnte ich mein Glück kaum fassen und bin aus Dankbarkeit auf die Knie gefallen und dankte Gott dafür, mir endlich das Wasser zu schenken, das ich so lange gesucht hatte! Zudem haben wir einen besonderen Filter, der aus unserem Leitungswasser lebendiges Lichtwasser macht. Um unsere Basenbäder noch effektiver zu machen, kommt aus unserer Leitung „Arteserquell". Denn wie wir alle wissen, bestehen wir zum Hauptteil aus Wasser, also sollte die Wasserqualität stimmen!

Aber das Allerwichtigste: Lachen, Humor, ein wenig Kind bleiben, das Leben ist ernst genug, vor allem mit den Beschwerden, die ich früher hatte. Meine Familie ist bei allen meinen Vorhaben die wichtigste Unterstützung. Wir machen alles gemeinsam! Auch unser Kind ist überall dabei, kerngesund und schlau, das freut mich sehr!

Was sind meine täglichen Routinen?

Routinen mag ich gar nicht. Ich gestalte gerne jeden Tag anders. Denn ich möchte nicht in einen Rhythmus verfallen, um darin alt zu werden.

Was habe ich aufgegeben und mache es nicht mehr?

Als naiver Jugendlicher habe ich geraucht. Das habe ich gerne wieder aufgegeben, aber es war doch mehr Arbeit, als ich dachte.

Welche regelmäßigen Check-ups mache ich und welche Nahrungsergänzungsmittel nehme ich?

Check-ups? Die Erfahrung zeigt, dass man nie fertig ist, an sich zu arbeiten! Regelmäßige Besuche bei verschiedenen Heilpraktikern, Heilern, Schamanen, Ausbildnern aus unserem Netzwerk bringen mich immer ein Stück voran! Auch mein eigenes Können und der Austausch mit meiner Frau hilft mir dabei. Die Mischung macht es! Eine Kombination ist die Lösung!

Was würde ich tun oder lassen, wenn ich mit meinem
heutigen Wissen zurück in die Vergangenheit reisen könnte?

Da ich schon mit 25 Jahren die Mechanismen und die Wirkweisen auf der Erde durchschaut und begriffen habe, bin ich doch sehr zufrieden, so früh dran gewesen zu sein! Andere brauchen dafür ein Leben lang und können das nicht von sich behaupten, sterben unglücklich und unzufrieden!

Was ist mein persönlicher Gesundheits-Code,
nach dem ich bestenfalls 100 Jahre (oder mehr) alt werde?

In erster Linie geht es darum, mit sich und seinem Leben im Reinen zu sein. Früher dachte ich immer: „Warum habe ich die Behinderung?" Heute ist mir klar, dass ich nur mit der Behinderung zu der Person geworden bin, die ich jetzt bin. Viel wichtiger ist die Erkenntnis, dass jeder seine Aufgaben auf der Erde und sein Paket hat, das er tragen muss. Bei mir ist es auf der körperlichen Ebene – andere haben da nicht so viel Glück!

Neugierig bleiben, nie ausgelernt zu haben, vieles auszuprobieren, um überall mitsprechen zu können – zumindest auf der gesundheitlichen Ebene.

Welche Gedanken sind mir während des Lesens der Geschichte
von Maximilian Matz durch den Kopf gegangen
und welche Inspirationen nehme ich mir mit?

_____

_____

_____

_____

_____

_____

Bei welchen Anregungen möchte ich mehr erfahren?

_____

_____

_____

_____

_____

Was davon setze ich um? Was mache ich weniger oder nicht mehr?

_____

_____

_____

_____

_____

_____

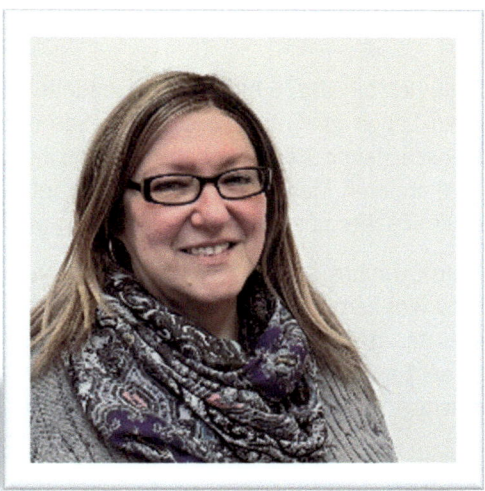

Ute Reimann

Ute Reimann absolvierte nach einem aufgegebenen Studium eine Ausbildung zur Industriekauffrau und arbeitet als Bilanzbuchhalterin und Teamleiterin. Ihr Anliegen ist es, durch ihre eigene Geschichte anderen Menschen in ähnlichen Situationen Mut zu machen.

https://www.instagram.com/reimann_ute

Wer bin ich und was mache ich?

Hallo! Ich bin Ute, 59 Jahre jung und lebe im wunderschönen Niedersachsen. Ich singe für mein Leben gern und höre mit Freude Musik. Die Musik ist mein Herzblut. Ich bin ein Mensch, der positiv ins Leben blickt und die Höhen und Tiefen der Lebensreise annimmt. Ich höre anderen Menschen mit Begeisterung zu und habe ein friedvolles Wesen. Ein Freund von mir sagte über mich, dass ich ein goldenes Herz habe.

Mein Studium der deutschen Philologie und Philosophie musste ich aufgrund finanzieller Schwierigkeiten aufgeben. Zunächst wusste ich nicht, wie es weiter gehen sollte. Der Entschluss, mein Studium abzubrechen, ist mir echt schwergefallen. In der ersten Zeit nach dieser Entscheidung habe ich immer einen großen Bogen um den Universitätscampus gemacht.

Irgendwann in dieser Phase bin ich in die Bibliothek gegangen und habe mir Bücher mit Eignungstests gesucht. Das war Ende der 1980er Jahre. Ich erlernte den Beruf der Industriekauffrau und absolvierte eine Weiterbildung zur Bilanzbuchhalterin. Mittlerweile bin ich Führungskraft eines Buchhaltungsteams, das ich sowohl fachlich als auch disziplinarisch leite.

Welche gesundheitlichen Erfahrungen habe ich gemacht und wie war mein Gesundheits-Code früher?

Anfang der 1990er Jahre bin ich in eine schwere Lebenskrise geraten. Damals hatte ich mich von meinem langjährigen Lebensgefährten getrennt und eine neue Stelle angenommen. Hier wurde ich im Verlauf des Beschäftigungsverhältnisses zum Mobbing-Opfer. Zu dieser Zeit verbrachte ich meinen Urlaub bei meiner Schwester in den USA. Leider haben wir uns während meines Aufenthaltes dort nur gestritten. Aufgrund der vielen Erlebnisse und Reizüberflutungen nutzte mein Körper einen Schutzmechanismus. Ich erkrankte an einer Psychose und verbrachte meinen ersten Aufenthalt in der Psychiatrie. Im Verlauf der Erkrankung überlebte ich einige Suizidversuche. Für mich war das die heftigste Bruchlandung im Leben und hätte mich beinahe endgültig das Leben gekostet.

Letztes Jahr wurde bei mir eine Hashimoto-Erkrankung diagnostiziert, aus der ich mich langsam und stetig wieder herauskämpfe – so wie aus meiner Psychose.

Welche Lehren habe ich daraus gezogen?

Am Anfang war die Gesundheitsprognose alles andere als rosig und ich wusste nicht mehr weiter. Man sagte mir, dass ich mit diesen Erkrankungen leben müsste und unter Umständen mein Leben lang von den Hilfen des Staates abhängig sein würde. Das war so gar nicht

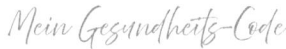

meins. Es war schrecklich für mich, mit der Vorstellung zu leben, immer wieder diese verschobenen Erfahrungen zu durchleben.

Trotz der mir unbekannten und beängstigenden Welt der Psychiatrie habe ich diesen Weg angenommen. Fast wäre ein gerichtlicher Beschluss erlassen worden, hätte ich dem Ganzen nicht freiwillig zugestimmt. In dieser Zeit war ich nicht ganz bei meinen Sinnen und habe Dinge getan, die nicht der Vernunft entsprachen. Ich fühlte mich in meinem eigenen Körper und meiner Seele als Fremde. Durch die Medikamente beherrschte ich meine Gesangsstimme nicht mehr – Singen, mein großes Glück. Die Psychiatrie war die große Chance für mich, etwas zu ändern. Zum ersten Mal in meinem Leben stand ich im Mittelpunkt. Die Reflexionen über mich haben mein verborgenes, gut weggepacktes Inneres nach außen gekehrt. Die Therapiegespräche haben mich noch einmal so richtig tief in den Abgrund blicken lassen und waren so gar kein Zuckerschlecken für mich. Ich habe mich diesem Schicksal ergeben, wenn es doch bedeutete, mein Leben wieder zurückzuerhalten und am ersten Arbeitsmarkt teilzuhaben. Das war mein großes Ziel damals. Durch diese Gespräche habe ich in ganz kleinen Schritten gelernt, mich so anzunehmen, wie ich bin, und mich nicht für alles, was in meinem Umfeld geschieht, verantwortlich zu machen oder mich als Sündenbock zu sehen. Damals hatte ich kaum Selbstliebe und Selbstbewusstsein für mich übrig, da auch meine Kindheit nicht die leichteste gewesen war.

Bedingt durch den Hashimoto habe ich meine Wochenarbeitszeit reduziert und mein Ehrenamt als Schatzmeisterin meines Chores aufgegeben, um den damit verbundenen Stress zu reduzieren.

> *Was ist heute mein Gesundheits-Code in den verschiedenen Bereichen (Essen, Trinken, Schlaf, Familie, Freunde, Liebe, Sport, Entspannung ...)?*

Heute achte ich auf mich und ziehe die Reißleine, wenn mich Umstände oder Menschen zu sehr belasten. Ich betreibe Psychohygiene, indem ich mich immer wieder frage, was oder wer mir guttut, so dass ich mit der Zeit einen Freundes-, Bekannten- und Familienkreis aufgebaut habe, der zu mir passt. Mein soziales Umfeld ist mir wichtig. Ich halte regelmäßig zu diesen Menschen Kontakt. Wir unternehmen gemeinsame Aktivitäten wie Wanderungen, Spaziergänge oder führen Gespräche, die nicht nur an der Oberfläche kratzen. Nach Möglichkeit ernähre ich mich vollwertig, mit wenig Fleisch, viel Gemüse und wenig Kohlehydraten. Ich trinke selten Alkohol oder Softdrinks. Schlafe in der Regel sieben bis acht Stunden täglich. Zur Entspannung mache ich regelmäßig Pausen, in denen ich Musik höre, male oder singe. Ich weiß, dass die Bewegung ein wichtiger Teil ist. Jedoch kommt diese bei mir ein wenig zu kurz. Das Thema Selbstliebe und die Liebe zu allen Lebewesen ist ein wichtiger Teil meines Lebens.

Was sind meine täglichen Routinen?

Regelmäßig gehe ich zum gemeinsamen Singen in den Chor und habe ein buddhistisches Studium angefangen. Auch die Durchführung von einer Darm- und Leberkur, ein- bis zweimal pro Jahr, gehört zu meiner Routine und verschafft mir ein Reset für meinen Körper.

Meinen Arbeitstag gehe ich langsam an. Ich genieße die Ruhe am Morgen. Bevor ich aufstehe, recke und strecke ich mich wie eine Katze. Der morgendliche handgefilterte Kaffee, den ich mit viel leckerer Milch trinke, ist mittlerweile eine kleine Marotte von mir, um in den Tag zu starten. Das ist einfach ein Genussmoment für mich. Das Leben zu genießen und mich nicht selbst ständig mit meinem eigenen „Gesundheitswahn" zu kasteien, ist für mich genauso wichtig, wie eine gesunde Ernährung oder Bewegung im Alltag. Zu meinem morgendlichen Kaffee gibt es gute Musik, die sich wie ein roter Faden durch mein Leben zieht. Ich achte darauf, regelmäßig Ruhezeiten in meinen Arbeitsalltag zu integrieren. So ist mir meine Mittagspause fast schon heilig. Ich habe mir meine Pause, damit ich sie nicht vergesse, was manchmal passiert, als festen Termin in meinen Kalender notiert. In meinem sozialen Umfeld achte ich besonders darauf, mich mit Menschen zu umgeben, denen ich guttun darf und die mir nicht meine Energie rauben. Gute Gespräche, gemeinsames Lachen und miteinander Spaß haben, laden meine Akkus wieder auf.

Ich reflektiere mich regelmäßig, indem ich über mein Verhalten anderen Menschen gegenüber nachdenke, ohne in eine schlechte Gedankenspirale abzudriften, und den Tag Revue passieren lasse. So viele Wünsche und Ziele habe ich noch, die ich erreichen möchte. So will ich im nächsten Jahr eine Weiterbildung zur Heilpraktikerin Psychotherapie machen, um anderen Menschen zu helfen, ihren eigenen Weg zur Gesundung zu finden.

Welche regelmäßigen Check-ups mache ich und welche Nahrungsergänzungsmittel nehme ich?

Ich gehe regelmäßig zu meinem Hausarzt, als auch zu Fachärzten, lasse ein- bis zweimal im Jahr meinen Bedarf an Mikronährstoffen testen und supplementiere regelmäßig B-Vitamine, Omega-3-Öle und die Vitamine K2 und D3 hochdosiert. Da ich auch an einer Hashimoto Erkrankung leide, nehme ich zusätzlich Selen, Zink, Vitamin A und Magnesium zu mir.

Was habe ich aufgegeben und mache es nicht mehr?

Früher wollte ich es allen recht machen, habe mich angepasst und mein eigenes Selbst aufgegeben. Ich habe gelernt und am eigenen Leib schmerzlich erfahren, dass ich nicht allen genügen kann, und gehe nunmehr meinen eigenen Weg. Ich fühle mich nicht mehr für alles und jeden verantwortlich.

Was würde ich tun oder lassen, wenn ich mit meinem heutigen Wissen zurück in die Vergangenheit reisen könnte?

Wenn ich das Rad des Lebens zurückdrehen könnte, würde ich mir nicht so viel Stressoren und Trigger, wie sie bei meiner psychischen Krise auftraten, zumuten. Ich würde mir sofort eine neue Arbeitsstelle suchen und nicht die Mobbing-Situation aushalten. Ich hätte schon sehr viel früher mit einer Psychotherapie begonnen, um meine Kindheit aufzuarbeiten und meine Bedürfnisse, die in der Kindheit nicht erfüllt wurden, zu stillen. Selbstliebe und Selbstbewusstsein zu stärken, wären für mich ein oberstes Gebot, und sind es heute in der Tat. Darauf zu achten, welche Menschen gut für mich sind, bzw. mir schaden, würde ein wichtiger Bestandteil meiner Reflexionen über das Leben sein. Gedankenkreisen – so wie früher – hätten dabei jedoch keinen Platz.

Was ist mein persönlicher Gesundheits-Code, nach dem ich bestenfalls 100 Jahre (oder mehr) alt werde?

Ich lebe heute mein Leben so, dass ich Spaß habe, mich nicht von meinem sozialen Umfeld isoliere, mich mit Freunden treffe und auch mal über Gott und die Welt quatsche. Ich ernähre mich zu 80 % vollwertig und zu 20 % mit Genuss, also zu 100 % gesund. Es dürfen auch mal die Pommes, der Burger oder ein Glas Prosecco am Abend sein, was ich ohne schlechtes Gewissen genieße. Dinge, die sich nicht ändern lassen, versuche ich aus einem anderen Blickwinkel zu betrachten. Ich lege regelmäßig Pausen ein, in denen ich meine Gedanken schweifen lasse, ohne zu grübeln. Ich versuche einen optimistischen Blick auf die Welt zu haben. Ein- bis zweimal am Tag höre ich die Nachrichten, sehe selten TV und wenn, dann Dokus über Gesundheits- und Ernährungsthemen. Wenn der Alltag zu stressig und mein Reizlevel überflutet ist, reduziere ich bewusst äußere Reize. Bei Themen, die ich nicht mit Freunden besprechen kann, nehme ich fachliche Hilfe an, damit ich nicht wieder in eine psychische Krise abrutsche. Ich habe Wünsche und setze diese in kleinen Teilschritten und Teilzielen um. Immer Schritt für Schritt geht es vorwärts. Ich freue mich über meine zurückgelegte Wegstrecke und die Ziele, die ich erreicht habe. Auf das Erreichte bin ich stolz.

Welche Gedanken sind mir während des Lesens der Geschichte
von Ute Reimann durch den Kopf gegangen
und welche Inspirationen nehme ich mir mit?

_____

_____

_____

_____

_____

Bei welchen Anregungen möchte ich mehr erfahren?

_____

_____

_____

_____

Was davon setze ich um? Was mache ich weniger oder nicht mehr?

_____

_____

_____

_____

_____

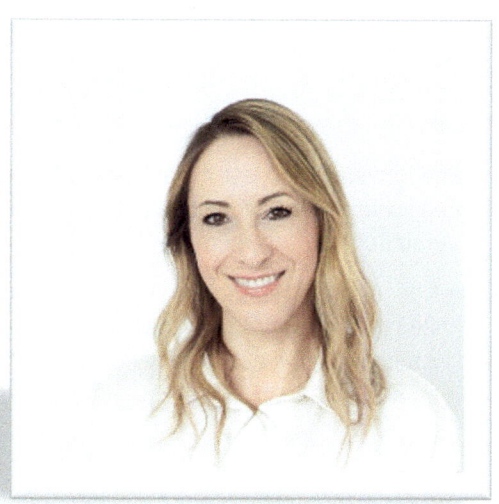

Daniela Dworzak

Daniela Dworzak ist Expertin für Frauenfitness und Gründerin des Fit mit 40 Podcasts.

Danielas Herzensberufung ist es, Frauen dabei zu unterstützen, ihre Wechseljahrbeschwerden hinter sich zu lassen und ein gesundes und glückliches Leben zu führen.

Ihr Motto: Arbeite MIT statt GEGEN deinen Körper!

Copyright Foto: Marianne Schnitzler

https://www.fitmit40.at/

Wer bin ich und was mache ich?

Ich bin Daniela Dworzak, Expertin für Frauenfitness und Gründerin des „Fit mit 40" Podcasts.

Meine Herzensvision ist es, das Thema Fitness und Gesundheit für Frauen in den Wechseljahren zu vertiefen. Ich möchte Frauen dabei helfen, wieder mehr mit sich und ihrem Körper in Verbindung zu kommen und damit ihre Ziele einfacher und schneller zu erreichen.

Eines der wichtigsten Dinge, die ich in den letzten Jahren dabei über mich gelernt habe, ist: „Denke groß!" „Es gibt nichts, das du nicht erreichen kannst!" Ich überschätze manchmal, was ich in einem Monat erreichen und unterschätze vollkommen, was ich in einem ganzen Jahr erreichen kann. Und genau darin liegt der Schlüssel zum Erfolg.

Welche gesundheitlichen Erfahrungen habe ich gemacht?

Noch vor ein paar Jahren ging es mir gar nicht gut. Ich war an einem Punkt, an dem ich mich nicht mehr wohl in meinem Körper gefühlt habe. Damals kannte ich meinen persönlichen Gesundheits-Code noch nicht. Ich war physisch und psychisch am absoluten Tiefpunkt meines Lebens angekommen.

Zu diesem Zeitpunkt hatte ich bereits zwei Jahre mit dem Triathlonsport aufgehört, den ich zuvor viele Jahre leistungsmäßig betrieben hatte, war aber immer noch täglich sportlich aktiv. Nicht mehr strukturiert und schon gar nicht mit einem Wettkampf im Hinterkopf, sondern, weil mir Sport schon mein ganzes Leben Spaß gemacht hat. Ich brauche es, einmal am Tag raus in die Natur zu gehen oder ins Bad zum Schwimmen – übrigens eine meiner absoluten Lieblingssportarten. Ich liebe dieses Plätschern, die Stille im Wasser und das Gefühl der Schwerelosigkeit.

Obwohl ich damals alles so gemacht habe wie immer, hatte sich mein Körper verändert. Ich bemerkte, dass ich nach meinen Trainings müder war, konnte mich schlechter regenerieren und mein Schlaf war eine absolute Katastrophe. Weil mir so kalt war, musste ich mir zum Schlafengehen einen Pulli anziehen und eine Wärmflasche machen. Fröstelnd bin ich eingeschlafen und ein paar Stunden später schweißgebadet aufgewacht, denn ich war wirklich viel zu warm angezogen. Meine Temperaturregulierung hat überhaupt nicht funktioniert und meine Hormone spielten total verrückt. Das ging ein paar Monate so. Mir ging es immer schlechter und ich wusste nicht mehr, was ich tun sollte. Ich war verzweifelt und fühlte mich hilflos. Ich wusste nur eines: So kann es nicht weitergehen! Ich suchte viele Ärzte auf, machte Blut- und Hormontests, aber keiner konnte mir wirklich helfen. Die einen verschrieben mir Progesteroncremes, die anderen östrogenhaltige Produkte. Mir kam es so vor, dass keiner eine Lösung wusste. Getreu dem Motto: Versuchen wir mal das, vielleicht hilft es.

Mit der Zeit wurde ich nicht nur immer verzweifelter, sondern auch wütend, weil ich das Gefühl hatte, dass mich keiner richtig ernst nahm.

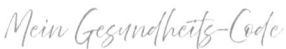

Das war der Beginn meiner „Fit mit 40"-Reise, die gleichzeitig auch der Weg zu meinem persönlichen Gesundheits-Code war.

Welche Lehren habe ich daraus gezogen?

Ich beschloss, das Thema selbst in die Hand zu nehmen. Als Sportlerin kenne ich meinen Körper sehr gut, so dass ich mich selbst intensiv mit dem Thema Hormone bei Frauen ab Ende 30/Anfang 40 beschäftigte. Ich machte zahlreiche Ausbildungen und gründete den „Fit mit 40" Podcast, um Frauen Mut zu machen, sich selbst zu helfen und ihnen zu sagen: „Du bist nicht alleine, mir ist es ganz genauso gegangen!"

Je tiefer ich in die Themen eintauchte, desto klarer wurde mir, was für ein unfassbares Potenzial dahintersteckt. Wenn ich weiß, wie ich als Frau funktioniere und wenn ich mit statt gegen meinen Körper arbeite.

Ich passte mein Training, meine Ernährung und mein Mindset an die veränderten Bedürfnisse meines Körpers an und es ging mir von Tag zu Tag besser.

Wenn ich heute an diese Zeit zurückdenke, hätte ich mir damals selbst eine Daniela gewünscht – eine Daniela, die mich an die Hand nimmt und mir zeigt, was ich tun muss, damit ich mich in meinem Körper endlich wieder wohl fühle. Ich bin so dankbar, all diese Erfahrungen heute weitergeben zu dürfen und damit so vielen Frauen den Weg zu mehr Gesundheit und Wohlbefinden zu ermöglichen.

Was sind meine täglichen Routinen?

Wie ich am Morgen starte, ist für mich ein Schlüsselfaktor und bestimmt meinen gesamten restlichen Tag. Weil ich weiß, wie viele To-Dos auf meiner Liste stehen, ist mir diese erste Stunde für mich selbst sehr wichtig. Hier nehme ich mir ganz bewusst Zeit für mich.

Ich springe nicht gleich aus dem Bett, sondern bleibe noch ein paar Minuten in Ruhe und mit geschlossenen Augen liegen. Ich setze eine Intention, wie ich in diesen Tag gehen möchte. Was ich heute alles erreichen möchte, mit welcher Energie ich den Menschen in meinem Tag begegne, wie ich meine „Fit mit 40" Vision weiter in die Welt bringen kann, wie ich meine Kundinnen an diesem Tag bestmöglich unterstützen und motivieren kann, das Leben zu führen, dass sie gerne führen möchten, um ihre Ziele zu erreichen.

Nach meiner Morgenroutine bereite ich mein Frühstück zu. Das besteht bei mir aus Haferflocken, Wasser, geschroteten Leinsamen, Mandeln, einer Prise Salz, flüssigem Omega-3-Öl, Bio-Heidelbeeren, einem Bio-Apfel und einer pflanzlichen Proteinquelle. Das Ganze mixe ich dann zu einem Smoothie, den ich in ein Glas fülle und trinke. Um ehrlich zu sein, mache ich das gerne so, weil ich das unter der Woche, wenn ich nicht so viel Zeit für ein ausgiebiges, entspanntes Frühstück habe, praktischer finde. Dazu mache ich mir jeden Tag eine Kanne mit Tee, gemischt aus Frauenmantel und Schafgarbe, den ich über den Vormittag verteilt trinke. Der schmeckt mir nicht nur sehr gut, sondern hilft mir auch, meine natürliche Hormonbalance zu unterstützen. Ein kleiner, aber wichtiger Puzzlestein für mich in meiner gesamten Ernährung.

Zum Essen trinke ich nur Wasser. Zwischen den Mahlzeiten auch mit einer Prise Salz. Warum Salz? Weil das Wasser dann von meinem Körper besser aufgenommen und meine Zellen besser mit Flüssigkeit versorgt werden können.

Eine wertvolle ausgewogene Ernährung war mir schon immer wichtig. Aber damit alleine ist es nicht getan. Für mich persönlich ist es die Kombination aus frauenspezifischem Training, einer frauenfreundlichen Ernährung, gezieltem Stressmanagement, Mindsetarbeit und einer gesunden Schlafroutine, die ausmacht, dass ich mich gut fühle.

Sport mache ich selbst gerne in meiner Mittagspause, vor dem Mittagessen, oder nach dem Arbeiten am Abend. Wichtig dabei ist mir, dass ich innerhalb einer Stunde nach dem Training ein wertvolles Essen zuführen kann, damit ich meine Regeneration, mein Immunsystem und meine Hormonbalance optimal unterstütze.

> *Welche regelmäßigen Check-ups mache ich und*
> *welche Nahrungsergänzungsmittel führe ich zu?*

Ich bin dankbar, in Österreich, einem Land mit einer hervorragenden medizinischen Versorgung, zu leben. Daher nutze ich alle Vorsorge-Untersuchungen, die angeboten werden und gehe regelmäßig zu gynäkologischen Check-ups, zur Muttermalkontrolle, mache jährlich ein Belastungs-EKG und einen Herzultraschall. In diesem Zusammenhang gehören auch eine allgemeine Gesundheitsuntersuchung und ein großes Blutbild mit dazu, das mir zeigt, ob und welche Nahrungsergänzungsmittel mein Körper aktuell benötigt. Gerade für mich, als Frau in den Wechseljahren, ist mir eine gezielte Nährstoffversorgung mit einem hochwertigen Omega-3-Full-Spectrum-Öl, Vitamin D3/K2, B-Vitaminen, Zink, Eisen und Magnesium wichtig.

Für mich selbst habe ich Schisandra entdeckt, eine der bedeutendsten Heilpflanzen der Traditionellen Chinesischen Medizin (TCM). Sie stärkt die fünf Yin-Organe Leber, Nieren, Herz, Lunge und Milz und damit die Lebensenergie Qi. Nur wenn Qi im Körper harmonisch fließt, sind wir wirklich gesund. Schisandra hilft bei stressbedingter Ermüdung, verleiht Kraft, Energie und Ausdauer, behebt Schlafstörungen und Depressionen und kann Sehprobleme wie Nachtblindheit verbessern. Auch für die Leber und deren Entgiftung ist Schisandra großartig.

Was ist mein persönlicher Gesundheits-Code?

Arbeite MIT statt gegen deinen Körper! Ich habe verstanden, dass ich mich am wohlsten fühle, wenn ich auf meinen Körper und seine Bedürfnisse achte. Beim Sport wechsele ich intensive Trainingseinheiten mit lockeren ab, nehme mir ausreichend Ruhephasen, lege großes Augenmerk auf meine Schlafqualität und gestalte meine Ernährung frauenfreundlich.

Was würde ich tun oder lassen, wenn ich mit meinem heutigen Wissen zurück in die Vergangenheit reisen könnte?

Einer meiner größten Fehler, als es mir so schlecht gegangen ist, war, dass ich viel zu wenig Kohlenhydrate gegessen habe. Ich habe mich zwar – wie mein ganzes Leben schon – sehr gesund ernährt, aber nachdem ich mit dem Triathlon aufgehört hatte, habe ich zeitgleich auch meine Ernährung umgestellt. Ich dachte mir: Du trainierst jetzt nicht mehr zwei- bis dreimal am Tag, da musst du auch die ganzen „bösen" Kohlenhydrate wie Nudeln oder Reis weglassen. Schlechte Idee, ganz schlechte Idee! Durch das Weglassen der Kohlenhydrate habe ich meinem Körper etwas weggenommen, das er gebraucht hätte. Noch dazu, wo ich in dieser Lebensphase vier- bis fünfmal pro Woche beim Crossfit war und meinen Körper fast jeden Tag stark belastet habe.

Rückblickend weiß ich, dass das der Grund war, warum mir vor dem Schlafengehen immer so kalt war. Hätte ich eine für mich ausreichende Portion komplexer Kohlenhydrate (wie Naturreis, Vollkornnudeln oder Vollkornbrot) zum Abendessen gegessen, wäre mir das nicht passiert. Eigentlich ein so kleiner Unterschied, der aber doch die Welt ausmacht!

Was mir damals nicht bewusst war, ist die Bedeutung einer ausreichenden Nährstoffzufuhr für meinen Körper. Schon immer dachte ich mir: Wenn die Kalorienbilanz negativ ist – also wenn ich etwas weniger Kalorien zuführe, als ich verbrauche – kann ich mein Gewicht halten, bleibe schlank und bin gesund. Damals erkannte ich nicht, dass es aber eben nicht nur darauf ankommt, wie viele Kalorien ich esse, sondern auf die richtige Verteilung von Kohlenhydraten, Proteinen und gesunden Fetten. Ich lege daher besonderen Wert auf die Aufteilung meiner Nährstoffe und auf die Qualität meiner Lebensmittel.

Die Proteinsynthese, also die Fähigkeit des Körpers, Proteine zu verwerten, wird mit dem natürlichen Alterungsprozess schlechter. Das ist völlig normal und bei uns allen so. Wichtig ist es, dass ich mir dessen bewusst bin und meine Ernährung entsprechend anpasse. Eine ausreichende Proteinversorgung sehe ich als einen wesentlichen Faktor für ein langes Leben in Gesundheit und Wohlbefinden.

Zu einer ausgewogenen Ernährung gehört für mich auch, gut auf meinen Darm und meine Leberentgiftung zu achten. Je besser diese beiden Systeme funktionieren, desto besser geht es mir. Ich baue daher täglich fermentierte und bittere Lebensmittel wie Kimchi, Kefir,

Sauerkraut, Radieschen, Rucola, Chicorée oder Radicchio in meinen Speiseplan ein und merke, wie gut mir das tut.

Würde ich mit meinem heutigen Wissen in die Vergangenheit zurückreisen, hätte ich mit dem Krafttraining, das ich schon während meiner Triathlon-Zeit regelmäßig betrieben habe, nie aufgehört, sondern noch mehr Augenmerk darauf gelegt. Mit zwei- bis dreimal pro Woche Training im Fitnessstudio kann ich meine Hormone positiv unterstützen und Wechseljahrbeschwerden wie Fetteinlagerungen, Hitzewallungen, Schlafstörungen, Müdigkeit oder Konzentrationsschwäche minimieren. Mit einer Kombination aus regelmäßigem Ausdauer- und gezieltem Krafttraining schaffe ich es am besten, dem natürlichen Abbau meiner Muskelmasse und dem Verlust meiner Knochendichte entgegenzuwirken. Der für mich wichtigste Schlüssel, um gesund und fit alt zu werden.

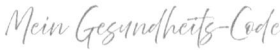
*Welche Gedanken sind mir während des Lesens der Geschichte
von Daniela Dworzak durch den Kopf gegangen
und welche Inspirationen nehme ich mir mit?*

_____

_____

_____

_____

_____

_____

Bei welchen Anregungen möchte ich mehr erfahren?

_____

_____

_____

_____

_____

Was davon setze ich um? Was mache ich weniger oder nicht mehr?

_____

_____

_____

_____

_____

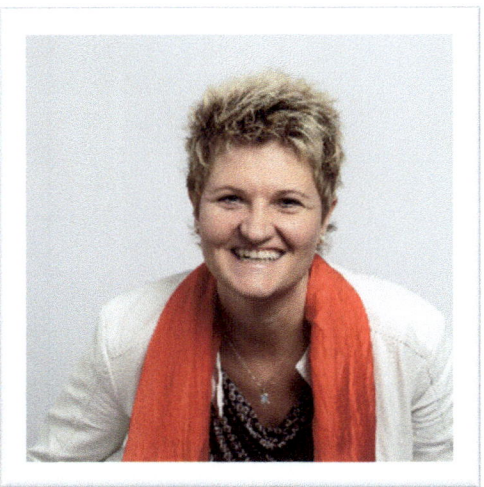

Claudia Sacchetti

Claudia Sacchetti fasziniert die Welt der Quantenphysik, die besagt, dass alles miteinander verbunden, alles Energie und Frequenz ist. Als Epigenetik-, Quantenheilungs- und Seins-Potenzial Coach bedient sie sich dieses Wissens, um Stress und gesundheitliche Beschwerden wirkungsvoll abzubauen und zu reduzieren. Körper, Geist und Seele kommen in Einklang, um die Seins-Potenziale voll auszuleben. Das Online-Coaching der besonderen Art, mit Wundereffekt.

Besonders am Herzen liegt ihr das Wohlbefinden des Schul- und Lehrpersonals, welches lernt, den hohen Stress im dynamischen und kulturell heterogenen Umfeld zu meistern und in die volle Kraft und Energie zu kommen.

„Denn gesunde Schulen brauchen gesunde Lehrpersonen.“

https://www.matrix-art.ch/

Wer bin ich und was mache ich?

Ich bin Claudia Sacchetti, 1974 in Pistoia, in der schönen Toskana geboren. Im Alter von neun Jahren, haben sich meine Eltern getrennt, was zu einer Migrationserfahrung mit meiner Mutter von Italien über das Tessin (italienische Schweiz) nach Zürich (Deutschschweiz) und zum Verlust meines Vaters, der in Italien geblieben war, geführt hat. Der Neustart, in einem mir unbekannten Schulsystem und einer neuen Sprache, war ein heftiger Kulturschock für mich. Ich musste mir alles komplett neu aufbauen, vor allem den Freundeskreis.

Mit einer Mischung aus bewusstem und unbewusstem Funktionsmodus habe ich schnell die Sprache gelernt, die Integrationsprozesse durchlaufen und mir wirkungsvolle Lernstrategien angeeignet, um erfolgreich zu sein. Mein Herz und meine Seele waren lange Zeit in mir gespalten. Dies auch zu Beginn meiner Karriere als Lehrerin. Erst in der Ausbildung zur interkulturellen Kommunikationsfachfrau konnte ich diese seelische Spaltung heilen. Diese Sensibilisierung und Eigenerfahrung konnte ich jeweils bei den Kindern einsetzen. Es war ein Abholen auf einer tieferen Herzensebene, was ihnen zu mehr Schulerfolg verhelfen konnte.

Verschiedene Schicksalsschläge ab 2012 haben mich mit der vertieften Frage nach dem Sinn des Lebens, der Gesundheit und der Gratwanderung zwischen Leben und Tod auseinandersetzen lassen.

Ein Unfall mit meinem Vespa Roller hat mir durch den Aufprall die Energien im Körper regelrecht verschoben sowie mich eine schwer zu beschreibende Grenze zwischen Leben und Tod erfahren lassen. Ich hatte damals Glück im Unglück. Das größte Glück für mich war, auf die Quantenheilung gestoßen zu sein.

Den für mich größten bewussten emotionalen Schmerz habe ich durch den Verlust meiner Eltern erlebt. In Verbindung mit der Überlastung in der Schule während der Pandemiezeit und durch die Erkrankung an Covid, bin ich ins Burnout gekommen. Noch nie habe ich mich von mir selbst so weit entfernt gefühlt. Ich habe keine Lebensfreude und Lebensenergie mehr verspürt. Glücklicherweise traten die Epigenetik und die Seins-Potenziale Methode zum richtigen Zeitpunkt in mein Leben ein, um aus der Abwärtsspirale herauszukommen.

Diese prägenden Erfahrungen haben dazu geführt, dass ich heute an meinen beiden Herzensthemen Schule und Gesundheit mit besonderen Coaching- und Beratungs- Angeboten arbeite.

Während ich in den Schulen dem Schulpersonal dabei helfe, den dynamischen und herausfordernden Berufsalltag bewusster und stressfreier zu meistern, denn „Starke Schulen brauchen starke Lehrpersonen" (www.comsens.ch), biete ich mit einer sehr wirkungsvollen Kombination aus Epigenetik, Quantenheilung und Seins-Potenziale ein Coaching für Persönlichkeitsentwicklung und Lebensbalance an. Eine Bewusstseinsarbeit und Reise der besonderen Art, um Körper, Geist und Seele in Einklang zu bringen (www.matrix-art.ch).

Welche gesundheitlichen Erfahrungen durfte/musste ich machen und was war mein Gesundheits-Code früher?

Als Kind war ich gesund und selten krank. Ich habe fürs Leben gern gegessen, mich viel draußen bewegt, aktiv Sport betrieben und hatte viele Freunde. In der Pubertät bekam ich eine starke Akne. Die stärksten Medikamente wirkten nur kurzfristig.

Nach dem Abschluss meines ersten und sehr anspruchsvollen Klassenzugs als Lehrperson 2004 bekam ich eine Gürtelrose, welche für mich eindeutig stressbedingt war.

Besonders einschneidend war die Erfahrung, als ich 2012 auf dem Weg zur Arbeit auf meiner Vespa angefahren wurde. Zuerst war nur der Fuß gebrochen, danach kamen Schock und Schleudertrauma, was zu Kopfschmerzen, Konzentrationsschwierigkeiten und schneller Überforderung führte. Durch den Aufprall hat sich meine Seele für einen kurzen Moment aus dem Körper „rauskatapultiert" angefühlt, was vermutlich eine Nahtoderfahrung gewesen ist. Die Energie auf der linken Körperseite hatte sich komplett verschoben. Mein Gesundheits-Code war es, mich mit diesen Beschwerden auseinanderzusetzen und einen Weg zu finden, diese anzugehen. Die Quantenheilung war mein damaliger Rettungsanker.

2016 habe ich meinen Vater und 2018 meine Mutter durch Krebs verloren. Für mich die größte emotionale Belastung und größter seelischer Schmerz, den ich je erfahren hatte. Dazu hat die Pandemie 2020 zu einer beruflichen Überlastung in der Schule geführt. Das in Kombination mit der Covid-Erkrankung hat zum Burnout und einer Frozen Shoulder geführt. Erst dann habe ich erkannt, wieviel in mir in Dysbalance geraten war; von der Zellgesundheit, Organfunktion und Stoffwechselproblemen bis hin zu Nährstoffmangel. Die Epigenetik hat mir in meinem Genesungsprozess und zur Rückfindung zu meinem Gesundheits-Codes geholfen. Die Quantenheilung hat mich dabei unterstützt, die Frozen Shoulder selber mitzubehandeln.

Gesundheitlich war ich nun wieder im Lot, fühlte mich emotional jedoch wie in einem Loch, in einer Leere, aus der ich selbst nicht mehr richtig raus konnte. Mir fehlte die Lebenslust. Die Seins-Potenziale Methode hat mich 2023 unterstützt, aus dieser Leere, aus diesem Loch, rauszukommen, in meine Kraft zurückzufinden und mich wieder ganz zu fühlen.

Welche Lehren habe ich daraus gezogen?

Wie so oft, ist der Weg das Ziel. Ich habe in den letzten Jahren sehr viel über mich, über die Zusammenhänge von Stress und Gesundheit, und wie daraus Krankheitsbilder entstehen können, gelernt.

Meine Lebensgewohnheiten, wie gesund essen, Sport treiben oder meine Schlafhygiene pflegen, habe ich schon immer sehr intuitiv gelebt. Berufliche wie persönliche oder emotionale Situationen haben mich immer wieder mit dem Thema Umgang mit Stress konfrontiert. Die Akne, ein Zeichen einer inneren Unruhe und Dysbalance, hatte mit der Trennung meiner Eltern, der Migrationserfahrung und dem Funktionieren-müssen zu tun. Nur die Traditionelle Chinesische Medizin (TCM) hat mir geholfen, diese Akne zu heilen. Die Ausbildung in interkulturellerer Kommunikation hat mir dazu verholfen, die seelische Spaltung in mir zu heilen, indem ich mich mit Integrationsprozessen, kulturellen wie familiären Prägungen auseinandergesetzt habe. Ich konnte danach beide Kulturen vereinigen und meine Potenziale und Ressourcen leben. Dieses Wissen hilft mir, meine Arbeit im heterogenen Schulumfeld adäquat und stressfreier anzugehen. Die Quantenheilung, Epigenetik und Seins-Potenziale sind mir sozusagen in den Schoss gefallen, als ich diese Methoden brauchte. Oder anders gesagt, ich konnte trotz herausfordernder Lebenssituation bewusst die Chance packen und diesen Weg gehen.

Mein Gesundheits-Code ist, erkannt zu haben, dass das Leben für mich ist und mir zum gegebenen Zeitpunkt das bringt, was ich brauche. Heute verfüge ich über großartige und wirkungsvolle Methoden und Tools, die ich bewusst im Alltag anwende. Die Epigenetik beinhaltet alles, was mit dem Thema Stress zusammenhängt. Die Quantenheilung wende ich regelmäßig gegen Stress an und um das Wohlbefinden zu steigern. Die Seins-Potenziale nutze ich, um den „inneren Kompass auszurichten", im Alltag zentriert zu bleiben und so Dysbalancen zu vermeiden, indem ich meine Potenziale lebe. Alles ist miteinander verbunden. So habe ich verschiedene mögliche Zugänge, an die Themen heranzukommen. Das ist mein Gesundheits-Code. Mit diesem Coaching Angebot der besonderen Art unterstütze ich meine Klientinnen dabei, in ihre Kraft und Energie zurückzufinden.

> *Was ist heute mein Gesundheits-Code in verschiedenen Lebensbereichen (Essen, Trinken, Schlaf, Familie, Freunde, Liebe, Sport, Entspannung, …?*

Mein Gesundheits-Code in diesen Lebensbereichen ist die Epigenetik.

Ich bin mit der mediterranen Küche aufgewachsen und esse fürs Leben gerne fein und gesund. Mit dem Wissen aus der Nutri-Epigenetik, habe ich mein Essverhalten zusätzlich ergänzt und optimiert. Ich trinke gefiltertes und hochschwingendes Wasser (Osmose), was den Zellen guttut. Ein Glas Wein darf aber auch mal sein.

Sport und Biohacks gehören zum Alltag. Ich kombiniere sportliche Aktivitäten mit Entspannungsmomenten, wie Dampf- und Saunagänge sowie kalt und warm duschen, was gut für die Mitochondrien und die Lebensenergie ist. Auch gönne ich mir regelmäßig eine wohltuende Massage. Der Oura-Ring gibt mir zusätzliche Hinweise in Bezug auf Tagesform und Schlaf sowie sportliche Aktivitäten und Stressresilienz.

Bezüglich Schlafhygiene bin ich gut „eingebettet" und liebe es, gut zu schlafen.

Toxische soziale Beziehungen habe ich stark reduziert und pflege solche, welche mir guttun.

„Liebe ist Leben – Leben ist Liebe". Ich versuche, das Leben und alles, was es mit sich bringt, so anzunehmen und zu lieben.

Was sind meine täglichen Routinen?

Ich starte den Tag mit einem selbstgemachten Cappuccino mit Herz, da ich eine Kaffeeliebhaberin bin. Morgens, abends oder zwischendurch mache ich passende Übungen, sei es eine Meditation, eine Zell-Aktivierung (Empowerment) oder eine Quantenheilung-Session. Sportliche Aktivitäten versuche ich täglich zu machen, sei es Krafttraining, Ausdauertraining, spazieren gehen oder joggen.

Am Abend lasse ich den Tag Revue passieren, übe mich in Dankbarkeit für den Tag und fahre vor dem Schlafengehen mein System runter, um besser in die Welt der Träume einzutauchen.

Was habe ich aufgegeben und mache es nicht mehr?

Ich habe aufgehört mich zu übertun und übe mich darin, viel mehr auf mich und meine Bedürfnisse zu hören. Ich lebe so gut und bewusst, wie es nur geht im Hier und Jetzt.

Welche regelmäßigen Check-ups mache ich und welche Nahrungsergänzungsmittel nehme ich?

Ich messe zweimal im Jahr mein Vitamin D (Calcidiol und Calcitriol), den Omega 3:6 Wert und die Zellmembrane (die Phospholipide). Je nachdem mache ich einen ausführlichen Bluttest, um Vitamine und Nährstoffwerte zu überprüfen, wobei ich immer intuitiver damit umgehe.

Für die Gen-Aktivierung supplementiere ich täglich Vitamin D3 mit Co-Faktoren sowie Magnesium.

Für eine geschmeidige und gesunde Zellmembran nehme ich Vitamin C, Astaxanthin* gegen die freien Radikale sowie Omega-3-Fettsäuren (DHA und EPA) und supplementiere mit Vitamin B-Komplexen für den Methylkreislauf.

Meine Lieblingssupplementierung ist das Wundermittel Astaxanthin, das stärkste natürliche Antioxidans, welches das Anti-Aging Gen aktiviert, die Haut schön glatt und geschmeidig macht und als natürliche Sonnencreme von innen wirkt.

Was würde ich tun oder lassen, wenn ich mit meinem heutigen Wissen zurück in die Vergangenheit reisen könnte?

Die Erfahrung und das Wissen, dass nur das Hier und Jetzt zählt. So würde ich mein Mindset und Emotionen auf das Positive fokussieren und im Vertrauen bleiben, dass das Leben für mich ist! Das Leben viel leichter und weniger ernst nehmen.

Was ist mein persönlicher Gesundheits-Code,
nach dem ich bestenfalls 100 Jahre (oder mehr) alt werde?

Ob ich wirklich 100 Jahre alt werden möchte, kann ich zum jetzigen Zeitpunkt nicht sagen. Mein Ziel ist aber, möglichst gesund und vital alt zu werden. Liebe, Humor, Freude, Gelassenheit und Leichtigkeit sollen mich begleiten. Körper, Geist und Seele sollen im Einklang sein. Auf allen Ebenen möglichst bewusst leben, ist der eigentliche Gesundheits-Code, dazu stehen mir viele Methoden zur Verfügung.

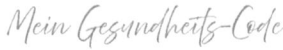

Welche Gedanken sind mir während des Lesens der Geschichte
von Claudia Sacchetti durch den Kopf gegangen
und welche Inspirationen nehme ich mir mit?

Bei welchen Anregungen möchte ich mehr erfahren?

Was davon setze ich um? Was mache ich weniger oder nicht mehr?

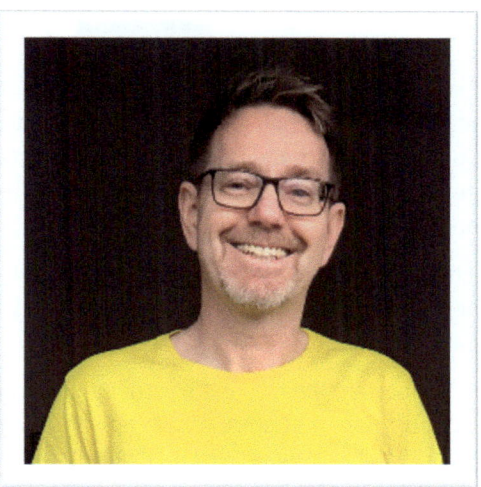

Markus Schell

Mit sportlichem Ehrgeiz ist Markus Schell aufgewachsen. Das Beste aus sich herauszuholen und sich durchzusetzen, half ihm auch beruflich enorm. Im Software-Testing und als Sprecher wurde Markus bald als kompetenter und erfahrener Profi gehandelt.

Private, harte Lebenstiefen änderten seinen Blick aufs Leben. Markus erkannte, was wirklich zählt – sein Plus im Leben. Jetzt hilft Markus mit Humor und Offenheit anderen Menschen, ihr Plus im Leben zu finden und glücklich zu sein.

https://www.instagram.com/markus.schell.71/

Wer bin ich und was mache ich?

Ein herzliches „Hallo" von meiner Seite. Schön, dass du hier angekommen bist. Auf den nächsten Seiten begleite ich dich auf meinem Weg zu meinem persönlichen Gesundheits-Code. Durch ihn habe ich persönliche Tiefen überwunden und kann aus tiefstem Herzen sagen: „Ja, das ist es! Damit will ich mein Leben umkrempeln, gesund und glücklich alt werden".

Ich bin Markus, lebe am Fuße der Schwäbischen Alb im wunderschönen Städtchen Kirchheim unter Teck. Um einen Einblick zu geben, was mein Leben bisher ausmacht, hier ein paar Worte.

In meiner Kindheit gaben mir meine Eltern jegliche Freiheit, alles, was mich interessierte, zu entdecken und auszuprobieren: „Wenn es dir Spaß macht, dann probiere es aus." Das machte mich zu einem Universalgenie.

Fast jedes Wochenende waren wir in der Natur beim Bergwandern, Bergsteigen und im Winter auf der Skipiste. Seit meinem dritten Lebensjahr stehe ich auf den Brettern. Man muss dazu sagen, dass ich aus einer sportlichen Familie stamme – ohne Sport dort zu überleben war schwierig.

Speziell der Fußball gab mir viel. Technisch war ich nicht mit den besten Eigenschaften ausgestattet, aber was ich hatte und bis heute habe: Teamgeist. Sich für andere einzusetzen, für sie durchs Feuer zu gehen, die extra Meile zu gehen, auch wenn es schwerfällt, mit Krämpfen immer noch schneller rennen als der Gegner … daran habe ich mich aufgebaut.

So entwickelte ich mich auch im Berufsleben.

Nach meinem technischen Studium eignete ich mir Spezialwissen der IT-Branche an – meine Passion. Dies bedeutete, einen Weg mit Durchsetzungsvermögen zu gehen und gelegentlich neigte ich dabei zu perfektem Perfektionismus.

Als Senior Consultant beriet ich unterschiedlichste Firmen in Projekten. Ich kam sehr stolz in den Eingangshallen an, denn mein Rat war gefragt. Ich durfte so richtig Staub aufwirbeln – es war gewünscht. Es war die pure Anerkennung, die mich weiter vorantrieb.

Welche gesundheitlichen Erfahrungen durfte/musste ich machen und was war mein Gesundheits-Code früher?

2020 erlebte ich meine Lebenskrise. Noch bevor die Corona-Wolken aufzogen, ging meine Ehe in die Brüche. Bis dahin war meine Devise „immer noch mehr coole Projekte" und „durch harte Arbeit bekommt man alles hin". Das bisher taffe Arbeiten war plötzlich Geschichte. Im Vollsprint an den Gegnern vorbei und … kurz vor dem Tor abgebremst. BANG. Was war passiert? Was hatte ich bei dem Sprint verloren?

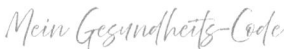

Plötzlich bekam ich Depressionen, war abgeschlagen und ständig müde. Die abendlichen Mountain-Bike Runden am Rande der Schwäbischen Alb zum Auspowern und Stressabbau brachten den umgekehrten Effekt: ich war morgens noch müder. Das Leben zog an mir vorbei.

Ich starrte täglich nur noch auf die Monitore und hatte zu nichts mehr Lust. „Was soll ich mit den Mails anfangen? Vielleicht morgen bearbeiten?" Zum Glück war niemand da, der die gelegentlichen Einschläge meines schweren Kopfes auf den Monitoren hören konnte.

Meine körperliche Leistungsfähigkeit sank rapide abwärts. Mehrmals die Woche machte ich Sport, ging an mein Limit (Puls zwischen 150 und 190) und über das Essen machte ich mir ebenfalls keine Gedanken. Versuche, den Tag mit vier bis acht Tassen Kaffee zu überstehen, scheiterten.

In der Phase der Depression zeigte mir meine neue Partnerin, mein absoluter Gesundheitsengel, wie ich durch die Unterstützung von Vitalstoffen im Sportbereich wieder erholter an den Arbeitsplatz kam. Das gelang bereits nach zwei Tagen. Etwas noch viel Erstaunlicheres passierte über einen längeren Zeitraum: meine depressiven Phasen reduzierten sich. Ich konnte mich wieder konzentrieren! Mittlerweile nehme ich die Produkte über den Tag verteilt ein. Am Morgen zum Fokussieren, am Mittag zum Durchhalten und am Abend für die Regeneration – jeweils die entsprechenden Nahrungsergänzungsmittel. Meinen Kaffeekonsum konnte ich um 50 % reduzieren.

Was habe ich daraus für Lehren gezogen?

In meinem Körper tobten die Endorphine. Durch meinen permanenten Adrenalinrausch fiel mir nicht auf, dass ich mit meinem Körper Raubbau betrieb. Unbewusst nahm ich wahr, dass etwas nicht passte, schenkte dem aber keine weitere Beachtung. Nachdem ich lange Zeit nicht wahrnehmen wollte, wie es um mich stand, folgte die Wartungs- und Reparaturphase für Körper und Geist.

Für mich gehört heute zu einem gesunden Lebensstil ein gesunder Lebenswandel, der Vitalstoffe beinhaltet. Wichtig ist eine wiederkehrende Entgiftung, insbesondere im Hinblick auf Depressionen.

Ich konnte mich noch so gesund ernähren – war ich nicht achtsam mit mir selbst, so waren die getroffenen Maßnahmen nicht viel wert. Daher habe ich Vitalstoffe, Achtsamkeit und Dankbarkeit als zentrale Bausteine meines Tages erkannt. Als ich anfing, das jeden Tag zu beherzigen, wurde ich Tag für Tag gelassener. Mein täglicher Arbeitsstress perlt dadurch besser von mir ab und ich bin tatsächlich reflektierter als je zu vor. Ich spüre und höre meinen Körper. Nicht wenn er sich meldet, sondern ich frage nach.

Ich gehe bewusster im Supermarkt einkaufen. 90 % der Produkte möchte ich wegen des versteckten Zuckers nicht kaufen. Ich kaufe daher im Bio-Markt ein. Der positive Nebeneffekt: ich gebe weniger Geld aus und laufe tatsächlich lustlos durch den normalen Supermarkt: „Nee, das nicht … das auch nicht … dies erst recht nicht!"

Ich trinke mindestens 2-3 Liter gefiltertes Wasser am Tag. Am Wochenende trinke ich auch Alkohol. Ich liebe das Leben! Genießen, Genuss und Gesundheit gehören für mich zusammen. Wenn es einmal ein Glas mehr wird, habe ich ein paar Maßnahmen. Ich ernähre mich in dem Fall sehr bewusst und nehme Vitalstoffe zu mir. Seither habe ich kein Kopfweh und keinen Kater, wenn ich die Feier richtig genossen habe.

Familie! Mein Sohn und meine Partnerin stehen in der ersten Reihe. Egal, was kommt oder wie mein Tag aussieht, hat mein Sohn eine Frage, möchte er etwas geklärt haben, dann nehme ich mir die Zeit für ihn. Alles andere ist dann unwichtig. So oft bereuen Menschen am Sterbebett, dass sie nicht alles ausgesprochen oder die letzte Zeit miteinander verbracht haben.

Damit ich beim regelmäßigen Sport (HIIT, Mountain-Biking) eine bessere Kondition aufbaue, entgifte und entsäuere ich meinen Körper mehrmals im Jahr. Ich konnte es am Anfang nicht so richtig glauben. Die letzten zwei Jahre haben mich überzeugt, da ich es am eigenen Leibe gespürt und erlebt habe, wie es mir deutlich besser ging und meine Vitalität zurückkam.

Dazu nehme ich täglich hochwertigste, reinste bioverfügbare Vitalstoffe und Nahrungsergänzungen in allen Bereichen des täglichen Lebens: Multivitamine und Mineralstoffe, Proteine, Omega-Öle, für Wohlbefinden und Gewichtsregulierung und zu Haut- und Pflegethemen.

Wenn die Arbeit mit diesem Buch vorbei ist, werde ich mich an Atemtechniken versuchen. Das soll bei Stressreduzierung sehr hilfreich sein – habe ich gehört. Meine gerade einfachste Methode am Arbeitsplatz ist: Bei zu hohem Stresslevel gehe ich für 15 Minuten raus, schalte ab und mache etwas anderes.

Was für ein Glück, dass ich schon immer ein Frühaufsteher war! Ich glaube, sonst wäre mir die Umstellung und das Angewöhnen von neuen Routinen nicht so leicht gelungen. Aber keine Angst, plane deine Routinen so, wie du mit deinem Tagesablauf am besten zurechtkommst.

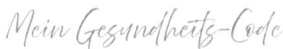

Ein guter Morgen beginnt bei mir mit Achtsamkeitsübungen. In den ersten Sekunden nach dem Aufwachen, manifestiere ich meine Ziele. Danach höre ich eine Affirmation und abschließend lese ich die Gedanken der Stoiker zum aktuellen Tag. Nach dem Badbesuch geht's direkt in die Küche. Während der Tee zehn Minuten zieht, praktiziere ich meine Dankbarkeitsübung: 10 Dinge, für die ich im Leben dankbar bin. Denn wer Dankbarkeit hat, dem wird mehr gegeben. Wer aber keine Dankbarkeit hat, dem wird auch das genommen, was er hat. Es ist das Gesetz der Anziehung.

Am Mittag meditiere ich für 20-25 Minuten an einem stillen Platz mit Kopfhörern. Mittlerweile haben sich nach anfänglichen Fragen: „Was macht der denn? Pennt der???", meine Kollegen und Kolleginnen daran gewöhnt. Nach einer gewissen Zeit siegt die Neugierde und die Kollegen fragten nach, was ich da mache und warum. Das „WARUM" – der Purpose ist heutzutage besonders wichtig – passt also perfekt.

Den Abend beende ich meistens mit einer guten Bettlektüre. Hier bevorzuge ich Themen zur Persönlichkeitsentwicklung und zum passiven Einkommen. Diese Kombination ist ungeheuer wichtig für meine Lebensqualität und meine persönlichen „Big Five for Life". Der Vorteil am Abend: es wirkt im Schlaf noch nach – vorausgesetzt ich schlafe beim Lesen nicht ein. Wichtig für dich: Feel free und passe deine Routinen deinem persönlichen Rhythmus an.

Bei allen drei Routinen ist mir extrem wichtig: wenn ich merke, dass ich ein schlechtes Gewissen bekomme, wenn ich den Tag ohne meine Routinen erlebe, sei es durch Zeitmangel oder Lustlosigkeit, dann steuere ich sofort dagegen. Denn dann wäre ich wieder im Hamsterrad und in einer negativen Routine, die ich schnellstens durchbreche.

Was lasse ich heute sein und mache es nicht mehr?

Geschäftlich muss ich nicht mehr jede Aufgabe und bei allen Themen als Spezialist auftreten. Ich unterstütze jetzt, um gemeinsam die Ergebnisse liefern zu können. Das Schöne dabei ist, dass ich trotzdem gesehen werde. Lieber agiere ich im engeren Umfeld, das ich auch beeinflussen kann, als zu versuchen, als „Man in Black" die Welt zu retten.

Als Experte für Softwarequalität sehe ich jeden Tag, wie massiver Aufwand in Form von Zeit und Geld in die Fehlerbeseitigung gesteckt wird, anstatt von Anfang an exakter und qualitätsbewusster vorzugehen. Genauso verhält es sich mit der Gesundheit. Heute wird hauptsächlich auf die Symptombehandlung Wert gelegt und die Ursachen werden selten ermittelt. Häufig wird von „lebensverlängernden Maßnahmen" gesprochen. Also warte ich nicht mehr ab, sondern fange vorne an.

Bei der Ernährung verzichte ich zunehmend auf Kohlenhydrate. Zum Bäcker gehe ich nur am Samstag und ich kaufe nicht mehr die halbe Auslage. Das ist eine Hammer-Challenge. Wie beim Sport schaffe ich das! Der Erfolg gibt mir recht.

In meinem Job muss ich selbstverständlich jede Kleinigkeit prüfen. Mein Leben ist um ein Vielfaches leichter, wenn ich es privat nicht tue. Ich mach etwas Schönes in der frei gewordenen Zeit. Ich lese ein Buch, gehe raus in die Natur oder treffe mich mit Freunden/Bekannten, mache einfach mal NICHTS und das ist anstrengend genug. Daher mein neuestes Motto: Unperfekt perfekt und perfekt unperfekt!

Ich bin gelassen, ich bin in der Routine, hier bin ich in der Souveränität. An der einen Stelle denke ich etwas expliziter nach und an der anderen Stelle denke ich mal gar nicht nach. Hier fange ich pragmatisch an und an der anderen Stelle denke ich, hier muss es am Anfang schon eindeutig sein. Wie auf einer Wippe: links der Perfektionismus, rechts der Pragmatismus. Und ich steh in der Mitte und gebe mein Gewicht mit meiner Souveränität und Klarheit selbst hinein. Ich bin mein eigener Ratgeber und sage mir: „Markus, you saved your day!"

Welche Check-ups mache ich regelmäßig und welche Nahrungsergänzungsmittel nehme ich?

Ich bin in der glücklichen Lage, dass ich eine Heilpraktikerin an meiner Seite habe. Ich mache regelmäßige Bio-Resonanz-Tests. Damit sehe ich über den zeitlichen Verlauf, wie meine Vitamine aufgefüllt werden. Damit kann ich viel besser auf mein Ernährungsverhalten und zusätzliche Unterstützungen eingehen.

Mindestens einmal im Jahr mache ich die Darm- und Leberreinigung. Dabei werden meine Ablagerungen im Darm, die das Organ sehr stark belasten, entfernt. Da ich weiß, dass 80 % aller Krankheiten durch zu wenig oder nicht richtig aufgenommene Nährstoffe entstehen, ist mir diese Reinigung wichtig. Hiermit stärke ich zusätzlich mein Immunsystem. Hautunreinheiten und Heuschnupfen sind spürbar zurückgegangen, meine sehr empfindlichen Zähne sind besser geworden und mein Zahnfleisch regeneriert sich langsam.

Die zweite Kur: Die Stoffwechselkur (praktischerweise in der Fastenzeit) regt meinen Stoffwechsel im Körper an. Meine Körperzellen nehmen wieder Vitamine, Nährstoffe und Mineralien auf und gleichzeitig werden die ganzen Gifte aus meiner Leber und meinen Fettdepots entsorgt. Und was soll ich sagen: Nach einer solchen Kur geht es mir besser als je zuvor. Im Fitness Studio bringe ich den Trainer beim HIIT so richtig auf Trab und die vier Stockwerke im Büro nehme ich mal kurz mit links. Das fröhliche „Morgen!!!" lässt so manchen Kollegen erschrecken. Ganz nebenbei habe ich 10 kg verloren, die ich konstant ohne Jojo-Effekt halte. Die gute Laune steigt, ich bin wacher und und und ...

Täglich, zum Frühstück gibt es einen Grundstock aus über 40 Mineralstoffen und Vitaminen als Drink. Das sind genau die Ergänzungen, die mein – unser Körper mindestens braucht. Manchmal gebe ich noch eine Portion Protein Pulver hinein und als Topping ein Sportprodukt zum Fokussieren. Damit bin ich bis mindestens 10 Uhr voll ausgerüstet und bräuchte nicht mal einen Kaffee. Den nehme ich aber trotzdem. Ich möchte nicht auf die netten Kaffeeküchen Talks verzichten.

*Was würde ich tun oder lassen, wenn ich mit meinem
heutigen Wissen zurück in die Vergangenheit reisen könnte?*

Vieles, was schlecht lief, hat mich zu dem gemacht, was ich heute bin, wie ich heute lebe und hat meine wunderbare Partnerin zu mir geführt. Diesen Zeitstrahl möchte ich nicht mehr ändern. Es ist gut, wie es ist.

Aber angenommen ich könnte es, dann würde ich mich intensiver mit den Menschen beschäftigen, die mir am Herzen liegen und den Tag, die Woche, die Zeit, die ich zur Verfügung habe, nicht durch Abarbeiten von Aufgaben-Checkliste vergeuden.

Je älter ich werde, desto mehr neue Dinge möchte ich versuchen. Warum? Damit ich mehr von meinem Leben habe. Ich nenne es meine Kindheit 2.0.

Beim Thema Gesundheit würde ich achtsamer mit meinem Körper, mit meiner Gesundheit umgehen. Dann hätte ich schneller mein heutiges Wissen erlangt – und nicht erst zur fortgeschrittenen Lebenszeit. Das ein oder andere Symptom wäre mir sicherlich erspart geblieben.

*Was ist mein persönlicher Gesundheits-Code,
nach dem ich bestenfalls 100 Jahre (oder mehr) alt werde?*

Ich möchte mich an die Dinge halten, die ich bereits oben beantwortet habe, die Dinge weglassen, die mir nicht guttun, und die Dinge tun, die mir besonders guttun. Weiter klar bleiben, indem ich mich gesund ernähre und meine Vitalstoffe zu mir nehme. Meine Ziele und Visionen zu haben und unbedingt das Leben zu genießen. In diesem Sinne: Prost auf mein nächstes Bierchen oder Wein und auf die nächste Stoffwechselkur und Darmreinigung.

Arbeit ist Therapie. Körper und Geist wollen in Anspruch genommen werden. Daher halte ich von Müßiggang überhaupt nichts. Durch passives Einkommen habe ich mehr Geld und Zeit zur Verfügung. Aber ganz aufgeben werde ich meinen Standard Plan-A nicht.

Meine Lebensqualität hat nichts damit zu tun, was geschieht, sondern wie ich damit umgehe. Mein Heilmittel dagegen: Aktiver sein und dorthin gehen, wo das wirkliche Leben stattfindet. Dann erlebe ich neue Dinge. Damit verlangsamt sich mein Zeitempfinden und ich gehe bewusster mit ihr um. Ich lebe intensiver und am Ende meines Lebens habe ich nichts zu bereuen, kein „hätte ich doch damals". Ich gehe raus und bin verrückt – alt werde ich sowieso. Für ein besseres Morgen braucht es ein geiles Heute. Es gibt nicht den perfekten Gesundheits-Code. Der Weg ist das Ziel.

Mein Code wird sich stetig weiterentwickeln, rund um meine drei immer vorhandenen Basisbausteine: Dankbarkeit, Vitalität und Lebensqualität.

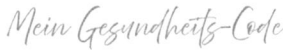
Welche Gedanken sind mir während des Lesens der Geschichte
von Markus Schell durch den Kopf gegangen
und welche Inspirationen nehme ich mir mit?

_____

_____

_____

_____

_____

Bei welchen Anregungen möchte ich mehr erfahren?

_____

_____

_____

_____

_____

Was davon setze ich um? Was mache ich weniger oder nicht mehr?

_____

_____

_____

_____

_____

_____

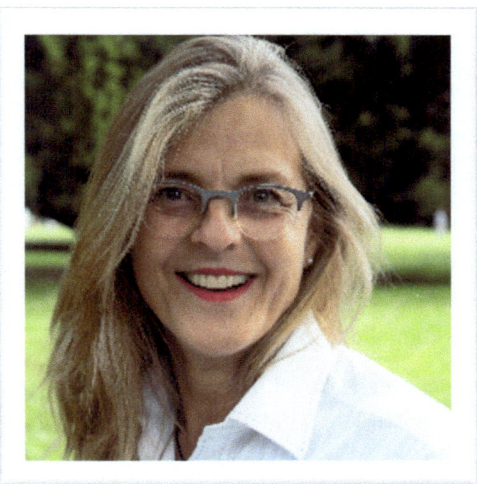

Christine Carus

Mit Kreativität, Humor, Wohlwollen und Leichtigkeit geht Christine Carus durch die Welt.

Als Kommunikationscoach, Speaker und Autorin teilt sie hier ihr Erfolgskonzept! Gedankenhygiene ist das Spezialgebiet von Christine Carus. Das bringt sie auch hier zum Ausdruck. „Achte auf's Gedachte und lebe damit maximal gut!"

https://www.christine-carus.de/

Wer bin ich und was mache ich?

Ich bin Christine – ein echtes Ruhrpottkind – und lebe in Düsseldorf.

Leichtigkeit, Kreativität und Humor sind meins. Ich liebe Provokation. Ich liebe die Menschen!

Das hat mich dahin geführt, wo ich heute stehe.

Ich bin glücklich, dass ich mit 60 Jahren DAS Leben führen kann und darf, welches von Unabhängigkeit und Freiheit geprägt ist. In meinem Talent und meiner Stärke habe ich meinen Wirkungskreis gefunden. Ein Sein im Einklang und im Flow.

Viele Jahre habe ich in einer Großbank gearbeitet. Als Coach, Trainerin und Führungskraft erfuhr ich Wertschätzung in der Begleitung der Menschen. Aber: Dort war ich eingeschränkt!

Mit über 50 Jahren habe ich den Schritt in die Selbstständigkeit gewagt. Das war meine Chance und mein großes Glück!

Heute bin ich Kommunikationscoach für Vertrieb und Führung, Life-Coach und Expertin für Gedankenhygiene. Ich darf mich Autorin nennen. Mittlerweile schreibe ich mein siebtes Buch. Ich unterstütze Menschen dabei, Klarheit für sich zu finden und ihre Blickrichtung auf das Positive zu lenken.

Hilfreiche Energien und stimmiger Fokus sind die Themen; sowohl im Business als auch von Mensch zu Mensch.

Welche gesundheitlichen Erfahrungen durfte/musste ich machen und was war mein Gesundheits-Code früher?

Mein Kinderwunsch blieb unerfüllt.

Der zweite Wunsch, eine glückliche Ehe bis ins hohe Alter zu führen, wurde durch den plötzlichen Tod meines 45 Jahre alten Mannes, auch nicht Realität.

Machtlosigkeit brachten Traurigkeit, Wut und Handlungsunfähigkeit mit sich. Meine mentale Gesundheit war stark angegriffen. Freundinnen und Freunde, Kolleginnen und Kollegen, Familie und Nachbarn waren für mich da. Sie waren meine Medizin!

Das „Krankheitsbild" Trauer, Einsamkeit und Selbstzweifel wurde mit Liebe, Respekt und Perspektivwechsel therapiert. Gestärkt durch Bücher, Vorträge und Deep Talks fand ich einen sehr guten Weg für mich, der mich sogar erfolgreich macht!

Meine Medizin stelle ich seit einigen Jahren selbst her. Damit komme ich wieder in meine gewünschte Unabhängigkeit.

Ich kann unmöglich jedes Mal jemanden um Aufheiterung bitten, weil das Wetter schlecht ist, im Hotel das Essen nicht schmeckt, ich Muskelkater habe, nicht auf die Toilette konnte oder mit Mutter streite, mein Hosenbund kneift und die Nebenkosten nachgezahlt werden müssen. Ich habe meinen eigenen Weg gefunden!

Was habe ich daraus für Lehren gezogen?

Das Leben ist kein Wunschkonzert. Ich habe nicht alles in der Hand. Das, was ich nicht steuern kann, muss ich akzeptieren.

Ich kann nur „überleben", wenn ich einen guten Weg finde mit Unabänderlichem umzugehen.

Und: Für DAS, was ich in der Hand habe, übernehme ich die Verantwortung.

Entscheidung – Konsequenz! Da habe ich auch keinen Grund zum Jammern. Ich bin Gestalter meines Lebens. Die Qualität meines Lebens ist abhängig von der Qualität meiner Gedanken!

Was ist heute mein Gesundheits-Code in den verschiedenen Bereichen (Essen, Trinken, Schlaf, Familie, Freunde, Liebe, Nahrungsergänzungsmittel, Natur, Sport, Entspannung, Stressmanagement, Entgiftung, …)?

Ich genieße den Moment. Ich bin dankbar für das Gute. Mein Fokus ist auf Erleben, Einflussnahme und Circle of Influence ausgerichtet.

Ich konzentriere mich auf mein Wohlergehen. Ich lebe, ich lebe, ich lebe …

Was an Geld reinkommt, geht auch wieder raus. Ich liebe es zu genießen.

Ich esse gut, sehr gut und gönne mir was. Ich nutze Nahrungsergänzungsmittel und mache jeden Tag meine Anzahl an Schritten – ich brauche Bewegung, nutze das Fitnessstudio regelmäßig und habe seit meinem 16. Lebensjahr mit plus/minus zwei Kilogramm, das gleiche Gewicht.

Wenn mir etwas vermeintlich zu viel wird, dann relativiere ich gerne. Ich erstelle eine Liste, nehme das Drama aus der Geschichte und komme in meine Ruhe und Zufriedenheit durch die ein oder andere Frage, die ich im übernächsten Part vorstelle.

Kontakte, Gespräche und Gemeinschaft sind mir sehr wichtig.

Was sind meine (täglichen) Routinen? (morgens, mittags, abends, nachts)

Frühes Aufwachen und Aufstehen. Lauwarmes Wasser auf nüchternen Magen, danach ein ausgiebiges Frühstück (jeden Tag).

Mittags gibt es nur ein Brötchen, Obst oder Jogurt. Abends gönne ich mir hochwertiges, feines Essen – alleine oder mit Kontakten – in Genuss, Dankbarkeit und Selbstwertschätzung!

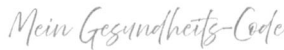

Mit Dankbarkeit schlafe ich ein. Eine lange Zeit lag ein Notizbuch an meinem Bett. Jeden Abend habe ich mindestens DREI Punkte vor dem Schlafen eingetragen. Das war eine wunderbar „heilsame" Übung für mich. Heute brauche ich das Buch nicht mehr. Das Gefühl kommt von alleine.

Was lasse ich heute sein und mache es nicht mehr?

Das elendige Kopfkino ist ausgeschaltet. Was könnte passieren? Was wäre gewesen, wenn … Was werden die anderen sagen? XY hat Schuld! Der andere hat die Verantwortung!

Nein: ICH trage die Verantwortung. Für alles.

Für das Wetter? Nein. Nicht für das Wetter, aber wie ich damit umgehe. Wie ich das Wetter bewerte.

„Hätte, sollte, könnte, müsste …" Das gibt es bei mir nicht mehr!

Meine Selbstgespräche lauten:

- Was hat es mit mir zu tun?

- Was fehlt mir zum „Glück"?

- Was kann ich jetzt tun, damit es mir (im Zweifel) besser/gut geht?

- Kann ich das Ganze auch anders denken?

- Was ist das Gute im vermeintlich Schlechten?

- Könnte es auch andere Gründe geben?

- Weiß ich mit 100-%iger Sicherheit, dass es besser wäre, wenn es anders wäre?

- Ist das wahr, was ich da denke?

Welche Check-ups mache ich regelmäßig und welche Nahrungsergänzungsmittel nehme ich?

Für mich sind Vitamin B, Vitamin D3, Vitamin K2 erforderlich, sowie ein Booster mit diversen Mineralien und weiteren Vitaminen. Omega-3-Fisch-Öl.

Vorsorgeuntersuchungen werden halbjährlich vereinbart (Augenarzt, Zahnarzt, Gynäkologe, Allgemeinmedizin – Blutuntersuchungen, Hautarzt).

Darmkontrolle alle drei Jahre.

> *Was würde ich tun oder lassen, wenn ich mit meinem*
> *heutigen Wissen zurück in die Vergangenheit reisen könnte?*

Das geht nicht! Es ist, wie es ist. Ich bin JETZT, wie ich bin. Ich WAR früher so, wie ich war.

Ich bin damit fein.

Über DIESE Frage denke ich erst gar nicht nach. Wofür auch?

> *Was ist mein persönlicher Gesundheits-Code,*
> *nach dem ich bestenfalls 100 Jahre (oder mehr) alt werde?*

Meine Geisteshaltung:

Es ist, wie es ist. Und das ist GUT so.

Ich bin mir sicher, dass ich damit zurechtkomme.

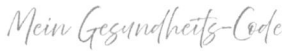
Welche Gedanken sind mir während des Lesens der Geschichte
von Christine Carus durch den Kopf gegangen
und welche Inspirationen nehme ich mir mit?

_____

_____

_____

_____

_____

Bei welchen Anregungen möchte ich mehr erfahren?

_____

_____

_____

_____

_____

Was davon setze ich um? Was mache ich weniger oder nicht mehr?

_____

_____

_____

_____

_____

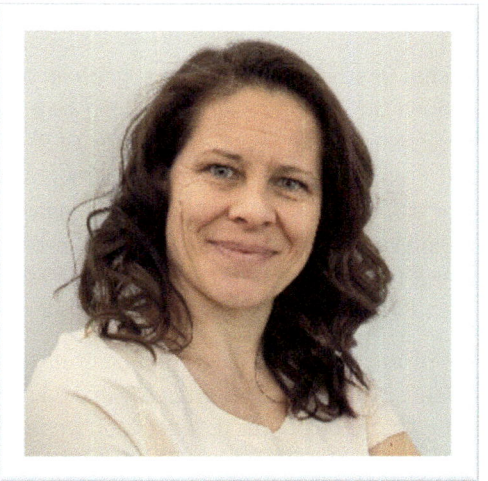

Beatrice Kretzl-Viezens

Beatrice Kretzl-Viezens ist eine leidenschaftliche und vielseitige Physiothera-peutin mit über 20 Jahren Berufserfahrung. Sie ist eine wahre multitalentierte Unternehmerin, Mutter, Ehefrau, Sportlerin, Natur- und Tierliebhaberin sowie Chancen- und Impulsgeberin. Mit umfassender Ausbildung und Erfahrung, darunter als Vital- und Nährstoffcoach, führt sie seit 2021 ihre Praxis „come2bhealthy". Beatrice kombiniert Physiotherapie mit Zellgesundheit und Mikronährstoffberatung, hält Vorträge und leitet Sportgruppen. Ihr Engage-ment und ganzheitlicher Ansatz zielen darauf ab, das Bewusstsein für Ge-sundheit und Prävention zu schärfen.

https://www.come2bhealthy.at/

Wer bin ich und was mache ich?

Ich bin Beatrice Kretzl-Viezens, geboren am 14. März 1982 in Weimar/Thüringen. In einem kleinen Ort namens Blankenhain bin ich aufgewachsen, wo ich schon als Kind einen großen Bewegungsdrang verspürte. Meine Tage verbrachte ich oft draußen, spielte stundenlang mit Freunden und erkundete die Umgebung, um spannende Abenteuer zu erleben. Sport war schon immer ein wichtiger Teil meines Lebens, von der Leichtathletik bis zum Fußball. Mein Weg führte mich schließlich zu meinem Traumberuf als Physiotherapeutin und zugleich trat ich in die Fußstapfen meiner Mutter. Die Ausbildung schloss ich 2003 erfolgreich ab.

Meine ersten Urlaube mit Freunden führten mich jedes Jahr nach Österreich in den Winterurlaub. Die majestätischen Berge und das damit verbundene Skifahren haben mich von Anfang an tief beeindruckt. Jedes Mal, wenn ich die schneebedeckten Gipfel sah und die klare kalte Luft einatmete, verspürte ich eine grenzenlose Begeisterung, das Gefühl der Freiheit. Mit 21 Jahren fasste ich den mutigen Entschluss, mein vertrautes Umfeld zu verlassen und nach Österreich zu ziehen. Die Sehnsucht nach neuen Herausforderungen trieb mich an.

Dort begann ich meine Reise im Angestelltenverhältnis in der Landesklinik St. Veit im Pongau, sammelte wertvolle Erfahrungen und konnte mein Wissen stetig erweitern. Nebenbei leitete ich abwechslungsreiches Kinderturnen ab Laufalter bis zum Schulbeginn. Es war unglaublich bereichernd, die motorische Entwicklung der Kinder zu beobachten und zu unterstützen. Privat bin ich sportlich, liebe Tiere und halte mich gern in der Natur auf. Zeit in der Natur ist für mich nicht nur Erholung, sondern auch eine Quelle der Inspiration und des Ausgleichs. Mittlerweile lebe ich mit meinem Traummann, zwei wunderbaren Töchtern und unseren tierischen Begleitern, dazu zählen ein Pferd, zwei Hunde und eine Katze, in der schönen Gemeinde St. Martin am Tennengebirge.

Die Liebe und Unterstützung meiner Familie sind für mich von unschätzbarem Wert und geben mir die Kraft, jeden Tag mein Bestes zu geben. Jeder Schritt hat mich zu dem Menschen geformt, der ich heute bin – voller Leidenschaft, Entschlossenheit und dem festen Glauben daran, meine Träume zu verwirklichen. Über die unterschiedlichsten Wege bin ich 2021 in die Selbstständigkeit mit meiner eigenen Gesundheitspraxis in Sankt Martin gestartet.

Meine beruflichen Erfahrungen haben mir gezeigt, dass eine ganzheitliche Betreuung und Therapie, die sowohl die körperlichen als auch die psychischen und sozialen Aspekte der Gesundheit berücksichtigt, der Schlüssel zu einer besseren Gesundheitsversorgung ist. Um diesen Herausforderungen zu begegnen, habe ich mich kontinuierlich weitergebildet. Während der Corona Pandemie nutzte ich die Zeit, um gezielt Themen zu vertiefen, die sowohl meine persönliche Entwicklung als auch den Erfolg meiner neu eröffneten Praxis fördern können. Die Fortbildung zur Fastenbegleiterin, die Ausbildung zum Vitamin-D Coach und weil es so faszinierend war, zusätzlich die Ausbildung zum Vital- und Nährstoff-Coach

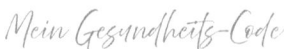

brachten mir wertvolles Wissen und neue Perspektiven. Nun kombiniere ich in meiner Praxis eine Vielzahl innovativer Therapiemethoden.

Welche gesundheitlichen Erfahrungen habe ich selbst gemacht?

Meine persönlichen gesundheitlichen Erlebnisse und sportlichen Aktivitäten, sowie meine berufliche Erfahrung als Physiotherapeutin und Gesundheitscoach, haben mir umfassende Kenntnisse und Erfahrungen vermittelt. Diese Erfahrungen haben mein Verständnis für Gesundheit und Prävention tiefgreifend geprägt und meinen Ansatz in der Betreuung meiner Patienten maßgeblich beeinflusst.

In meiner sportlichen Laufbahn habe ich viele Sportarten ausprobiert und mich auf verschiedene Wettkämpfe vorbereitet. Ich habe mir stets ambitionierte Ziele gesetzt, was mir früh zeigte, wie wichtig es ist, auf den eigenen Körper zu hören und gezielt Maßnahmen zu ergreifen, um meine Leistungsfähigkeit zu steigern. Ich war immer ehrgeizig und liebte den Konkurrenzkampf. Durch diese sportlichen Erfahrungen habe ich gelernt, wie bedeutend regelmäßige Bewegung und gezieltes Training für das Erreichen von Zielen ist.

Ein besonders prägendes gesundheitliches Erlebnis war meine Erfahrung mit Nierensteinen. Während es beruhigend war zu wissen, dass Ärzte wussten, was zu tun ist, stellte ich mir die Frage, warum sie überhaupt entstehen und was ich persönlich tun kann, um ihre Entstehung zu verhindern. Die Bedeutung eines gesunden Lebensstils und einer bewussten Ernährung wurde mir dabei besonders klar. Dahingehend habe ich mich intensiv mit Themen wie Ernährung, Entgiftung und Stressmanagement auseinandergesetzt.

Zusätzlich habe ich die Erfahrung gemacht, wie herausfordernd es ist, Beruf und Familie zu vereinen. Auch ich bin an meine Grenzen gestoßen und hatte einen Energieeinbruch, der mich dazu brachte, mich zu fragen: „Wie kann ich meine Energie aufrechterhalten, wo ich doch meinen Tag immer gern aktiv und voller Tatendrang gestaltet habe?" Diese Phase hat mir gezeigt, wie wichtig es ist, auf die eigenen Bedürfnisse zu achten und eine Balance zwischen beruflichen Verpflichtungen und familiären Anforderungen zu finden. Ich habe gelernt, dass es unerlässlich ist, sich selbst Pausen zu gönnen, in aller Ruhe meinen Espresso auf der Terrasse zu genießen, und Strategien zu entwickeln, Prioritäten zu setzen, um ein „Ausbrennen" zu vermeiden und die eigene Energie aufrechtzuerhalten. Dies umfasst die Integration von regelmäßiger Bewegung, ein Spaziergang, um den Kopf freizubekommen, einer ausgewogenen Ernährung und der Pflege der mentalen Gesundheit. Ich nehme mir bewusst Zeit. Zeit für meine Familie, Zeit mit meinem Mann und Zeit nur für mich.

Welche Lehren habe ich daraus gezogen?

Die wichtigste Lehre ist, dass ich meine Gesundheit ganzheitlich betrachte und die Gesundheit mehr ist als nur die Abwesenheit von Krankheit. Es reicht nicht aus, nur die Symptome zu behandeln. Es ist essenziell, die Ursachen zu verstehen und präventive Maßnahmen zu ergreifen.

Durch meine sportlichen Aktivitäten und die Arbeit mit Sportgruppen habe ich gelernt, wie wichtig es ist, Bewegung in den Alltag zu integrieren.

Von klein auf war ich immer voller Energie und habe das auch meinen Kindern weitergegeben. Ich habe immer darauf geachtet, dass sie viele Dinge ausprobieren können, um ihre Fähigkeiten zu entwickeln und ihre eigenen Hobbys zu finden. Heute sind beide begnadete Reiterinnen, lieben es Ski zu fahren und begleiten mich auch gerne auf einer entspannten Hüttenwanderung für eine ordentliche Almjause. Gleichzeitig darf ich das Vergnügen genießen, die Pubertät meiner schon erwachsen geglaubten Kinder hautnah mitzuerleben.

Mentale Gesundheit und Achtsamkeit sind genauso wichtig wie physische Gesundheit, es hilft mir, Stress abzubauen und meine innere Balance zu finden.

Mich kontinuierlich weiterzubilden und andere aufzuklären, das ist für mich nicht nur eine Verpflichtung, sondern eine Leidenschaft, die mich ständig inspiriert und erfüllt.

Durch die Zusammenarbeit und den Austausch mit Anderen habe ich effektive Gesundheitsstrategien entwickelt und umgesetzt. Ich achte auf regelmäßige Gesundheits-Checks, wie Bluttests und eine jährliche Darmreinigung. Zudem habe ich eine jährliche Nierenkur begonnen und lege Wert auf Fastentage oder -wochen.

Die Balance zwischen Beruf und Familie ist entscheidend für mich. Als jemand der sowohl eine erfüllende Karriere als auch eine liebevolle Familie hat, ist es wichtig, dass ich meine Zeit und Energie sorgfältig plane und Prioritäten setze. Ich finde es besonders bereichernd, meine beruflichen Erfahrungen mit meinen Kindern zu teilen und sie in ihren eigenen Interessen und Leidenschaften zu unterstützen.

Was ist heute mein Gesundheits-Code in den verschiedenen Bereichen (Essen, Trinken, und Schlaf)?

Heute ist mein Gesundheits-Code ein wertvoller Kompass für mein Wohlbefinden und hilft mir, ein gesundes und erfülltes Leben zu führen. Hier sind die Hauptbereiche, auf die ich achte und wie ich sie in mein Leben integriere:

Jeden Tag nehme ich mir die Zeit für körperliche Aktivität, sei es ein intensives Workout, ein entspannter Lauf oder eine Runde mit den Hunden durch den Wald. Bewegung dient mir nicht nur als Ausgleich zum oft hektischen Alltag, sondern hilft mir auch überschüssige Energie abzubauen und meine Gedanken zu ordnen.

Ich liebe es, ausgewogene Mahlzeiten zu mir zu nehmen, die meinen Körper mit allen wichtigen Nährstoffen versorgen, es umfasst eine bunte Mischung aus frischem Obst, knackigem Gemüse, Vollkornprodukten, Proteinen und gesunden Fetten. Aber ich gönne mir auch hin und wieder meine Lieblingssüßigkeit, denn Genuss gehört für mich zum Leben dazu. Ja und auch ich habe einen Thermomix, der mir bei so manchen Rezepten hilft.

Ich achte darauf, genügend Wasser zu trinken – mit einer Tasse heißem Wasser am Morgen starte ich in den Tag. Ein guter Espresso ist für mich ein kleiner Luxus, den ich nicht missen möchte, auch wenn ich Koffein in Maßen konsumiere.

Dennoch genieße ich in geselliger Runde gern auch mal ein Glas Wein.

Erholsamer Schlaf ist mir sehr wichtig, und ich strebe an, jede Nacht zwischen 6 und 8 Stunden zu schlafen. Eine feste Schlafenszeit, meist zwischen 22 und 23 Uhr, hilft mir dabei, einen regelmäßigen Schlafrhythmus aufrechtzuerhalten. Unter der Woche stehe ich meist gegen 05:45 Uhr auf, aber ich genieße es auch auszuschlafen und mir manchmal durch einen Powernap zusätzliche Erholung zu gönnen.

Eine entspannte Abendroutine unterstützt diesen Prozess zusätzlich. Diese Routine beginnt oft mit einem gemeinsamen Abendessen mit der Familie, bei dem wir uns über die Ereignisse des Tages austauschen. Dabei sprechen wir darüber, wie es in der Schule war, welche Herausforderungen und Erfolge es auf der Arbeit gab, und was uns sonst noch bewegt. Solche Gespräche helfen, den Tag zu reflektieren und abzuschließen.

Indem ich meinen Gesundheits-Code bestmöglich befolge, verbessere ich meine Lebensqualität und lebe langfristig gesünder. Gleichzeitig erlaube ich mir, das Leben in vollen Zügen zu genießen, denn es sind die kleinen Freuden und Ausnahmen, die das Leben lebenswert machen.

Was sind meine Routinen?

Mein Gesundheits-Code ist nicht nur eine Philosophie, sondern spiegelt sich auch in meinen täglichen Routinen wider.

Für mich ist tägliche Bewegung unverzichtbar. Regelmäßige Übungen sind für meine körperliche Fitness und Prävention von Verletzungen entscheidend. Jede Jahreszeit bietet endlose Möglichkeiten sich draußen zu bewegen. Im Winter liebe ich es auf Skiern die Piste zu erobern oder eine abenteuerliche Skitour zu unternehmen. Mit Schneeschuhen erkunde ich gerne die verschneite Landschaft und genieße die Ruhe. Im Sommer zieht es mich ans Wasser, sei es zum Schwimmen im See oder zum Stand-up paddeln. Doch auch das Erklimmen der Berge mit meinen Wanderschuhen oder dem Klettersteig Set ist eine Leidenschaft von mir. Egal, wo es hingeht, mein Mann, die Kinder und unsere Hunde sind oft dabei. Diese Herausforderungen in der Natur bringen mir nicht nur körperliche Fitness, sondern auch innere Ausgeglichenheit und neue Perspektiven.

Wenn das Wetter mal nicht mitspielt, wartet mein Hula-Hoop-Reifen oder der TRX-Trainer auf mich und falls ich richtig Action brauche, fordere ich meinen Mann gerne zu einer epischen Plank-Challenge heraus, mal sehen wer länger durchhält.

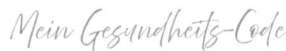

Zusätzlich habe ich das Vergnügen, eine begeisterte Sportgruppe hier im Ort zu leiten. Gemeinsam motivieren wir uns zu neuen Höchstleistungen und teilen unsere Leidenschaft

für aktive Bewegung. Jede Woche treffen wir uns für spannende Workouts, die nicht nur unseren Körper, sondern auch unseren Teamgeist stärken.

Eine Schlüsselrolle spielt für mich die Ernährung zur Förderung meiner Zellgesundheit. Jeden Morgen starte ich mit einem Powerfrühstück, das reich an Proteinen und Ballaststoffen ist. Ich liebe ein selbstgemachtes Müsli, das ich mit Früchten und Nüssen verfeinere. Manchmal entscheide ich mich auch für ein herzhaftes Frühstück mit (Vollkorn)brot, das ich mit einer Vielzahl von frischen Aufstrichen und Belägen kombiniere. Besonders gern mag ich Brot mit Käse, Ei, Avocado, Ingwer, Gurken und Tomaten, das Topping darf dabei nicht fehlen. Dieses ausgewogene Frühstück versorgt mich mit der nötigen Energie und Nährstoffen, um gut in den Tag zu starten. Vor allem am Wochenende genießen wir ein ausgiebiges Familienfrühstück.

Ich wähle bewusst frische Zutaten, die ich gerne aus unserem eigenen Garten beziehe. Ein Hochbeet, das nicht nur unsere Gerichte mit aromatischen Kräutern verfeinert, sondern uns auch mit frischem Salat, Obst und Gemüse versorgt, ist für mich von unschätzbarem Wert. Es bringt die Natur direkt vor unsere Haustür und bereichert unsere Küche mit gesunden, selbst angebauten Lebensmitteln. Zusätzlich habe ich das Glück, dass mein Mann ein leidenschaftlicher Koch ist, der unsere gesunden Zutaten in köstliche Mahlzeiten verwandelt.

In der Beerensaison bin ich oft beim Beerenpflücken anzutreffen, eine Tätigkeit, die ich liebe und der ich stundenlang nachgehen könnte. Das Gleiche gilt für das Pilze suchen. Ich pflücke Bärlauch, mache daraus Pesto, erzeuge selbst Kombucha, trockne Kräuter und stelle meinen eigenen Holler-, Melissen- oder Lavendelsaft her.

Zudem setze ich auf natürliche Nahrungsergänzungsmittel, um meinen Körper mit essenziellen Mikronährstoffen zu versorgen.

Ich praktiziere Entspannungstechniken, gönne mir eine Massage, trinke ein Glas Wein, führe gute Gespräche, vermeide Medien so gut es geht, um Stress abzubauen und meine innere Balance zu finden.

Ein wichtiger Teil meiner Routine ist die kontinuierliche Weiterbildung. Ich lese regelmäßig Fachliteratur und nehme an Fortbildungen teil, um mein Wissen auf dem neuesten Stand zu halten. Dieses Wissen teile ich durch Vorträge und Workshops, um andere zu empowern und zu informieren. Ich bleibe flexibel und passe meine Routinen und Strategien an, wenn sich meine Bedürfnisse oder Lebensumstände ändern.

Letztes Jahr nahm ich eine Herausforderung an, die mich wirklich aus meiner Komfortzone herausforderte, ein Eisbad. Als ich mich zum ersten Mal in das eiskalte Wasser wagte, spürte ich, wie Adrenalin durch meinen Körper raste. Die Temperatur lag knapp unter dem zweistelligen Bereich und ich konnte förmlich das Kribbeln der Kälte spüren. Mit jedem Schritt tiefer ins Wasser fühlte ich mich lebendiger und energiegeladener. Das Gefühl, die

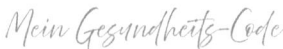

eigene Komfortzone zu verlassen und sich der Natur vollständig hinzugeben, war unglaublich erfrischend. Der Moment, in dem ich aus dem Wasser stieg, war wie ein Triumph über meine eigenen Grenzen. Es ist eine Erfahrung, die ich jedem empfehlen kann, der bereit ist, sich selbst zu überraschen und das Leben in vollen Zügen zu genießen. Diese Routine ist neu und ich möchte sie unbedingt fortsetzen.

Was lasse ich heute sein und mache ich nicht mehr?

Meine Sichtweise und mein Verhalten im Umgang mit Gesundheit und Wohlbefinden haben sich im Laufe meines Lebens eindeutig verändert. Diese Veränderungen spiegeln sich auch in den Dingen wieder, die ich heute bewusst vermeide oder nicht mehr tue.

Früher habe ich ohne klare Tagesstruktur gearbeitet, heute plane ich meine Aufgaben und Termine effizienter, um strukturierter, produktiver und zielgerichteter zu arbeiten. Ich vertraue mehr auf mein Wissen und meine Erfahrungen und setze auf kontinuierliche Weiterbildung, um stets auf dem neuesten Stand zu bleiben. Heute sorge ich für regelmäßige Pausen und Freizeitaktivitäten, um mein Wohlbefinden zu fördern.

Ich esse weniger stark verarbeitete und stark zuckerhaltige Lebensmittel.

Ich habe gelernt, meine eigenen Grenzen zu respektieren und vermeide übermäßige Belastung durch Stress. Durch eine bewusste Work-Life-Balance sorge ich dafür, dass meine Gesundheit und mein Wohlbefinden nicht zu kurz kommen.

Ich verzichte darauf, präventive Maßnahmen zu vernachlässigen.

Früher habe ich bei Symptomen sofort zur Schmerztablette gegriffen, besonders bei Kopfschmerzen. Heute weiß ich, dass es viele effektive nicht-medikamentöse Therapiemethoden gibt, die mir genauso gut helfen können.

Heute weiß ich auch, wie wichtig ein unterstützendes Netzwerk aus anderen Gesundheitsprofis ist, und beschäftige mich mit diversen Biohacks.

Welche Check-ups mache ich regelmäßig und welche Nahrungsergänzungsmittel nehme ich?

Um meine Gesundheit optimal zu überwachen und zu unterstützen, habe ich im Laufe der Jahre eine Reihe von Routineuntersuchungen und spezifischen Tests in meinen Alltag integriert. Diese regelmäßigen Check-ups und die gezielte Einnahme von Nahrungsergänzungsmitteln helfen mir, meine Gesundheit zu erhalten und frühzeitig auf Veränderungen zu reagieren.

Einmal jährlich lasse ich eine umfassende sportmedizinische Untersuchung durchführen. Diese Untersuchung hilft mir, meine körperliche Fitness zu bewerten, Verletzungsrisiken zu minimieren und meine sportlichen Ziele nur mehr hobbymäßig zu erreichen.

Regelmäßige Besuche beim Frauenarzt, Zahnarzt und der allgemeine Gesundheitscheck beim Hausarzt sind für mich selbstverständlich.

Regelmäßige Tests zur Messung meiner Omega-3 Werte helfen mir, ein gesundes Verhältnis von Omega-3 zu Omega-6 sicherzustellen.

Um sicherzustellen, dass mein Vitamin-D-Spiegel optimal ist, wobei ich es täglich zuführe, teste ich diesen Wert regelmäßig.

Zur Überprüfung meines Mineralstoffhaushalts, teste ich auch diesen. Dabei werden die wichtigsten Parameter wie Magnesium, Jod, Selen, Zink und Kupfer gemessen, da diese Mikronährstoffe essenziell für den funktionierenden Stoffwechsel und meine allgemeine Gesundheit sind.

Um meine Gesundheit zusätzlich zu unterstützen und sicherzustellen, dass ich alle notwendigen Nährstoffe erhalte, nehme ich gezielt bestimmte Nahrungsergänzungsmittel ein, dabei achte ich auf Qualität und Reinheit.

Ein gutes Omega-3-Öl, Vitamin D3 und K2, zusätzlich gern ein Multipräparat, flüssig oder als Pressling, darin enthalten sind Mineralstoffe und Spurenelemente, wie B-Vitamine, Magnesium, Vitamin C, Zink, Jod, Selen, Kupfer, die meinen täglichen Bedarf decken. Ab und zu gehören auch Bitterstoffe, ein Stamperl Aroniasaft, essenzielle Aminosäuren, Basenpulver und Collagen zu meiner Routine.

> *Was ist mein persönlicher Gesundheits-Code,*
> *nach dem ich bestenfalls 100 Jahre (oder mehr) alt werde?*

Mit festen Prinzipien und Routinen strebe ich ein langes, gesundes und erfülltes Leben an. Ich möchte Neues ausprobieren, Chancen ergreifen, die Welt bereisen und dabei stets eine hohe Lebensqualität genießen – und natürlich Oma und Uroma werden.

Mein persönlicher Gesundheits-Code um 100 Jahre alt zu werden, setzt auf regelmäßige Pausen und Aktivitäten. Me-time ist für mich essenziell, um meine Bedürfnisse zu reflektieren und ausreichend Erholung zu finden. Hobbies, die mir Freude bereiten, helfen mir Energie zu tanken. Sportliche Aktivitäten sind für mich nicht nur eine Möglichkeit fit zu bleiben, sondern auch um mentale Ausgeglichenheit zu erreichen.

Ich setze auf eine Mischung aus Ausdauer, Kraft und Flexibilitätstraining für ein vielseitiges Workout. Zeit mit der Familie und Freunden sind genauso bedeutend, diese Momente geben mir Kraft und Freude, die mein Leben bereichern.

Ich engagiere mich in Gemeinschaften, die einen gesunden Lebensstil fördern, und teile mein Wissen, um anderen zu helfen. Ich setze mir SMART-Ziele, die ich regelmäßig überprüfe. Auch wenn nicht immer alles perfekt läuft, bleibt mein Fokus stets auf einem erfüllten und gesunden Leben. Eine gesunde Ernährung ist ebenso zentral, ich setze auf frische unverarbeitete Lebensmittel, ernte aus meinem eigenen Garten und bevorzuge regionale Produkte direkt vom Bauern wie Butter, Honig, Brot und Fleisch.

Letztlich strebe ich ein Gleichgewicht zwischen Gesundheit und Genuss an, um das Beste aus jedem Tag zu machen.

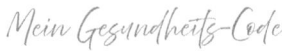

Welche Gedanken sind mir während des Lesens der Geschichte
von Beatrice Kretzl-Viezens durch den Kopf gegangen
und welche Inspirationen nehme ich mir mit?

_____

_____

_____

_____

_____

Bei welchen Anregungen möchte ich mehr erfahren?

_____

_____

_____

_____

_____

Was davon setze ich um? Was mache ich weniger oder nicht mehr?

_____

_____

_____

_____

_____

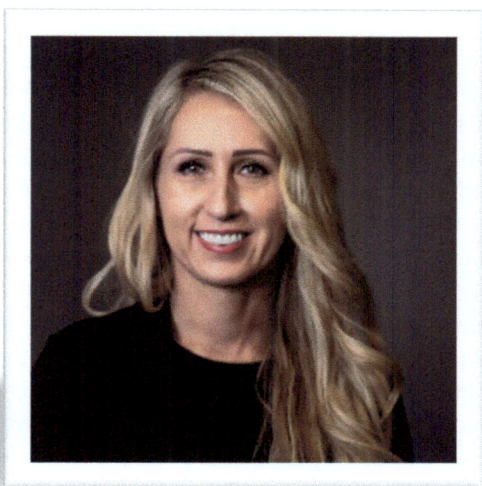

Emilia Świtała

Emilia Świtała ist seit über acht Jahren im Bereich Gesundheit und Epigenetik tätig und war selbst ein Forschungsfall in ihrer eigenen Arbeit. Sie lebt in Leidenschaft dafür, Menschen zu einer positiveren Lebensveränderung zu motivieren. Seit 2021 ist Emilia als zertifizierter Epigenetik-Coach in der DNA-, Stress-, Burnout- und Ernährungstherapie tätig.

https://emilia-switala.com/

Wer bin ich und was mache ich?

Ich bin Emilia und wuchs mit meinen Brüdern in einer wohlhabenden Familie auf. Als mein Vater von heute auf morgen plötzlich mit einem Koffer in der Hand das Haus verließ, lebten wir ab meinem neunten Lebensjahr in Armut. Dennoch hatte ich die Möglichkeit, eine renommierte Schule zu besuchen und diese mit Auszeichnung abzuschließen. In Polen hatte ich damals keine großen Chancen. Also machte ich mich auf den Weg und reiste ohne Deutschkenntnisse nach Deutschland. Ich erreichte innerhalb eines Jahres das Sprachniveau, um meinen Traum, Architektur zu studieren, zu verwirklichen. Jedoch brach ich das Studium nach knapp einem Jahr ab, da ich 2003 aus unerklärlichen Gründen abgeschoben wurde. Es gab Menschen, die mir das nicht gönnten, wie in meinem Buch „Unerschütterlicher Lebenswille – Kraft schöpfen in aussichtslosen Momenten" nachzulesen ist. Ich habe nicht aufgegeben, sondern einfach immer weiter gemacht. Ich habe studiert, wie eine Wilde hart gearbeitet, neben der Arbeit gelesen und gelernt. Ich habe mich ständig fortgebildet und mir einen riesigen deutschen Wortschatz angeeignet, und das in kürzester Zeit. Ich habe so viel gearbeitet, dass ich mich fast zu Tode geschuftet habe – und es kam fast dazu. Ich war fast tot. Nach diesem traumatischen Erlebnis stand ich wieder auf und schloss drei Studiengänge sowie zusätzliche Ausbildungen ab.

Im Jahr 2021 nutzte ich meine praktischen Kenntnisse und ließ mich in den Bereichen Epigenetik, DNA, Stress- und Burnout-Prävention sowie Ernährungstherapie zertifizieren. Es hat 43 Jahre gedauert, bis ich hier angekommen bin, wo ich jetzt gerade stehe. Heute begleite ich mit großer Leidenschaft Menschen auf ihrem Weg zu einem besseren Leben und teile das wertvolle Wissen, das ich am eigenen Leib erfahren durfte, durch Vorträge, Workshops und Coachings.

Welche gesundheitlichen Erfahrungen habe ich gemacht und wie war mein Gesundheits-Code früher?

Wegen meines unermüdlichen Engagements litt ich unter Schlafstörungen, Bauchschmerzen, Darmproblemen und Migräneanfällen. Ich erinnere mich an den Tag, als ich im Wartezimmer saß, voller Ungewissheit. Die Ärztin sprach in rätselhaften Andeutungen und ich ahnte, dass etwas nicht stimmte. Als ich schließlich die Diagnose erhielt, war ich wie gelähmt vor Schock – ein 4,5 cm großer Tumor in meinem Gehirn, der vermutlich 15 Jahre lang unbemerkt gewachsen war – wurde zu meiner Realität. Mit diesem Rückschlag sprach das Leben zu mir und sagte: „Ich habe etwas Besonderes mit dir vor. Wenn alles gegen dich läuft, dann tue ich etwas für dich. Bleib stehen. Deine größten Probleme sind deine größten Geschenke." Seltsamerweise hatte ich schon lange vorher Bilder von meinem Gehirn gemalt, als ob mein Unterbewusstsein bereits wusste, was in mir vorging.

In den folgenden Tagen kämpfte ich mit einer Flut von Emotionen. Mein Mann versuchte, mir Mut zu machen, aber ich fühlte mich verloren in einem Nebel aus Angst und

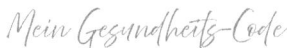

Verleugnung. Inmitten meiner Verzweiflung begann ich zu erkennen, dass meine Angst mich lähmte. Ich musste sie überwinden, um Heilung erfahren zu können.

Meine ersten Erfahrungen im Bereich der Epigenetik sammelte ich 2016, als ich verzweifelt nach den Ursachen meiner langjährigen Erkrankungen suchte. Ich lernte mehr über Epigenetik und Selbstheilung kennen. Wie hängen Gedanken, Emotionen und Erfahrungen mit meinen Genen zusammen? Das war körperlich, geistig und seelisch eine wahnsinnige Reise. Ich habe angefangen, an meinem Körper, der voller Entzündungen war, zu arbeiten. Ich habe am Leaky Gut Syndrom (undichter Darm) und an meinem Immunsystem gearbeitet. Ich habe an allem gearbeitet, was meinen Tumor beeinflussen konnte, nur nicht an dem Tumor selbst. Allem, was drum herum lag, schenkte ich Beachtung. Nur konnte ich meinen Tumor, als Teil meiner Heilung, nicht akzeptieren. Eine weitere Begegnung öffnete mir erneut die Augen, und das war auch wieder ein krasser Moment. Eine bemerkenswerte Frau namens Petra sagte ruhig: „Komm, ich zeige dir, was er genau meinte." Sie sagte, ich sollte meinen Tumor lieben. Ich guckte erst mal „doof aus der Wäsche" und schaute sie fassungslos an und dachte: Was will sie denn von mir? Meinen Tumor lieben? Ich konnte es nicht fassen. Ich hasste ihn. Ich wollte nur, dass er verschwindet. Immer wieder fragte ich mich verzweifelt: Warum ich? Warum jetzt? Warum kann es nicht etwas Einfacheres sein? Warum muss es gerade dieser verdammte Tumor sein? Ich war vollkommen verwirrt und in meinem Inneren tobte ein Sturm.

Warum passiert das ausgerechnet mir? Petra gab mir ein kleines Stück Wolle und sagte: „Fass sie an und stell dir vor, das ist dein Freund. So habe ich mir meinen Krebs vorgestellt. Ich habe ihn gehen lassen. Mit Liebe und Dankbarkeit." So fing ich an, mit einer Nuss in der Hand zu sprechen. Die Worte blieben mir im Hals stecken, aber ich versuchte es immer wieder. Schließlich stellte ich mir vor, dass der Tumor schon draußen ist und dankte ihm für das Wissen, das er mir geschenkt hatte.

Ich ließ mich untersuchen und meine Ärztin sagte: Er hat aufgehört zu wachsen. Dein Immunsystem ist stark genug. Alle deine Entzündungen sind verschwunden, und zwar alle. Es ist so weit! Ich war bereit für die nächste schwierige Reise – die Operation.

In diesem Moment zwischen Leben und Tod liefen verschiedene Momente vor meinen inneren Augen, einige krasse Erfahrungen aus meinem Leben ab: Da lag ich nun in meiner alten, unbeschreiblichen Umgebung vor 37 Jahren, umgeben von Menschen, die mich beobachteten, in einem Raum aus meiner Kindheit. Doch es fehlte etwas Wesentliches: die Liebe. Mein Mann kam und öffnete mir ständig die Augen. Er küsste die andere Frau und zwang mich, hinzuschauen, damit ich sah, wie er mich betrog. „Schaut, wie sie leidet. Sie ist gefesselt, sie kann nicht wegrennen. Ist sie stark genug, das Ganze zu überleben und zurückzukehren, oder gibt sie auf?" In diesem Raum der Unendlichkeit erkannte ich, dass jede Herausforderung, jeder Schmerz ein Schritt zu einem neuen, schöneren Leben war. Zum Glück kam ich zurück. Ich sah mich selbst aufstehend, befreit von den Fesseln meiner tiefsten Ängste und Zweifel, bereit, mein Leben mit neuer Kraft und Klarheit zu leben.

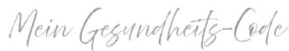

Als ich nach der Operation wieder nach Hause kam, sagte meine Tochter: „Mama? Weißt du was? Als du im Krankenhaus warst, hatte ich große Angst. Weißt du, was wir mit Papa gemacht haben? Wir haben gemeinsam zu Gott gebetet und dir Energie geschickt, damit du gesund wirst und aufstehst. Weißt du, wie? Ich zeige es dir! Wir fühlten die Heilenergie in uns und durch uns hindurch zu dir, Mama, fließen und ließen die Heilströme wirken. Diese Heilenergie half dir, aufzustehen."

Ab diesem Moment stellte ich mein Leben komplett auf den Kopf. Ich fand alles heraus, erkannte alles und reflektierte. Ich machte einen DNA-Test, der mein Trauma, die verborgene Liebe meines Vaters, meine Kindheitsthemen und Gesundheitsthemen aufzeigte. Zum ersten Mal sagte ich meinem Mann nach so vielen Jahren, dass ich ihn liebe. Das ist das Ergebnis meiner Erfahrungen, Erkenntnisse und Umsetzungen. Heute liebe ich mein Leben und habe endlich meinen Platz gefunden. Vorher habe ich lediglich funktioniert und gearbeitet. Das ist meine Erkenntnis.

Welche Lehren habe ich daraus gezogen?

Ich habe meine negativen Denkmuster und Ängste identifiziert und die CBT-Therapie (kognitive Verhaltenstherapie) ausprobiert.

Meine Kinder waren stets in meinen Gedanken, besonders wenn mein Sohn nachts Kopfschmerzen hatte. Ich wollte herausfinden, wie ich sie vor vererbten Krankheiten schützen kann. Eines Tages fragte mich mein Sohn: „Mama, was liest du da? Kann ich auch meine Gene sehen und etwas ändern?" Ich bin so stolz, wenn er in die Küche kommt, sich einen Shake voller Vitamine zubereitet und fragt: „Was soll ich noch tun, um meine Konzentration, um meine Augen zu verbessern? Was fehlt mir, damit ich besser mit Stress in der Schule umgehen kann?" Diese Gespräche führten mich zu der Erkenntnis über die Bedeutung von Wissen und dessen Weitergabe. Ich war tief bewegt und erstaunt darüber, wie meine Kindheitserfahrungen und traumatischen Erlebnisse meine Gene und mein Leben beeinflusst haben. Es war, als hätte ich einen goldenen Schatz gefunden, um zu verstehen, wie ich diese Muster ändern und die inneren Wunden heilen kann.

Mein Ziel ist es, meinen Lebensstil als Nachteule nicht mehr ständig ändern zu müssen und meine Kreativität voll zu entfalten! Seit ich klein bin, bin ich eine Nachteule und habe 40 Jahre lang versucht, das zu ändern, bis ich verstanden habe, dass es zum Teil in meinen Genen liegt. Ich musste immer gegen meinen natürlichen Rhythmus früh aufstehen.

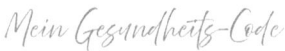

Was ist heute mein Gesundheits-CCode in verschiedenen Lebensbereichen (Essen, Trinken, Schlaf, Familie, Freunde, Liebe, Sport, Entspannung, ...)?

Kunst ist für mich ein unverzichtbarer Teil meines Gesundheits-Codes, eine Form der Meditation und eine Quelle tiefen inneren Friedens. Für mich hat Kunst die heilende Kraft. Wenn ich male oderzeichne, tauche ich in eine andere Welt ein.

Ich achte auf eine ausgewogene Ernährung mit viel frischem Obst, Gemüse und Vollkornprodukten. Täglich trinke ich mindestens 2,5 Liter gefiltertes, schadstofffreies Wasser. Morgens starte ich mit Ingwerwasser, Zitronenwasser und Aminosäuren. Oft genieße ich Kräutertees aus meinem eigenen Garten und vermeide Kaffee nach 14 Uhr.

Zusätzlich konsumiere ich frisch gepressten Selleriesaft und viel Rohkost. Morgens sorge ich für eine Grundversorgung, Antioxidantien, um Stress entgegenzuwirken und mein Immunsystem zu stärken. Ich kaue langsam und mindestens 60 Mal, bevor ich schlucke. Ich esse bewusst Antioxidantien, sei es in Lebensmitteln oder in Nahrungsergänzungsmitteln. Ich mache Entspannungstechniken und nutze die Kraft der Meditation.

Mein Schlaf ist genauso wichtig, wie Sport oder 60 Mal zu kauen. Ich begann, mein Schlafzimmer nach den Feng-Shui-Regeln zu optimieren und die WLAN-Belastungen zu minimieren, um eine harmonischere und erholsamere Schlafumgebung zu schaffen. Ich verzichte auf Pflanzen im Schlafzimmer, da sie ins Wohnzimmer gehören. Ich habe einen Spiegel aus dem Schlafzimmer entfernt, um Stress und Ängste zu reduzieren.

Nach den Prinzipien des Gesetzes der Anziehung habe ich ein Bild meines Visionboards mit einem goldenen Rahmen im Schlafzimmer aufgehängt, um meine Ziele zu visualisieren und positive Energie anzuziehen.

Liebe: Ich habe einen Vertrag aufgesetzt, in dem alle wichtigen Regeln stehen, die mir in unserer Beziehung am Herzen liegen. So kann mein Mann nichts vergessen und sorgt sich immer um unsere Liebe. Sollte er mich vor lauter Arbeit und Stress mal vergessen, wird der Vertrag erneuert!

Was sind meine täglichen Routinen?

Direkt nach dem Aufstehen, auf nüchternen Magen, beginne ich meinen Tag mit dem „Yoga-Sonnengruß". Ich optimiere meine soziale Umgebung, um mehr Zeit für meine Leidenschaften, Ziele und Visionen zu haben. MEIN Zukunftszustand entsteht aus dem Gefühl, nicht aus dem rationalen Verstand, was heutzutage nicht selbstverständlich ist. Ich liebe es, täglich Visualisierungen durchzuführen, wenn ich meine Augen schließe. Ich arbeite kontinuierlich an meinen Glaubenssätzen, um mein Wohlbefinden zu fördern.

EFT (Emotionsfokussierte Therapie) hat meine belastenden Emotionen sehr reduziert und unterstützt mich bei Stressmaßnahmen. Ein weiterer wichtiger Bestandteil meiner täglichen Routinen ist die Erdung durch Barfußgehen, um eine tiefere Verbindung zur Natur zu spüren und meine innere Balance zu stärken. Entspannende Asanas und Atemübungen bereiten meinen Körper und Geist auf eine erholsame Nacht vor.

Was habe ich aufgegeben und mache ich nicht mehr?

Ich habe gelernt, dass ich nicht für alle da sein muss und nicht alles tun muss, was andere von mir erwarten. Ich bleibe niemals stehen und weigere mich aufzugeben – so bin ich, so bleibe ich. Diese Freiheit, meine eigenen Grenzen zu setzen und meine Bedürfnisse zu achten, hat mir inneren Frieden gebracht. Obwohl es von anderen Menschen oft nicht akzeptiert wird und ich immer wieder höre, dass ich in einer unrealistischen Welt lebe, macht mich das nicht mehr wütend. Ich erinnere mich immer wieder an die Worte von Dr. Bruce Lipton, der zu mir sagte: „Emilia, solche Menschen gibt es. Die Gehirnhälfte, die normalerweise bei Menschen inaktiv ist, ist bei dir aktiv. Das kann ich spüren, und die ist oft sehr kreativ. Bleib in deiner unrealistischen Welt. Ergreife die Gelegenheit und lebe deine Visionen. Sei glücklich." Diese Worte geben mir Kraft und bestätigen, dass es in Ordnung ist, anders zu sein.

Welche regelmäßigen Check-ups mache ich und welche Nahrungsergänzungsmittel nehme ich?

Nach der Schwindelattacke, dem darauffolgenden Kollaps, Ein- und Durchschlafstörungen sowie der Erschöpfungsdepression, habe ich erkannt, wie wichtig regelmäßige Gesundheitschecks und geeignete Nahrungsergänzungsmittel sind.

Darm- und Lebergesundheitscheck, Schwermetallbelastungstests, Elektrosmog-Belastungstests, Blutuntersuchungen zur Überprüfung von Vitamin- und Mineralstoffspiegeln.

Schwermetalle ausleiten und besonders meine Exposition gegenüber Elektrosmog minimieren.

Vitalstoffe, die stärker wirken als OPC, und Vitamin C zur Stärkung des Immunsystems und Reduktion von Stresshormonen.

Probiotika zur Unterstützung der Darmgesundheit sind ein tägliches Brot geworden.

Vor jeder Mahlzeit: Vitalstoffe wie Aloe Vera für den Darm.

Omega-3-Fettsäuren zur Unterstützung der Gehirnfunktion, Reduktion von Stress und Entzündungen.

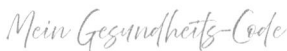

> *Was würde ich tun oder lassen, wenn ich mit meinem*
> *heutigen Wissen zurück in die Vergangenheit reisen könnte?*

1. Mehr auf meine Intuition hören.

2. Mehr auf meinen Körper achten.

3. Mehr negative Umgebungen meiden und schneller aussteigen.

4. Visionen folgen, meine Träume und Ziele konsequenter umsetzen.

5. Anderen helfen, ohne ausgenutzt zu werden.

> *Was ist mein persönlicher Gesundheits-Code,*
> *nach dem ich bestenfalls 100 Jahre (oder mehr) alt werde?*

Ich habe einen speziellen Ort des Abschaltens geschaffen, an dem ich zur Ruhe komme. Dieser Ort hilft mir, den Alltag hinter mir zu lassen und neue Energie zu tanken.

Ich glaube fest daran, dass die Liebe – zu mir selbst und zu anderen – die Grundlage für ein langes und erfülltes Leben ist. Ein stressfreies Leben ist ebenso essenziell; ich bemühe mich, Stress abzubauen und eine Balance zwischen Arbeit und Freizeit zu finden. Nach langen Gesprächen mit meiner Mutter sagte ich zur ihr: „Ich verzeihe dir." Und als sich mein Vater, Jahre nach seinem plötzlichen Verschwinden in meiner Kindheit, umgebracht hatte, bewahrte ich mir die wertvollste Erinnerungen: „Ihr seid der wunderbarste Teil von mir."

Zusammengefasst ist mein Gesundheits-Code eine Kombination aus Liebe, Stressfreiheit und der fortlaufenden Entdeckung wissenschaftlicher Erkenntnisse, die mich auf dem Weg zu einem langen und gesunden Leben begleiten.

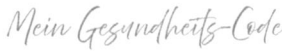

Welche Gedanken sind mir während des Lesens der Geschichte
von Emilia Świtała durch den Kopf gegangen
und welche Inspirationen nehme ich mir mit?

_____

_____

_____

_____

_____

Bei welchen Anregungen möchte ich mehr erfahren?

_____

_____

_____

_____

_____

Was davon setze ich um? Was mache ich weniger oder nicht mehr?

_____

_____

_____

_____

_____

_____

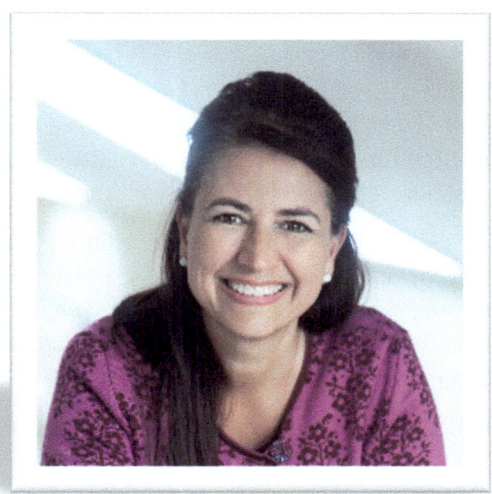

Dr. Catarina Edfjäll

Dr. Catarina Edfjäll ist Biotechnologin mit einem PhD in Biochemie. Sie spricht fünf Sprachen, hat 50 Länder bereist, pflegt Kontakte weltweit und fühlt sich als Europäerin und Weltenbürgerin. Die gebürtige Schwedin hat vor 25 Jahren Heimat in der Schweiz gefunden.

Nach erfolgreicher Karriere in der Biotechbranche widmet sie sich heute als Beraterin ihrem Herzens-Thema: holistischer, gesunder Lifestyle mit Epigenetik und Frequenzen.

https://www.instagram.com/dr_catarina_edfjaell/

Wer bin ich und was mache ich?

Ich bin Biotechnologin, mit einem PhD in Biochemie. Nach erfolgreicher, 25-jähriger Karriere in der Biotechbranche, zuletzt als globale Abteilungsleiterin für die Zulassung von Medikamenten für seltene Krankheiten weltweit, habe ich die Spur gewechselt. Ich wollte endlich gesünder, genussvoller, selbstbestimmter und weniger stressig leben.

Parallel zur Entwicklung und Erweiterung meines Horizontes im Außen, hat eine Entwicklung im Inneren stattgefunden. Die letzten Jahre waren von vielen Weiterbildungen rund um die Themen holistische Gesundheit, Epigenetik, Ernährung und Ikigai geprägt. Zu meinen Lehrern gehören Eva-Maria Zurhorst, Rüdiger Dahlke, Daniela Herzberg, Wendelin Niederberger, Manuel Burzler und Timo Janisch.

Heute lebe ich in viel mehr Ruhe und Dankbarkeit, bin gelassener, authentischer und glücklicher als früher, mit dem Gefühl endlich bei und in mir selbst angekommen zu sein. Unter dem Motto: „Inspirieren, nicht missionieren!", teile ich meine Erfahrungen. Als Beraterin stelle ich meine fundierten Kenntnisse über einen gesunden, holistischen Lifestyle und Epigenetik zur Verfügung. Dabei empfehle ich nur, was ich selbst ausprobiert habe. Ich biete weiterhin strategische Beratung und Supervision für die Entwicklung und Zulassung von Medikamenten an. Darüber hinaus bin ich im Vorstand des Epigenetik Netzwerk Schweiz und im Aufsichtsrat der Europäischen non-profit Organisation Cancer Drug Development Forum.

Welche gesundheitlichen Erfahrungen habe ich gemacht und wie war mein Gesundheits-Code früher?

Ich bin sehr leistungsorientiert aufgewachsen. „Erfolgreich sein" war seit frühster Kindheit mein Leitfaden. Dazu gehörten Topleistungen in Schule und Studium, gefolgt von einer steilen Karriere und einer überfüllten Agenda. Ich bin von einem Termin zum nächsten gehetzt. Multitasking war unerlässlich, ich war sogar stolz darauf. Kein Wunder, dass mich immer wieder starke Migräne plagte. Aber nicht einmal sie hat es geschafft, mich in die Ruhe zu bringen. Statt mich um meine Gesundheit zu kümmern, bin ich mit Hilfe starker Schmerzmittel meinen beruflichen Verpflichtungen nachgegangen.

Über Jahrzehnte war ich mehrmals im Monat beruflich in der ganzen Welt unterwegs. Das war ein sehr unregelmäßiges Leben, oft Jetlag, mit ungesundem Essen, zu wenig Schlaf und Sport. In so einem Regime ist es eine Herausforderung, gesunde Gewohnheiten, Hobbies und Freundschaften zu pflegen. Mein Körper musste viel aushalten. Ich bin ihm sehr dankbar, dass er mich nicht mit einer gravierenden Krankheit ausgebremst hat.

Heute weiß ich (dank eines DNA-Tests), dass ich Stresshormone wie Adrenalin nur sehr langsam abbaue und diese länger im Körper bleiben. Dadurch konnte und bin ich oft über meine Leistungsgrenzen hinausgegangen. Der Preis, den ich dafür bezahlt habe, waren

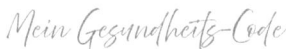

Migräneanfälle, Bluthochdruck, ein ungesundes Ess- und Konsumverhalten, um den Dauerstress zu kompensieren. So bin ich mehrmals knapp an einem Burnout vorbeigeschrammt.

Es war ein beruflicher Erfolgs-Code, aber leider kein Gesundheits-Code.

Welche Lehren habe ich daraus gezogen?

Die Wende begann 2014 mit einem Fußgelenkbruch. Er zwang mich zu einer längeren Pause. Zum ersten Mal merkte ich, wie schön es zu Hause ist. Ich hatte genug Zeit, um über mein Leben nachzudenken. Es dämmerte mir, dass ich vom Gas gehen sollte. Aber wie die Spur wechseln? Eine erfolgreiche Top-Managerin zu sein, war mir immer noch wichtig. Bis ich 2016 das Hoffman Seminar besuchte. Zum ersten Mal verstand ich, welche Glaubenssätze und Muster mich antrieben.

Das Seminar war der Anfang einer neuen Beziehung zu mir, auf allen Ebenen. Durch nachhaltiges Coaching mit meinem Hoffman Trainer Jochen Windhausen, und meinem Mentor Farid El-Nomany, habe ich angefangen, meine mentalen, emotionalen, und körperlichen Bedürfnisse ernst zu nehmen. Durch das schrittweise Auflösen von Glaubenssätzen konnte ich den Autopiloten ausschalten und mich auf meine Bedürfnisse, statt auf den Erfolg, einnorden. Es war ein jahrelanger Prozess, bis ich schlussendlich mein Leistungsmuster durchbrochen hatte.

Meine wichtigste Erkenntnis aus dieser Zeit ist, wie grundlegend ein holistischer, gesunder Lebensstil für ein glückliches, erfülltes Leben ist. Um meine echten Bedürfnisse gut zu erkennen und zu nähren, ist es für mich essenziell, genügend Zeit für mich einzuplanen (auch in der Agenda!) und auf meine Intuition zu hören.

Was ist heute dein Gesundheits-Code in verschiedenen Lebensbereichen (Essen, Trinken, Schlaf, Familie, Freunde, Liebe, Sport, Entspannung, ...)?

Mein heutiger Gesundheits-Code setzt sich aus den folgenden sieben Schlüsselelementen zusammen:

Nährendes Essen: Vollwertig, biologisch pflanzlich, lokal produziert, gerne aus meinem Garten. Ab und zu Fisch und Käse in guter Bioqualität für den Genuss.

Nährendes Trinken: Gefiltertes Wasser, aktiviert durch Elektrolyse, mit Molekularem Wasserstoff angereichert.

Erholsamer Schlaf: Genügend Schlaf von guter Qualität (ich messe diverse Parameter, wie Schlafphasen, Puls, Sauerstoffsättigung, mit einem Smart-Ring).

Stress reduzieren: Meditieren, in der Natur verweilen, barfuß laufen, Zeit mit meinen Tieren verbringen, Reiten, Massagen, Infrarotlicht, Musik hören, Yoga, Qi Gong und Pranayama praktizieren, viel Freiraum im Terminkalender.

Holistische Prävention: Meinen mentalen und physischen Körper stärken durch bedürfnisorientierte Bewegung, Entspannung und Regeneration, Gedanken-Hygiene, Einnahme von Nahrungsergänzungsmitteln und tägliche Anwendung verschiedener Frequenzen.

Wohltuende Verbindungen: Zeit mit Familie und guten Freunden: umarmen, austauschen, vernetzen. Dafür mache ich mich auch auf den Weg zu ihnen, egal wie weit weg sie sind.

Liebe: Ehrlich, nährend, offen, zärtlich und respektvoll, sonst bin ich lieber allein und glücklich. Massagen sind eine gute Option, wenn körperliche Berührung fehlt.

Zusammengefasst: Körperlich, seelisch und emotional gut für mich sorgen. Ich genieße das Leben und lasse los, was mir nicht guttut.

Was sind meine täglichen Routinen?

Täglich gehören für mich folgende Routinen einfach dazu:

Den Tag mit Meditation und Zitronenwasser beginnen. Ich meditiere, oft noch im Bett, bevor ich richtig wach bin. Nach dem Aufstehen trinke ich 0,5 l lauwarmes Zitronenwasser, um meinen Wasserhaushalt aufzufüllen. Das ist auch eine sanfte Art meinen Magen-Darm-Trakt aufzuwecken, bis ich gegen Mittag meine erste von zwei Mahlzeiten einnehme, die zweite dann am frühen Abend. Das ca. 16 Stunden dauernde intermittierende Fasten gibt meinem Darm jede Nacht Zeit für Reinigungsabläufe und Regeneration.

Ich trinke gefiltertes, mit Molekularem Wasserstoff aktiviertes Wasser, ca. 1,5 l am Tag – meine beste Quelle für Antioxydanzien und um den Körper gut zu hydrieren, denn Molekularer Wasserstoff dringt bis in die Zellen. Zusätzlich beschwinge ich das Wasser mit Frequenzen. Das so mit Informationen beladene Wasser ist ein wichtiger Teil meiner Strategie zur Stärkung meines Körpers, um erst gar nicht krank zu werden. Zudem verwende ich täglich verschiedene Frequenzen, die auf meinen physischen und energetischen Körper unterstützend und heilend wirken.

Für guten Schlaf nehme ich eine Vorstufe von Serotonin, das im Körper in das schlafförderne Hormon Melatonin umgewandelt werden kann. Zudem benutze ich abends eine Blaulichtblockerbrille, damit der Körper Melatonin besser produzieren kann. Schweres Essen, Alkohol und aufwühlende Filme spät am Abend vermeide ich.

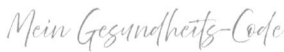

Was habe ich aufgegeben und mache es nicht mehr?

Seit dem Hoffman Seminar gelingt es mir meistens, meinem „Mind Fuck" aus dem Weg zu gehen. Entscheidend ist das bewusste Beobachten meiner eigenen Gedanken, kurz innehalten und nicht dem ersten Reaktions-Impuls nachgehen. Dadurch vermeide ich Glaubenssätze, die mich herunterziehen, wiederzukäuen. Ich bedauere nicht mehr, was ich nicht ändern kann. Ich habe gelernt, milde mit mir selbst zu sein, statt zu grübeln oder mir Vorwürfe zu machen.

Ich habe klare Werte für mein Handeln definiert und Glaubenssätze durch Kraftsätze ersetzt. Dazu gehören: „Du bist super so wie Du bist!"; „Fehler sind OK, lerne draus!"; „Ist das in einem Jahr noch wichtig?", „Qualität statt Quantität".

Außerdem nehme ich nicht mehr jede „Einladung", die mir das Leben gibt, unreflektiert an. Nicht die Anzahl Freunde und Events sind wichtig, sondern die Tiefe des Austauschs. Zu viele Aktivitäten und Begegnungen, egal wie spannend und schön, laugen mich aus und behindern inneren Frieden und holistische Gesundheit. Gleichzeitig sind echte Freundschaften mit Tiefgang viel wichtiger als berufliche Auszeichnungen.

Welche regelmäßigen Check-ups mache ich und welche Nahrungsergänzungsmittel nehme ich?

Inzwischen kenne ich meinen Körper. Symptome wie Müdigkeit, Muskelverspannungen, Kopfschmerzen kann ich gut zuordnen und mit Frequenzen, Nahrungsergänzungsmitteln, Yogaübungen, etc., selbst beheben. Daher lasse ich nur alle paar Jahre ein großes Blutbild machen.

Ich variiere Nahrungsergänzungsmittel, je nach Bedarf. Folgende sind für mich allerdings Basis-Bausteine und deshalb Teil meiner täglichen Routine:

Omega-3-Algenöl – das Öl nehme ich zur Hauptmalzeit ein für eine optimale Aufnahme, damit meine Zellmembranen und damit der Transport in und aus meinen Zellen gut funktioniert. Ich nehme ein Öl, das aus Süßwasser-Algen hergestellt wird, und somit weder mit Schwermetallen noch mit Fischleben belastet ist – Nachhaltigkeit ist mir sehr wichtig.

Vitamin B12 – hilft, um mich fit zu fühlen, da es meine Zellteilung und mein Nervensystem stärkt. Für mich ist es essenziell, es zu supplementieren, da ich kaum tierische Produkte esse.

Vitamin D3 – bei regelmäßiger Einnahme, werde ich von Erkältungen und Grippen verschont.

MSM (Methylsulfonylmethan) – auch wenn ich säurefördernde Zutaten, wie Weißmehl, Milchprodukte, Fleisch oder Zucker vermeide, nehme ich MSM ein, um meinen Körper zu entsäuern und langfristig Schäden in meinem Körper durch Entzündungen zu vermeiden.

Glutathion – ist für mich ein starkes Antioxidans, das, z. B. mein Hautbild sehr verbessert hat.

5-HTP (L-5-Hydroxytryptophan) – zur Unterstützung meines mentalen Wohlbefindens über die Herstellung vom Glückshormon Serotonin tagsüber und des Schlafhormons Melatonin am Abend. Durch meine überwiegend vegane Ernährung ist eine ausreichende Aufnahme von L-Tryptophan aus der Nahrung nicht gewährleistet.

SAMe (5-Adenosylmethionin) – ist ebenfalls gut für mein mentales Wohlbefinden, da es die Dopamin- und Serotoninproduktion in meinem Körper unterstützt.

Was würde ich tun oder lassen, wenn ich mit meinem heutigen Wissen zurück in die Vergangenheit reisen könnte?

Mein Leben mit mehr Selbstliebe und weniger Stress leben, mich bewusster ernähren und noch mehr Zeit mit den Menschen und Tieren verbringen, die ich liebe. Ich würde bewusst auswählen was mir guttut und was nicht, und so früher in den Genuss eines gesunden, glücklichen, erfüllten Lebens kommen.

Was ist mein persönlicher Gesundheits-Code, nach dem ich bestenfalls 100 Jahre (oder mehr) alt werde?

Mein persönlicher Gesundheits-Code geht über Gesundheit hinaus, da ich nicht nur gesund alt werden will, sondern dabei auch Sinnhaftigkeit, Lebensfreude und Genuss erfahren möchte. Deshalb basiert mein individueller Lebensstil-Code zwar auf holistischer Gesundheit und Prävention, mit Hilfe von Epigenetik und Frequenzen, aber beinhaltet zudem: genießen, neues ausprobieren, vernetzen und das Leben bewusst erleben, ganz nahe und im Einklang mit mir selbst.

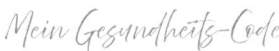
Welche Gedanken sind mir während des Lesens der Geschichte
von Dr. Catarina Edfjäll durch den Kopf gegangen
und welche Inspirationen nehme ich mir mit?

Bei welchen Anregungen möchte ich mehr erfahren?

Was davon setze ich um? Was mache ich weniger oder nicht mehr?

Sonderbeitrag „Wasser"

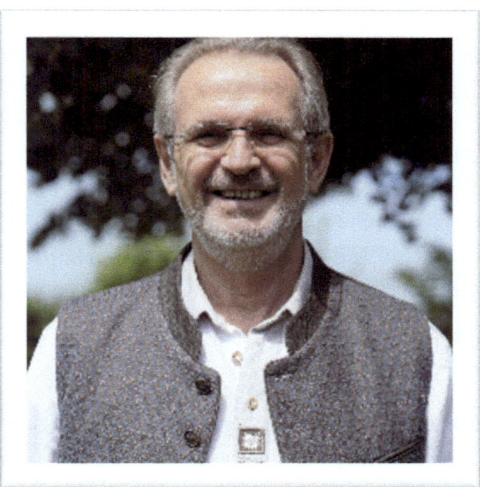

Erich Meidert

Erich Meidert, bekannt als „misterwater", ist ein renommierter Experte für Wasserqualität und Trinkwasser. Er ist Geschäftsführer der misterwater GmbH und beschäftigt sich seit 1997 intensiv mit den Themen Wasser, Trinkwasser, Mineralwasser und Quellwasser. Meidert hat sein Wissen durch persönlichen Kontakt mit Fachleuten, Studien, eigene Erfahrungen und wissenschaftlichen sowie „unwissenschaftlichen" Veröffentlichungen erweitert. Er teilt dieses Wissen in Vorträgen und Workshops.

https://misterwater.eu/

Mein Name ist Erich Meidert. Ich beschäftige mich seit über 27 Jahren mit dem Thema reinstes Trinkwasser. Meine Mission lautet: Wie kann ich Leitungswasser veredeln, dass es bezahlbar, machbar und nachvollziehbar zu perfektem Hochgebirgsgletscherwasser für jeden Haushalt wird. Meine früheren gesundheitlichen Erfahrungen waren von ständigen Rückenschmerzen und Muskelverletzungen negativ geprägt. Dazu kamen Begleiterscheinungen wie Müdigkeit, Abgeschlagenheit und Energiemangel. Durch das Trinken von hochreinem Wasser mit hohem ohmschem Widerstand konnte ich diese Probleme überwinden. Der ohmsche Widerstand ist eine Kennzahl für die Reinheit von Wasser. Viele Leitungs- und Mineralwässer pendeln um einen Wert von 1500 Ohm, reinstes Wasser hat ca. 60.000 Ohm.

Die Hauptthemen, die sich bei Trinkwasser stellen, sind dreigeteilt in Leitungswasser, Mineralwasser, Wasserfilter.

Leitungswasser: Die Wasserversorger sind nicht darauf ausgelegt, mit lediglich drei bis vier Filterstufen das Abwasser so zu reinigen, dass es wieder als einwandfreies Trinkwasser in die Umwelt entlassen wird. Leitungswasser hat das Problem langer Versorgungswege, mangelnder Filterung, alter Rohre und Hausinstallationen, die im Schnitt sechzig Jahre alt sind, noch nie gewechselt wurden und immer mehr Fremdstoffe anlagern, verrosten und verrotten.

Mineralwasser: Die Mineralwasserverordnung testet lediglich sechzehn Stoffe, was definitiv viel zu wenig ist. Auf der anderen Seite ist Mineralwasser ein Milliardengeschäft, das großen Konzernen wie Coca-Cola, Nestlé und Danone unvorstellbare Profite einbringt. Diese Konzerne investieren Milliarden in Werbung, um den Konsumenten vorzugaukeln, dass Mineralwässer besser seien als Leitungswasser, was in vielen Fällen definitiv nicht stimmt. Das Drama beim Mineralwasser besteht aus Plastik, Mikroplastik, Nanoplastik, hormonellen Belastungen und Weichmachern.

Wasserfilter: Das kann ein durchaus lukratives Geschäft sein. Der Konsument hat keine Chance zu unterscheiden, ob ein Wasserfilter für fünfzig, fünfhundert oder für fünftausend Euro angemessen bezahlt ist. Die Werbeaussagen sind vielfältig, konträr und undurchschaubar. Viele Anlagen sind zwar optisch schön und haben ein großartiges Design, sind aber wenig alltagstauglich, da sie überwiegend in Asien produziert werden. Die Themen des Wassers in Asien sind nicht die gleichen, wie die Probleme, die sich hier stellen. Am Beispiel Kalk sieht man immer wieder, dass Kalk in Asien keine Rolle spielt, während Kalk in Europa ein wesentliches Thema ist. Diese Filteranlagen sind oft von erheblichen Problemen im täglichen Alltagsgebrauch begleitet. Für einen Laien ist es praktisch unmöglich, hier Klarheit und Objektivität hineinzubringen.

Heute weiß ich, dass das Trinken von reinstem Wasser ganz entscheidend für eine lebenslange stabile Gesundheit ist. Denn 98 % aller Stoffwechselvorgänge hängen von der Menge und der Qualität des Wassers ab. Das ist vergleichbar mit einem Auto, das gutes Öl und guten Treibstoff benötigt – ohne diese würde der Motor bereits nach kurzer Zeit zu wackeln beginnen.

Der menschliche Organismus ist für mich ein Wunderwerk. Man sollte diesem nicht zu viele Fremdstoffe zumuten, die sich im Laufe eines Lebens ansammeln und den menschlichen „Motor" zum Stottern bringen. Vielmehr sollte man all diese Belastungen wieder loswerden, gleich dem Ölwechsel eines Autos nach einer bestimmten Zeit.

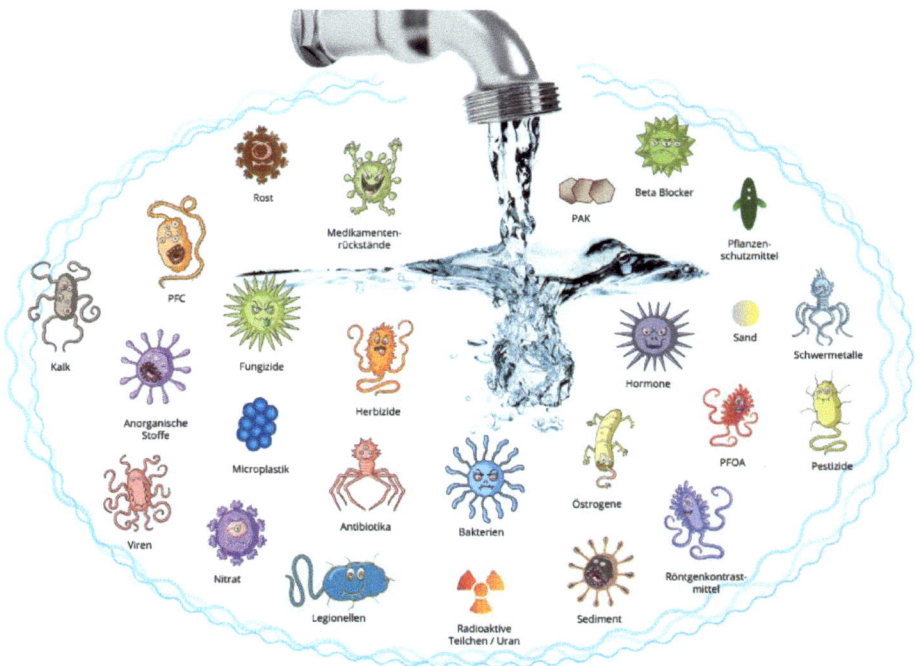

Deshalb ist reinstes Wasser für mich das alles entscheidende Lebenselixier.

Tausende zufriedener, glücklicher Kunden mit teilweise atemberaubenden positiven Feedbacks sind der Beweis dafür, dass dies keine Theorie ist, sondern auch in der Praxis gut umzusetzen ist.

Meine Lehre daraus ist: Der Körper heilt sich immer selbst. Man muss ihm nur die Gelegenheit geben, zu entschlacken und zu entgiften. Hochreines Wasser hat eine höhere Aufnahmekapazität als Wasser, das bereits mit Fremdstoffen belastet ist und zudem eine hohe Anzahl von anorganischen Mineralien enthält, die nicht so gut in die Zelle gelangen, wie organische Mineralien aus Obst und Gemüse.

Das Thema Mineralien ist für mich besonders wichtig. Es zeigt, dass wir aus dem Trinkwasser nicht annähernd einen Bruchteil unserer wertvollen Mineralien gewinnen, sondern hauptsächlich aus grünem Blattgemüse, Obst und aus einer Ernährung, die uns allen schmeckt. Saisonal und regional kann ich sagen: Das reinste Wasser und die besten Mineralien sind meine Empfehlung.

Mein persönlicher Gesundheits-Code, der mich 100 Jahre alt werden lässt, ist die Freude am Leben, gesundes Wasser, regelmäßige Entgiftung, Sport, Bewegung sowie geistige und körperliche Hygiene. Geistige Hygiene bedeutet, sich von toxischen Freundschaften, von toxischen Informationen und von Dingen zu trennen, die die Psyche belasten und die wir nicht ändern können. Dazu gehört beispielsweise eine Vielzahl von sehr dubiosen Nachrichten aus aller Welt, die unsere Psyche regelmäßig belasten und denen wir ohnmächtig gegenüberstehen. Wenn ich heute in die Vergangenheit reisen könnte, würde ich viel früher meinem Herzen folgen und dem inneren Ruf sowie dem inneren Instinkt mehr Gewicht geben.

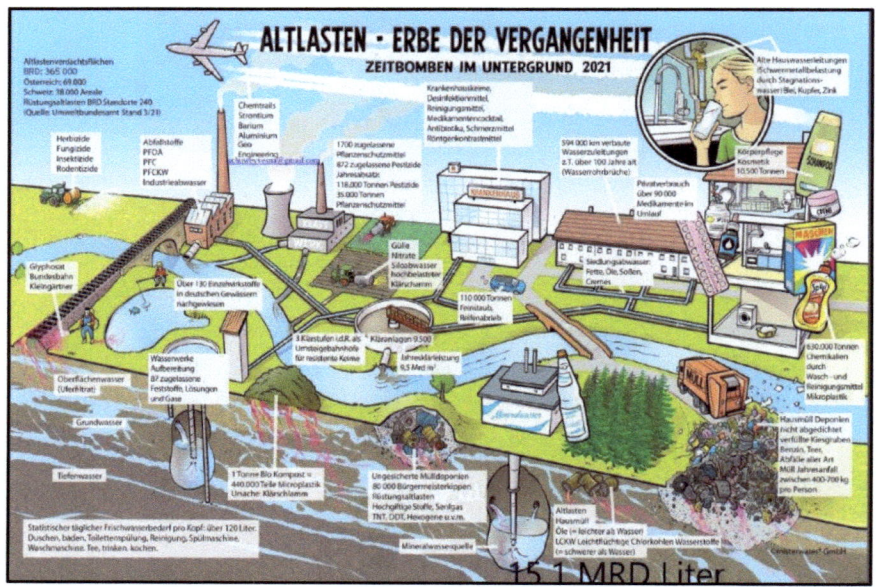

Die Bilder zeigen die unvorstellbare Belastung unserer Umwelt und dass alles, was wir als Menschheit seit etwa 1850 produziert haben, im Boden versickert und damit unser Grundwasser belastet. Die Klärwerke sind nicht mehr in der Lage, diese Fülle von Schadstoffen zu entfernen.

All diese Belastungen summieren sich und können durch das Trinken von reinstem Wasser wesentlich verringert werden.

Mein Tipp: Wir testen Ihr Leitungswasser kostenlos und senden Ihnen gerne eine Wasserprobe unseres gefilterten und aufbereiteten Leitungswassers zu.

Autorenbeiträge Teil 2

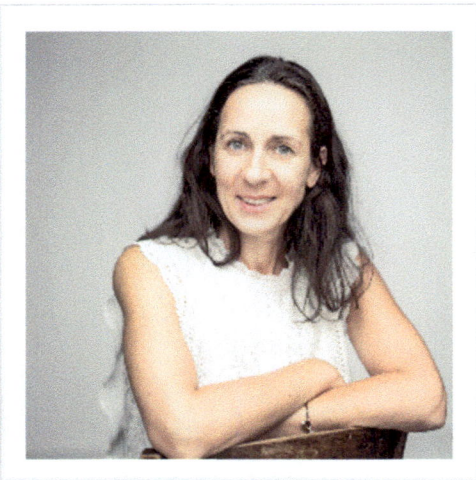

Dr. med. Ilona Schönwald

Dr. med. Ilona Schönwald ist Krankenschwester, Hautärztin, spirituell-energetische und schamanische Heilerin sowie Mama von zwei Töchtern. Sie arbeitet heute erfolgreich als online Mentorin und Speakerin im DACH-Raum und begleitet Menschen auf ihrem heilsamen, authentischen Seelenweg in die innere Fülle. Ihr ist es eine Herzensangelegenheit, das Thema der vererbten Kriegstraumatisierungen in das kollektive Bewusstsein zu bringen, damit hier kollektiv Heilung geschehen kann.

Copyright Foto: Guido Werner

https://soul-genesis.de

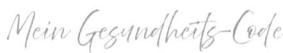

Wer bin ich und was mache ich?

Mein Name ist Ilona, Dr. Ilona Schönwald. Ich bin Mama von zwei Kindern und selbst Kind einer kriegstraumatisierten Mutter des zweiten Weltkrieges.

Ich habe sehr heilsame, transformative Erfahrungen gemacht. Ich befinde mich seit über 25 Jahren auf einem inneren Heilungsweg. Ich bin Doktorin, Online-Mentorin im DACH-Raum, Rednerin und Autorin. Als gelernte Krankenschwester, promovierte Ärztin und spirituelle Heilerin kenne ich die verschiedenen Seiten und Ansichten in der Heilkunst und bringe diese Expertise, inklusive der eigenen tiefen transformativen Erfahrungen in der Heilkunst, in mein Soul Genesis Mentoring mit ein und begleite Menschen auf ihrem heilsamen inneren Wandlungsweg in ein selbstverbundenes, authentisches Leben in innerer Fülle.

Welche gesundheitlichen Erfahrungen durfte/musste ich machen und was war mein Gesundheits-Code früher?

Meine gesundheitlichen Erfahrungen haben sich fast immer im seelischen und emotionalen Bereich „abgespielt". Ich habe schon als Teenager viel zu viel nachgedacht – das sogenannte Overthinking – und später im Leben immer wieder innere Leere und innere Schwere sowie Einsamkeit empfunden. Um diesen Gefühlen zu entkommen habe ich viel Sport gemacht (Basketballleistungssport) und meinen Tag vollgepackt mit allen möglichen vermeintlichen Verpflichtungen und Freizeitaktivitäten und konsumlastigen Wochenendfeiereien. Ich habe Ruhe kaum ausgehalten, denn ich war sehr im Leistungsdenken verhaftet. Das hat mich mit 23 Jahren zum ersten Erschöpfungszustand geführt. In dieser Phase bekam ich den Zugang zu Yoga und Meditation und machte mich auf den Weg – ich wollte begreifen, warum sich mein Leben so getrieben und innerlich schwer anfühlte, obwohl im Außen erstmal alles da zu sein schien. Ich habe das nicht verstanden.

Ich wollte alles über Heilkunst wissen und habe neben der Medizin, energetische, schamanische und spirituelle Ausbildungen gemacht. Hierdurch wurden mir sehr tiefe seelische Zusammenhänge zugänglich – vor allem auch, dass die Kriegstraumatisierungen meiner Mutter tief in mein Leben hineinwirken und dass dies ein sowohl individuelles als auch kollektives Thema ist, das Millionen von Menschen betrifft.

Was habe ich daraus für Lehren gezogen?

Das, was für uns normal ist, hinterfragen wir nicht. Wenn ich an meine Kindheit zurückdenke, dann war materiell alles vorhanden, aber an emotionale Wärme und Nähe kann ich mich nicht erinnern. Ich habe mir als junge Frau in meiner ersten Ehe einen Partner ausgesucht, der all die Dinge, nach denen ich mich sehnte, wie z. B. Liebe, Nähe und Geborgenheit nicht im Angebot hatte. Das hatte ich für mich als „normal" befunden – so ist das zu Hause gewesen. Und dann habe ich begriffen, dass ich das reproduziert habe, was ich kannte. Mir wurde klar: indem ich versuche, meinen Mann gefühlsmäßig zu erreichen, versuche ich immer noch meine Mutter emotional zu erreichen. Das hat natürlich nicht funktioniert. Ich stellte mir die Frage, warum die Gefühle so schwer zugänglich sind in meiner Familie? Ich habe mich dann immer weiter mit den Themen Trauma, emotionales Trauma und transgenerationales Trauma beschäftigt. Dort lag der Schlüssel verborgen: in emotionalen Traumatisierungen und emotionalen Entkörperungen durch den Krieg. Ich habe begriffen, dass wir die Nachfahren von traumatisierten Vorfahren sind, die fast alle den Krieg erlebt haben. Zum ersten Mal in der Geschichte haben wir eine Friedensperiode von fast 80 Jahren in unserem Land (Deutschland) – das hat es so noch nie gegeben.

Je mehr ich mich damit beschäftigte, mein ganzes Leben betrachtet und Gespräche mit vielen Menschen geführt habe, die in der Regel zwischen 1950 und 1975 geboren sind (Kriegsenkel) und Eltern haben, die im Krieg selbst noch Kinder gewesen sind (Kriegskinder) wurde deutlich: es gibt Anzeichen für vererbte Kriegstraumatisierungen – wie zum Beispiel:

- Innere Leere, innere Schwere
- Ein Verlorenheitsgefühl in der Welt – so, als würde man nirgends dazu gehören
- Schwierigkeiten wirkliche Nähe zu zulassen und stabile Beziehungen eingehen zu können
- Häufig wechselnde Lebensorte und/oder Jobs
- Mangelndes Gefühl von Heimat
- Das Gefühl, das eigene Leben hat noch gar nicht begonnen oder findet mit angezogener Handbremse statt
- Träume, die nicht zu einem gehören
- und einige mehr ...

Mir ist klar geworden, dass es transgenerationale Trauma-Vererbung gibt und dass diese in mir wirkt. Mit diesem Thema befasst sich auch die Epigenetik. Die millionenfachen emotionalen Erstarrungen durch den Krieg wirken weiter in mir und uns als Kollektiv.

Die wichtigste Lehre daraus ist, dass ich mir ein Leben kreiert hatte, das mir selbst gar nicht entsprach, da ich nicht mit meinen Gefühlen in Kontakt gewesen bin. Ich hatte mir ein Leben erschaffen, von dem ich dachte, dass es so sein müsste. Das hat zu großen Frustrationen in mir geführt, ebenso zu Überforderungen, Konflikten und Erschöpfung.

Der einzige Weg, der sich für mich wirklich als heilsam erwiesen hat, ist, dass ich den Weg von meinem Kopf in mein Gefühl gegangen bin. Dadurch ist es mir möglich geworden, ein authentisches, gefühltes, lebendiges Leben zu leben. Durch die traumatischen Kriegserstarrungen in meiner Familie bin ich von meinen Gefühlen abgetrennt gewesen und so geht es Millionen von Menschen. Krieg wird mit Gefühl nicht ausgehalten und es kommt zu emotionalen Abspaltungen. Meine Mutter ist physisch anwesend gewesen, konnte jedoch keinen emotionalen Resonanzraum anbieten – war also emotional nicht anwesend. Und auch das

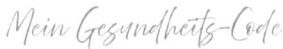

ist kollektiv. Darüber bin ich mir lange nicht bewusst gewesen. In mir hatte es ein inkomplettes Lebensgefühl gegeben, das sich komplett gewandelt hat. Heute erlebe ich in mir eine große Lebendigkeit, Ruhe und innere Fülle.

Was ist heute mein Gesundheits-Code in den verschiedenen Bereichen (Essen, Trinken, Schlaf, Familie, Freunde, Liebe, Nahrungsergänzungsmittel, Natur, Sport, Entspannung, Stressmanagement, Entgiftung, …)?

Heute versuche ich, mich nicht mehr in eine Überforderung zu bringen und mir nicht mehr so viel abzuverlangen. Ich übe mich täglich darin, mit meinen Gefühlen in Kontakt zu sein und verbinde mich mit dem „Inneren Kind Aspekt".

Ich kümmere mich um meine Beziehungen und Freundschaften und versuche achtsam zu sein in der Liebesbeziehung, Dinge frühzeitig zu kommunizieren und mitzuteilen, damit diese sich nicht aufstauen und zu innerem Rückzug oder Aggressionen führen.

In der Zeit von Oktober bis März nehme ich Vitamin D3 ein. Sonst im Alltag immer wieder B12, Eisen, Zink, Selen und Vitamin C. Ich lebe zum größten Teil vegetarisch. Ich versuche regelmäßig in den Wald zu gehen, da es für mich ein Ort der Heilung ist. Ich gehe aber auch in das Fitnessstudio und in die Sauna. Außerdem nehme ich Gesangsunterricht – das belebt und entspannt zugleich. Ab und zu gönne ich mir eine Massage.

Was sind meine Routinen (morgens, mittags, abends, nachts)?

Die wichtigste Routine ist für mich am Morgen. Bevor der Arbeitstag startet, sitze ich auf meinem Meditationskissen – mit oder ohne Musik – und schaue, was sich zeigen oder ausdrücken will. Das ist wichtig und führt in die unterschiedlichsten Zustände: Schweigen, Lachen, Weinen, Singen, Tanzen. Das ist nährende Seelenzeit und dient der inneren Verbindung zu mir selbst.

Was lasse ich heute sein und mache es nicht mehr?

Rennen – und damit meine ich das innere Rennen – hinter irgendwas hinterher, vor irgendwas davon. Es ist eine Stille eingetreten in mir, die ich sehr schätze und aus dieser heraus ich das Leben kommen lassen kann. Wenn ich in einem Umfeld von Menschen bin, in dem ich mich nicht wohlfühle, verlasse ich dieses Feld und halte es nicht mehr aus. Das ist wundervoll befreiend und selbstfürsorglich. Ich versuche nicht mehr, Menschen meine Hilfe „aufzudrängen", wenn diese nicht von selbst zu mir kommen. Mein Helfersyndrom ist sehr zurückgegangen, was für mich ein Ausdruck von Heilung ist. Außerdem esse ich kaum noch Fleisch.

*Welche Check-ups mache ich regelmäßig und welche
Nahrungsergänzungsmittel nehme ich?*

Ich mache keine Check-ups – ich versuche gut mit mir selbst in Kontakt zu sein und auf meinen Körper „zu hören". Ich nehme immer wieder B12 und Eisen, da es sonst zu Mangelzuständen kommt. Ich bin ein großer Fan von Vitamin C, aber ebenso von Zink.

*Was ist mein persönlicher Gesundheits-Code,
nach dem ich bestenfalls 100 Jahre (oder mehr) alt werde?*

Der eigenen inneren Stimme folgen, ausreichend Schlaf, gesunde Ernährung, Bewegung, Liebe und eine lebendige Sexualität, nährende Bindungen, Beziehungen und Freundschaften, sich selbst gegenüber immer wieder in Sanftmut begegnen – ich glaube, dass diese Zutaten sehr gut sind, um in den Club der Hundertjährigen aufgenommen zu werden.

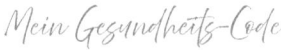

Welche Gedanken sind mir während des Lesens der Geschichte
von Dr. med. Ilona Schönwald durch den Kopf gegangen
und welche Inspirationen nehme ich mir mit?

_____

_____

_____

_____

_____

_____

Bei welchen Anregungen möchte ich mehr erfahren?

_____

_____

_____

_____

_____

Was davon setze ich um? Was mache ich weniger oder nicht mehr?

_____

_____

_____

_____

_____

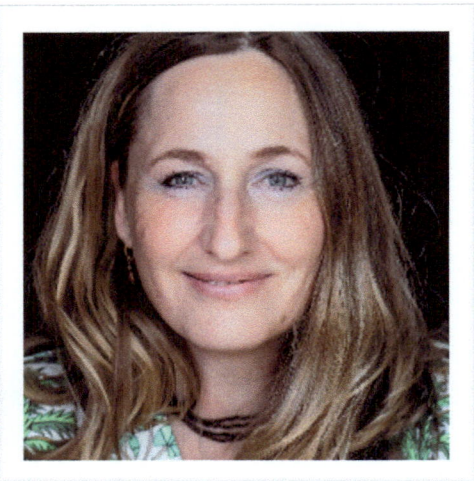

Tanja Rose

Facereading – Die Kunst, Menschen zu lesen.

Tanja Rose kombiniert verschiedene Gesichtslesetechniken aus unterschiedlichen Kulturkreisen, um somit die Persönlichkeit, die Talente und die Lebensaufgabe eines Menschen abzuleiten und Impulse zu geben. Facereading kann hierbei ein Schlüssel zu uns selbst sein.

Copyright Foto: SimoArts.com

https://www.facereading-nuernberg.de/

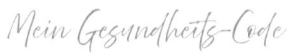

Wer bin ich und was mache ich?

Mein Name ist Tanja Rose, ich bin 1970 in Nürnberg geboren und lebe mit meinem Mann, sehr schön gelegen am Stadtrand von Nürnberg. Gemeinsam haben wir drei wundervolle erwachsene Töchter.

Bereits als Jugendliche beobachtete und analysierte ich Menschen sowie Situationen und suchte gleichzeitig nach Bestätigung für das Gesehene. Das mache ich bis heute, in dem ich verschiedenste Gesichtslesetechniken – Facereading – anwende, um mich und andere besser zu verstehen, mich selbst zu reflektieren und mit meinem Wissen weiter zu wachsen. Ich habe gelernt, meine Persönlichkeit zu leben und meinen Talenten genügend Raum zur Entfaltung zu geben. Ich habe erfahren, was es bedeutet zu den hochsensiblen Menschen zu gehören und wie ich dieses Potential der Feinfühligkeit in mein Leben integrieren und in Verbindung bringen kann.

Ich war ein schüchternes und stilles Kind, feinfühlig, eher ängstlich, brav und reagierte stark auf äußere Reize. Ich trug eine große Sehnsucht nach Herzlichkeit, vor allem von meiner Mutter, in mir und des Gesehen werden. Durch meine Empathie, die mir damals überhaupt nicht bewusst war, nahm ich jegliche Stimmungen und Reize wahr. Heute weiß ich, dass ich den Menschen mit einer Hochsensibilität (HSP) angehöre.

Innerhalb von meiner Familie wurde mir bewusst, dass auf mütterlicher Seite über Generationen ein Muster der emotionalen Härte, des nicht Vertrauens, des sich gegenseitig und auch selbst Belügens, des nicht miteinander Sprechens gelebt und auch weitergegeben wurde. Daher kam bereits mit 15 Jahren der starke Wunsch nach Auflösung in mir auf, denn ich wünschte mir ein gutes und ehrliches Miteinander und ein Durchbrechen dieser immerwährenden Strukturen. Mein Vorschlag, hier gemeinsam aktiv zu werden, stieß bei meiner Mutter auf kein Wohlwollen. Unser Verhältnis wurde im Laufe der Jahre immer schlechter. Vor gut sechs Jahren – ich war zu dieser Zeit 48 Jahre alt – brach sie den Kontakt zu mir völlig ab. Ihr Arzt habe ihr empfohlen, sich von allem Schlechten zu befreien. Das war ich, ihre einzige Tochter. Vor einiger Zeit wurde bei ihr Demenz diagnostiziert.

Nicht gesehen und nicht gestärkt zu werden, spiegelte sich zuhause in unterschiedlichen Lebensbereichen wider. Sobald ich eine Idee hatte, wohin ich mich entwickeln wollte, ob es nun auf der schulischen Laufbahn war oder beruflich, ob es um private Träume und Vorstellungen ging, es gab immer dieses große „ABER" und damit war das Thema vom Tisch. Es wurde alles aus dem Verstand heraus entschieden, sollte gut in die Gesellschaft passen und den Vorstellungen meiner Eltern entsprechen (sie meinten es ja nur gut, wollten das Beste!). Es war gar nicht so einfach, sich aus dieser Enge zu befreien, zu wachsen und sich aufzurichten. Es brauchte immer wieder Mut.

Mit 18 Jahren zog ich von zu Hause aus. Zwei Jahre später habe ich meine Wohnung sowie meine Arbeit gekündigt und bin allein auf Reisen gegangen (Thailand, Malaysia, Singapur, Australien und Afrika). Ich bin bis heute so froh, genau diesen Schritt aus meiner

Komfortzone gewagt zu haben. Ich fing an, mich zu spüren – ein Gefühl davon zu bekommen, wer ICH wirklich bin, was meine Bedürfnisse, Wünsche und Träume sind.

Ich wurde sehr jung Mutter und bekam mit 23 und 27 Jahren meine beiden wundervollen Töchter, die auf dem Land in einem behüteten Familienkonstrukt groß werden sollten. Nachdem meine zweite Tochter gerade mal vier Monate alt war, war ich plötzlich alleinerziehend. Kurz darauf starb mein Vater mit nur 55 Jahren an Hautkrebs. Es zog mir den Boden unter den Füßen weg. Ich versuchte, alles zu meistern, Mutter und Vater zu sein, alles Geld, das wir benötigten, zu verdienen. Unterhalt bekam ich nicht. Ich befand mich fast 20 Jahre lang in einer Dauerüberlastung. Es gab Zeiten, da bekam ich Angst um mich selbst. Es flossen viele Tränen vor Erschöpfung, vor Trauer, die nicht enden wollte, und einer Hilflosigkeit, nicht verstanden zu werden und nicht zu wissen, wohin mit meinen Gefühlen. Ich funktionierte einfach.

Als ich etwa 40 Jahre alt war, stieß ich durch Zufall auf einen Artikel über Hochsensible Persönlichkeiten (HSP). Ich war verblüfft, denn es war, als schriebe jemand meine Geschichte und über meine Empfindungen. Ich setzte mich intensiv mit diesem Thema auseinander. Ich begann mich selbst – mit allen meinen Facetten – besser zu verstehen.

Einige Jahre später ging ich durch Zufall zu einem Vortrag und hörte zum ersten Mal etwas über Facereading. Es entsprach meinem Tun in all den Jahren. Es handelte vom Beobachten, Wahrnehmen, Spüren, dem Verknüpfen und Anwenden von verschiedensten Lesetechniken, die es weltweit gibt. Dieser Abend war für mich ein weiterer „Gamechanger". Ich buchte ein Facereading, begann zu begreifen und konnte annehmen, wer ich bin. Meine Selbstständigkeit veränderte sich. Ich war bis zu dieser Zeit als Grafik- und Webdesignerin tätig. Heute biete ich das Lesen von Menschen an, gebe Workshops und halte Vorträge.

Das Sehen und meine Intuition möchte ich weiter vertiefen, möchte meiner Hochsensibilität den passenden Raum geben und freue mich, ab dem Winter auf eine schamanische Ausbildung.

Welche gesundheitlichen Erfahrungen durfte/musste ich machen und was war mein Gesundheits-Code früher?

Mit ca. 15 Jahren wurde erstmalig eine Schilddrüsenstörung festgestellt und ich wurde für einige Zeit medikamentös eingestellt. Im Alter von 23/24 Jahren bekam ich plötzlich Angstzustände und Panikattacken. Ein paar Jahre später wurde mir vorsorglich zu einer Konisation geraten. Das Ergebnis zeigt eine Vorstufe zu Krebs – aber ich hatte Glück. Und doch hat mich diese Situation in einen panischen Zustand versetzt, denn mein Vater war nur wenige Jahre zuvor an Hautkrebs gestorben. Mit Anfang 30 wurde bei mir Hashimoto diagnostiziert und ich wurde klassisch mit L-Thyroxin behandelt. Zu dieser Zeit war mir noch nicht bewusst, wie komplex die Schilddrüse funktioniert und welche Bedeutung sie für das gesamte System hat. Ich bin erstmal gut damit klargekommen – dachte ich zumindest. Mit den

Wechseljahren kamen weitere Beschwerden wie Bluthochdruck, Herzrasen, kontinuierliche Gewichtszunahme, Unverträglichkeiten und Schlafstörungen hinzu. Ich wusste nie, wie ich mich am nächsten Tag fühlen würde. Manchmal war ich nach dem Aufstehen völlig erschöpft und am anderen Tag hätte ich Bäume ausreißen können. Glücklicherweise fand ich einen Arzt, der mich auf meinem Weg begleitet und mich ernst nimmt. Jetzt nehme ich ein natürliches Präparat ein, kombiniert mit adäquaten Nahrungsergänzungsmitteln und der für mich passenden Ernährung.

Ein stetiger Lebensbegleiter waren meine Dauerverspannungen und Kopfschmerzen.

In meiner Kindheit hatte ich gelernt, stark zu sein und das, obwohl ich es gar nicht wahr. Nach dem Motto: „Was einen nicht umbringt, macht einen nur stärker." Kranksein oder sich unwohl fühlen, Kopfschmerzen oder sonstige Befindlichkeiten hatten keinen Raum. Einen Gesundheits-Code gab es nicht.

Was habe ich daraus für Lehren gezogen?

Im Laufe der Jahre habe ich mich immer intensiver auf meinen (Forschungs-)Weg begeben. Ich wollte Zusammenhänge verstehen und Antworten auf das Warum (in allen Bereichen) finden. Ich setzte mich eingehend mit meinem Lebensweg, dem meiner Familie und meiner Persönlichkeit auseinander. Ich bevorzugte Ärzte, die naturheilkundlich behandeln, die den gesamten Menschen sehen und beschäftigte mich mit dem Thema Hashimoto. Und dabei verstand ich, dass die Schilddrüse als zentrales Organ der Motor für mein Wohlbefinden ist und mir unvermittelt anzeigt, wenn ich Feinjustierungen (auf verschiedenen Ebenen) vornehmen sollte. Gerade durch die TCM wurde mir bewusst, wie alles in Verbindung zueinander steht und es eben nicht reicht, einzelne Symptome zu behandeln. Außerdem achte ich sehr stark auf meinen Energiehaushalt und die Zeichen meines Körpers, dabei höre ich immer stärker auf meine Intuition, wenn sie sagt: „Schau mal genau hin! Hier gibt es etwas zu tun!". Ich kann jetzt besser mit Beschwerden, die immer mal wieder auftauchen, umgehen und diese verstehen. Ich habe meist das passende Werkzeug an der Hand (auch hier habe ich viel vom Facereading, der Physiognomie und der Antlitzdiagnostik gelernt).

Ich freue mich über meinen Facettenreichtum und meine Feinfühligkeit, integriere beides in mein Leben, um immer weiter zu wachsen und mich in meiner Persönlichkeit zu entwickeln. Ich tue viele Dinge, die mir Freude bereiten, probiere mich aus, lerne immer wieder Neues dazu – in meinem Tempo (denn auf Stress habe ich keine Lust mehr). Ich führe ein selbstbestimmtes Leben und umgebe mich mit Menschen, die mir guttun und mir ein Lächeln ins Gesicht zaubern.

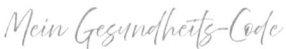

> *Was ist heute dein Gesundheits-Code in den verschiedenen Bereichen (Essen, Trinken, Schlaf, Familie, Freunde, Liebe, Nahrungsergänzungsmittel, Natur, Sport, Entspannung, Stressmanagement, Entgiftung ...)?*

Essen:

- Gesunde und ökologische Nahrungsmittel, vorzugsweise vegetarisch – aber auch hier gilt, auf den Körper und das Bedürfnis zu hören und zu beobachten, ob der Körper die Nahrung verträgt bzw. darauf reagiert.

Trinken:

- zellverfügbares Wasser und Tee.
- 1 bis 2 Espresso oder Cappuccino (mit Hafer- oder pflanzlicher Milch) am Tag. Andere Getränke sind für mich Genussmittel und die gibt es nur ab und zu.

Schlafen:

- Gerne trinke ich einen Schlaftee eine Stunde vor dem zu Bett Gehen.
- Es tut mir gut, frühzeitig ins Bett zu gehen und noch ein paar Seiten zu lesen.

Familie & Freunde:

- Ich finde es sehr schön, Zeit mit der Familie und den Freunden zu verbringen.
- Ich mag es, tiefe Gespräche zu führen, liebe es gemeinsam zu lachen und zu weinen (auch das darf sein).

Liebe & Partnerschaft:

- Es ist angenehm, Zeit mit einem geliebten Menschen zu verbringen, Gespräche über alle Lebensbereiche zu führen sowie Vertrautheit und Offenheit zu erleben.
- körperliche Nähe, sich bewusst wahrzunehmen, finde ich sehr entspannend.
- Sexualität zu leben, ist ein weiterer und wichtiger Schlüssel für das Wohlbefinden.

Nahrungsergänzungsmittel und Entgiftung:

- Ein regelmäßiges kinesiologisches Austesten zeigt mir, was gerade ansteht.

Sport:

- Spazieren gehen
- Kardio- und Krafttraining (das dürfte noch etwas häufiger sein)
- Klettern & Radfahren

Entspannung:

- Qi Gong & Meditation
- ein kleines Schläfchen am Tag (ab und zu)
- regelmäßige Ayurveda-Massage (auch als Gesundheitsvorsorge)

Stressmanagement:

- Ich übe mich darin, nur das zu tun, was mir guttut und Freude bereitet.
- Ich erledige die Dinge in Ruhe, nach und nach und in meinem Tempo.
- Gesunder Stress darf sein, tut durchaus gut und wirkt sich belebend aus.
- Durch Meditation und Achtsamkeitsübungen stärke ich meinen Selbstschutz und bin dadurch viel präsenter bei mir selbst und nicht so angreifbar.

Was sind meine (täglichen) Routinen (morgens, mittags, abends, nachts)?

Morgens:

- Ein ruhiger Start in den Tag mit einer Tasse Tee
- Kleine Qi Gong Übung
- Frühstück – das sich unterschiedlich und je nach Jahreszeit gestaltet.

Mittags:

- Mittagessen (wenn es zeitlich geht, als Hauptmahlzeit ganz in Ruhe)
- Kleine Meditation oder kurzes Ausruhen

Abends:

- Abendessen (sehr unterschiedlich)
- Kleiner Spaziergang

Nachts:

- Schlafen und vor dem Schlaf, wenn möglich, noch etwas lesen.

Was lasse ich heute sein und mache es nicht mehr?

- Etwas zu tun, weil andere es möchten, obwohl ich spüre, dass es für mich nicht passt.
- Mich mit Menschen umgeben, die mir nicht guttun.
- Mich verantwortlich fühlen für etwas, was eine Sache des Gegenüber ist.

Welche Check-ups mache ich regelmäßig und welche Nahrungsergänzungsmittel nehme ich?

- Eine Kombination aus klassischen Check-ups mit naturheilkundlicher Medizin, wobei die Naturheilkunde für mich im Vordergrund steht.

- Zahnpflege und -kontrolle als zentraler Schlüssel für meine körperliche Gesundheit.

- Nahrungsergänzungsmittel je nach Bedarf und nach kinesiologischen Testung.

- Vitamin D täglich, sowie Vitamin E und eine Multi-Vitamin-Ergänzung, Magnesium. Alles ebenfalls nach Bedarf.

Was würde ich tun oder lassen, wenn ich mit meinem heutigen Wissen zurück in die Vergangenheit reisen könnte?

- Meiner Intuition und Feinfühligkeit vertrauen, sie annehmen und stärken.

- Meiner Kreativität, meinem Facettenreichtum Raum für Verwirklichung geben.

- Raum für Selbstfürsorge schaffen, das Selbstvertrauen stärken, um in die Selbstliebe zu kommen – das war ein wesentlicher Schlüssel zu mir selbst. Mir wichtig sein.

- Mich mit Menschen umgeben, die mir guttun und an mich glauben.

- Ich würde auf dem Land leben – hier bei uns, in den bayerischen Voralpen oder in Frankreich, an meinem Herzensort. Ich würde alles tun und ausprobieren, worauf ich Lust habe – egal ob es sinnvoll ist oder nicht; nach dem Motto: „Inspiration benötigt Inspiration".

Was ist mein persönlicher Gesundheits-Code, nach dem ich bestenfalls 100 Jahre (oder mehr) alt werde?

- Eine gesunde und ökologische Lebensweise und eine bewusste Ernährung (vorwiegend pflanzlich) und das Trinken von sehr gutem Wasser (als Lebensquelle).

- Zeit mit guten Freunden verbringen und im besten Fall viel gemeinsam lachen.

- Meine Persönlichkeit und Talente leben als Grundlage für ein zufriedenes, erfülltes Leben.

- Innere Ruhe und Ausgeglichenheit – guter Schlaf als Basis für Tatkraft und Energie,

- Auf Reisen gehen, andere Perspektiven einnehmen und offen bleiben für Neues.

- Eine wertschätzende und vertrauensvolle Partnerschaft, sowie eine erfüllte Sexualität.

- Ein ausgewogener Lebensstil in allen Lebensbereichen, so dass keine Extreme entstehen – einfach SEIN: authentisch, einzigartig, pur.

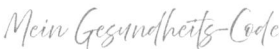
*Welche Gedanken sind mir während des Lesens der Geschichte
von Tanja Rose durch den Kopf gegangen
und welche Inspirationen nehme ich mir mit?*

_____

_____

_____

_____

_____

Bei welchen Anregungen möchte ich mehr erfahren?

_____

_____

_____

_____

_____

Was davon setze ich um? Was mache ich weniger oder nicht mehr?

_____

_____

_____

_____

_____

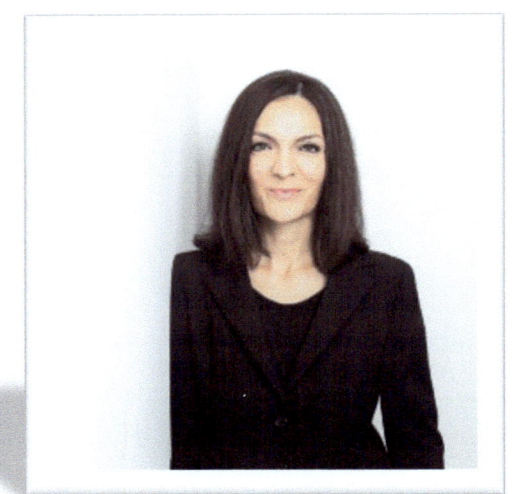

Arzu Civan

Arzu ist ihr eigener „Health-Coach" und schon lange auf der Suche nach den wahren Ursachen für ihre Erkrankungen sowie gesundheitlichen Beschwerden und Schmerzen. In ihrer Geschichte erzählt sie uns, wie es ihr persönlich gelungen ist, nicht nur die Symptome klassisch behandeln zu lassen, sondern den Ursprung der Beschwerden zu finden, diese nachhaltig zu ergründen und auf ihrem Gesundheitsweg zu heilen.

Bald beginnt sie als Yogalehrerin mehr Achtsamkeit in ihr Leben zu integrieren und andere Menschen auf ihre Reise mitzunehmen.

Copyright Foto: Mara Tröger Fotografie

https://www.instagram.com/healthyyogini/

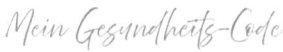

Wer bin ich und was mache ich?

Ich bin Arzu, habe türkische Wurzeln, bin 45 Jahre alt und lebe in Düsseldorf.

Ich kann mich am besten beschreiben, indem ich mich oute, denn ich führe quasi ein Doppelleben – „Living on the Edge" zwischen „Business in my real life" und meiner kreativen Ader in meiner „Freizeit".

In meinem „realen" Leben arbeite ich seit einem Vierteljahrhundert bei einem großen deutschen Kreditinstitut. Dort bin ich seit fast 20 Jahren leidenschaftliche Führungskraft, ausgebildete Vertriebstrainerin und durfte viele Kolleg:innen coachen sowie begleiten. Mein „why" lautet: Menschen weiterzuentwickeln, sowohl in ihrer persönlichen Entfaltung, als auch in ihrer beruflichen Laufbahn und Karriere. Ich bin dankbar dafür, dass ich im Rahmen meiner Leitplanken immer viele Freiheiten hatte, diesen Weg erfolgreich gehen zu dürfen.

Nun zu meinem „zweiten Leben", warum ich an diesem wunderbaren Projekt sitze, meiner Kreativität freien Lauf lasse und meine ganz persönlichen Erfahrungen im Bereich der Gesundheit teile … meine größte private Leidenschaft gilt der Gesundheit, dabei vor allem der nicht enden wollenden neugierigen Suche nach der Ursache von „Krankheitsbildern".

Ich bin keine Ärztin, aber ich bin mein eigener „Healthcoach" geworden. An meiner Grundeinstellung halte ich fest, dass ich immer zuerst zum Arzt gehe, damit abgeklärt wird, was mit meinem Körper nicht stimmt. Dennoch berichte ich gerne, welche Erfahrungen ich persönlich gemacht habe. Vielleicht schenken meine Erlebnisse Menschen Inspirationen für mehr Achtsamkeit für die eigenen Bedürfnisse.

Ich habe vor einem Jahr einen geliebten guten Freund kurz nach seinem 50. Geburtstag verloren. Ihm widme ich, voller Sehnsucht nach dieser innigen Freundschaft, meine Zeilen. Durch seinen unerwarteten Tod ist mir nochmal bewusster geworden, dass wirklich nichts im Leben selbstverständlich ist. Ich bin ganz alleine dafür verantwortlich, jeden Moment dankbar für mein Leben zu sein sowie ALLES dafür zu tun, dass ich ein langes und gesundes Leben führen darf. Ich hatte ihm damals aufgrund seiner Beschwerden dringend geraten umgehend zum Arzt zu gehen. Er starb kurz vor seinem Arzttermin.

Welche gesundheitlichen Erfahrungen durfte/musste ich machen und was war mein Gesundheits-Code früher?

Seit meinem 15. Lebensjahr habe ich an chronischer Nasennebenhöhlenentzündung gelitten – und seit ca. meinem 20. Lebensjahr unter ständigen Rückenschmerzen, die meinen Alltag im Berufsleben extrem belastet haben, bis hin zur Diagnose Bandscheibenvorfall mit Mitte 20. Mit Ende 20 kam eine Entzündung des Trigeminusnervs hinzu, die mich über einen sehr langen Zeitraum hinweg zu einem schmerzgeprägten Alltag gezwungen hat. Mein gesamter linker Gesichtsbereich war betroffen. Dies hatte zur Folge, dass ich nicht mehr in der Lage war, schmerzfrei zu sprechen.

Als junger Mensch war es für mich völlig selbstverständlich zum Arzt zu gehen, Antibiotika und Schmerzmittel zu nehmen, immer und immer wieder, über Monate und Jahre hinweg. Es fehlte mir an Informationen und Aufklärung, es lag mir fern, die Empfehlungen meiner Ärzte zu hinterfragen. Ich war zu der damaligen Zeit ohnehin in meinem Business stark eingebunden und habe mir keine bewusste Zeit genommen, mich um mein gesundheitliches Wohlergehen zu kümmern.

Mit Anfang 30 hatte ich unzählige Antibiotikabehandlungen und zwei Operationen an den Nasennebenhöhlen hinter mir. Trotz der regelmäßigen Einnahme von Schmerzmitteln wurden die Beschwerden schlimmer.

Die Ärzte empfahlen mir weitere Operationen, die gewiss die Beschwerden sowohl für den Rücken als auch an den Stirnhöhlen gemindert hätten. An manchen Tagen konnte ich kaum noch meine Augen öffnen, da die Stirnhöhlenentzündungen mittlerweile meine Augen angegriffen hatten. Es gab Tage, da war ich vor Rückenschmerzen kaum in der Lage aus dem Bett zu kommen. Ich war so verzweifelt, dass ich mich dazu entschied, selbst auf die Suche nach den Ursachen meiner nicht enden wollenden Beschwerden zu gehen. Ich hatte Angst vor weiteren Operationen. Inmitten meiner Recherchen hatte ich sehr viel Glück und landete bei einem extrem kompetenten Chiropraktiker. Ihm bin ich bis heute sehr dankbar. Nach einer intensiven Anamnese empfahl er mir eine Darmsanierung und eine Ausschlussdiät. Bereits nach vier Wochen war ich fast komplett beschwerdefrei. Glücklich und überrascht war ich an einem Meilenstein in meinem Leben angekommen.

Lediglich die Trigeminusneuralgie habe ich weitestgehend durch Physiotherapien und Massagen der Kiefermuskulatur, gezielter Akupunktur und jahrelanger Achtsamkeit mit mir selbst in den Griff bekommen, nachdem als Ursache entzündetes Zahnfleisch unter einem abgestorbenen Zahn entdeckt worden war. Auch hier hatte ich so viel Glück mit meinem ganzheitlich denkenden Zahnarzt, der mich immer gut beraten und begleitet hat.

Was habe ich daraus für Lehren gezogen?

Nach der Umstellung meiner Ernährung habe ich meine persönliche Gesundheitsreise begonnen. Seither suche ich nach Lebensmitteln und externen Ursachen für sämtliche Beschwerden, die ein Leben so mit sich bringt. Ich habe eine Ausbildung zum Ernährungscoach gemacht, um allgemein mehr über Ernährung zu erfahren und zu hinterfragen, was ich eigentlich alles esse und welche Inhaltsstoffe Lebensmittel haben.

Was ist heute mein Gesundheits-Code in den verschiedenen Bereichen (Essen, Trinken, Schlaf, Familie, Freunde, Liebe, Nahrungsergänzungsmittel, Natur, Sport, Entspannung, Stressmanagement, Entgiftung, …)?

Ich ernähre mich weitestgehend glutenfrei. Gluten führt bei mir dauerhaft zu Rückenschmerzen. Ich habe sehr viele Selbstversuche hierzu gemacht, dass ich mittlerweile genau weiß, welches Lebensmittel mit welchem Anteil an Gluten an welcher Stelle meines unteren Rückens zu Beschwerden führt. Ich denke, dass bei mir ganz persönlich der Darm diese Unverträglichkeiten auf den Rücken ausstrahlt. Ich bin keine Medizinerin, daher kann ich lediglich von meiner persönlichen Erfahrung berichten. Ich versuche immer darauf zu achten, keinerlei Mangelernährung herbeizuführen, nur weil ich bestimmte Lebensmittel meide.

Ich verzichte darüber hinaus weitestgehend auf Milchprodukte, denn sie „verschleimen" meine Nebenhöhlen. Eine Begleiterscheinung davon ist, dass sich meine Nebenhöhlen schnell entzünden und ein Teufelskreis an Beschwerden beginnt. Zuletzt waren zur Zeit der Pandemie meine Stirnhöhlen so schlimm entzündet, dass durchaus die Gefahr einer Gehirnblutung bestand. Durch die Nasennebenhöhlenoperationen sind Zugänge falsch zusammengewachsen und dauerhaft verschlossen, so dass ich achtsam mit mir sein muss. Auch hier war ich dankbar für die Behandlung meines Arztes, der mich in dieser Zeit eng begleitet hat und ohne den ich heute vielleicht nicht mehr hier sitzen würde, wenn ich diese Gehirnblutung erlitten hätte.

Vor einiger Zeit habe ich angefangen mich zu fragen, ob gegebenenfalls auch Nickel, der in meinen Körper gelangt, eine Ursache für meine Unverträglichkeiten und Beschwerden sein könnte. Ich versuche seither, auf Grund meiner starken Kontaktallergie auf Nickel, die in Form von Ausschlag auf der Hautoberfläche auftritt, z. B. durch nickelhaltigen Schmuck, ebendieses Übergangsmetall in Lebensmitteln so gering wie möglich zu halten. Darüber hinaus habe ich sämtliche Kochtöpfe, Pfannen, Besteck, Thermobecher, etc. aus Edelstahl mit Nickelanteil ausgetauscht in nickelfreie Varianten. Leitungswasser trinke ich nur noch in gefiltertem Zustand. Beispielsweise habe ich es dadurch geschafft meine Periodenbeschwerden deutlich zu reduzieren.

Was sind meine (täglichen) Routinen (morgens, mittags, abends, nachts)?

Morgens: In der Nacht lagert unser Körper u. a. Bakterien, Keime, körpereigenen Schleim, etc., auf der Zunge ab. Daher reinige ich diese mit einem Kupferschaber, im Anschluss praktiziere ich „Ölziehen" im Mund mit Kokosöl, um den gesamten Mundraum zu reinigen. Dieses muss im Anschluss ausgespuckt werden. So vermeide ich es, diese „Abfallstoffe" wieder hinunterzuschlucken.

Ich reinige die Nasennebenhöhlen mit einer Nasendusche und Salzwasser, um aktiv die Verschleimung der Nebenhöhlen zu reduzieren. Dies führt dazu, dass ich seltener erkältet bin.

Dann horche ich in mich. Was brauche ich heute früh, um gut durch den Tag zu kommen? Bin ich von der Nacht verspannt? Hatte ich genug Schlaf? Was habe ich geträumt? Wie fühlt sich mein Bauch, mein Zwerchfell oder meine Muskulatur an? Oft tanze und schüttele ich mich aus! Eine Viertelstunde am Morgen lockert den gesamten Körper und macht gute Laune. Herrlich – besser kann ich nicht in den Tag starten. Und das einfach nebenbei im Bad beim Zähneputzen oder in der Küche beim Kaffee kochen …

Im Anschluss praktiziere ich für fünf Minuten regelmäßig verschiedene Atemtechniken, um vor allem mein Zwerchfell für den anstehenden Tag zu entspannen. Ich führe eine kurze Meditation durch, die mich unterstützt, den Kopf „klar" zu bekommen.

Tagsüber: Ich habe feste limitierte Zeitblöcke für den Konsum von Social Media und privaten E-Mails auf meinem Handy eingerichtet, so dass ich keine sinnfreie Zeit verplempere, in der Regel nach der Arbeit, wenn ich einfach vom Tag kurz entspannen möchte.

Da ich kein Fan von Hausarbeit jeglicher Art bin, ich mich oft darüber geärgert habe, dass ich Zeit verschwende, ohne etwas „Schönes" zu erleben, während ich die Spülmaschine ausräume oder Wäsche zusammenlegen muss, habe ich eine wunderbare Lösung für mich entdeckt und meine große Liebe zu Büchern verbunden: ich bin zu einem Hörbuch-Junkie geworden, ich höre in wirklich jeder „freien" Minute Hörbücher! Dabei habe ich festgestellt, am frühen Morgen auf dem Weg zur Arbeit mag ich am liebsten Sachbücher, die mich weiterbilden und nachmittags, abends oder am Wochenende bei der lästigen Hausarbeit sind es Thriller, Romane oder auch mal Podcasts, die ich entspannt „konsumiere". Nun geht die Hausarbeit leicht von der Hand, während ich meine geliebten spannenden Thriller dabei verfolge – es lebe die Digitalisierung.

Abends: Am Abend notiere ich mir zwei bis drei schöne Erfahrungen des Tages in mein Dankbarkeitstagebuch, um meine Resilienz zu trainieren und nutze regelmäßig Affirmationen, um positive Gedanken zu stärken.

Welche Check-ups mache ich regelmäßig und welche Nahrungsergänzungsmittel nehme ich?

Neben den regulären Check-up Terminen beim Hausarzt, suche ich in bestimmten Abständen meine Osteopathin auf, um generelle Blockaden im Körper behandeln zu lassen.

Ich lasse regelmäßig meine Vitaminwerte checken. Wenn erforderlich, nehme ich hochdosiertes Vitamin D, da ich die Sonne eher vermeide, und natürlich veganes Omega-3, da ich selten Fisch esse, phasenweise auch Eisen, um gerade als Frau meine Eisenwerte stabil zu halten, zu mir. Je nach Jahreszeit ergänze ich Multivitaminpräparate, um mein Immunsystem zu stärken.

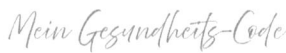

> *Was lasse ich heute sein und mache es nicht mehr?*

Ich lese die Inhaltsstoffe von Lebensmitteln und verzichte wahrscheinlich auf 90 % der im Supermarkt erhältlichen „fertigen" Lebensmittel, sowie auf Zusatzstoffe, Gluten und Milchprodukte. Ich kaufe frische Lebensmittel, versuche Biolebensmittel zu präferieren, sofern es in mein Budget passt und bin happy, wenn ich regional einkaufen kann, um unsere Ressourcen zu schonen. Ich habe aus meinem Wortschatz: „Ich gönne mir dieses oder jenes Lebensmittel", gestrichen. Denn wenn ich meinem Körper ein Stück Sahnetorte „gönnen" würde, endet dieses „Gönnen" in Rückenschmerzen, Schnupfen, Unwohlsein. Daher esse ich lecker und gesund, aber klar: auch ich „sündige" hin und wieder, esse Pommes von der Imbissbude oder backe mir einen Schokokuchen – dann aber mit Inhaltsstoffen, die ich gut vertrage.

> *Was ist mein persönlicher Gesundheits-Code,*
> *nach dem ich bestenfalls 100 Jahre (oder mehr) alt werde?*
> *Was würde ich tun oder lassen, wenn ich mit meinem*
> *heutigen Wissen zurück in die Vergangenheit reisen könnte?*

Ich praktiziere regelmäßig drei bis vier Mal pro Woche Yoga – Rücken Yoga und Yin Yoga. Mein Ziel ist die Stärkung der unteren Muskulatur und die Entspannung der Gesamtmuskulatur, um meinen Körper in Balance zu halten.

Gesunde Ernährung besteht bei mir u. a. aus regelmäßig selbstgemachten Smoothies, viel Rohkost und Gerichten aus Hülsenfrüchten sowie aus ausreichend Wasser und Tee. Neuerdings teste ich die Wirkung von Matchatee.

Ich verzichte weitestgehend auf Alkohol. Auch das ist ein Selbstversuch, da ich für mich erkannt habe, dass ich keinen Alkohol „brauche" – weder zur Entspannung am Abend noch um mein Abendessen zu genießen. Alkohol ist für mich nur noch eine bewusste Entscheidung, mal zu einem besonderen Anlass etwas Toxisches für den Körper zuzulassen, um einen klitzekleinen Rausch im Körper zu spüren, nicht mehr und nicht weniger. Ich brauche meine Leber noch, denn ich hoffe, dass ich erst in der Mitte meines Lebens angekommen bin.

Wenn ich tatsächlich zurück in die Vergangenheit reisen könnte, so würde ich mir all das Wissen über einen gesunden Darm viele Jahre früher aneignen und mich entsprechend gesund ernähren. Ich hätte bereits in jungen Jahren mit der Yogapraxis begonnen, um mit meiner Gesundheit und mir selbst achtsamer umzugehen. Vor allem würde ich regelmäßig viel mehr schlafen. Ich habe vor kurzem meine Ausbildung zur Yogalehrerin begonnen und genieße diese Reise in meinem Leben sehr. Ich darf jeden Tag so viel Achtsamkeit mit mir selbst erlernen. Ich wünschte, ich wäre diesen Weg viel, viel früher gegangen. Ich hätte meinen verstorbenen Freund so gerne mit auf diese Reise genommen. Er hätte mich wahrscheinlich oft ausgelacht, die „Spirituellen Vibes" eines Yogis belächelt, dennoch weiß ich,

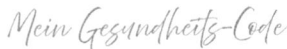
er hätte sich von mir überreden lassen, es auszuprobieren und die schönen Momente des Lebens auszukosten. Wer weiß, vielleicht hätte es ihm ein paar Jahre mehr Leben schenken können? Ich werde es nie erfahren, nehme jedoch jetzt meine Liebsten mit auf meine Achtsamkeitsreise und motiviere sie, mit mir auszuprobieren, mutig zu sein, aus dem Alltag und den „schlechten" Routinen auszubrechen, um neue „gesündere" Routinen in ihr Leben einzubauen. Das Leben ist so schön. Ich habe nur dieses eine Leben. Ich genieße das Hier und Jetzt zum ersten Mal in meinem Leben ganz bewusst. Ich atme tief ein, halte inne und bin dankbar für meine vollkommene Gesundheit.

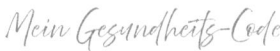

*Welche Gedanken sind mir während des Lesens der Geschichte
von Arzu Civan durch den Kopf gegangen
und welche Inspirationen nehme ich mir mit?*

_____

_____

_____

_____

_____

_____

Bei welchen Anregungen möchte ich mehr erfahren?

_____

_____

_____

_____

_____

Was davon setze ich um? Was mache ich weniger oder nicht mehr?

_____

_____

_____

_____

_____

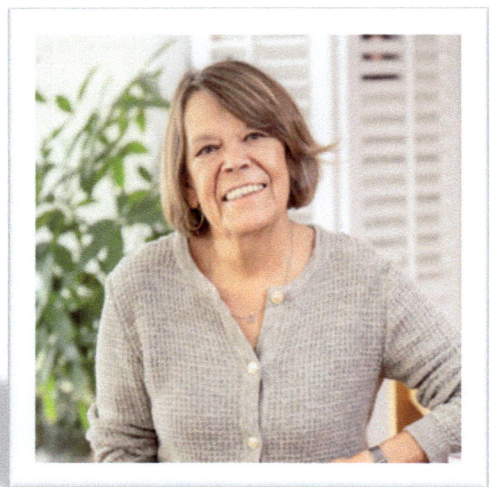

Sigrun Hoch

Sigrun Hoch ist Botschafterin für Happy Aging. Sie gibt Menschen Ideen und Möglichkeiten an die Hand, wie auch sie es schaffen, gesund, vital und mit Lebensfreude alt zu werden. Und das nicht nur für die Ü60-Jährigen, sondern ebenso für die Jüngeren. Für Alle – von 0 bis 100.

https://www.instagram.com/sigrunhoch/

Wer bin ich und was mache ich?

Ich bin Sigrun – Sigrun Hoch.

Von Beruf war ich Erzieherin. Warum? Ich liebe Menschen. Ich liebe es, Menschen zu mehr Lebensfreude, Spaß in den Momenten und Selbstbestimmtheit hinzubegleiten. Kinder sind meine große Leidenschaft, sie weiterzuentwickeln, gemeinsam mit ihnen zu lachen und Neues zu lernen. Das ist bei uns Erwachsenen genauso. Das hört nie auf. Mittlerweile habe ich die Stelle gewechselt und arbeite im Kindergarten für Erwachsene.

Im Laufe meines Lebens habe ich mir sehr viel Wissen zum Thema Gesundheit, Prävention und Gesundheitsförderung angeeignet. Ein tieferes Verständnis erlangte ich durch das Studium der Epigenetik. Mit meinem Wissen, meinen Talenten und meiner Lebensgeschichte möchte ich eine Inspiration für andere Menschen. Durch die Verbindung von meinem Wissen und meinem Talent kann ich andere Menschen auf ihrem Weg zur Gesundheit unterstützen und ermutigen. Als Botschafterin für Happy Aging gebe ich meine Energie an die Menschen weiter. Ich gebe ihnen Ideen und Möglichkeiten an die Hand, wie sie es schaffen, gesund, vital und mit Lebensfreude alt zu werden. Diese sind testbasiert, emotional berührend und alltagstauglich. Und das nicht nur für die Ü60-Jährigen, sondern ebenso für Jüngere. Von 0 bis 100.

Welche gesundheitlichen Erfahrungen durfte/musste ich machen und was war mein Gesundheits-Code früher?

Ich wurde mit einem Augenfehler geboren. Meine Pupillen bewegen sich unkontrolliert. Die medizinische Bezeichnung dafür ist „horizontaler Nystagmus", vermutlich entstanden durch Sauerstoffmangel während der Geburt. Mir selbst sind diese Augenbewegungen nicht bewusst, denn mein gesamtes System hat sich auf diese Dysbalance eingestellt. Jedoch wurden sie mir von anderen Menschen immer wieder gegenwärtig gemacht. Das begann bereits im Kindergarten. Dort bekam ich von einigen Kindern den Namen „Rübezahl". Das war für mich so schrecklich, dass ich mich nach drei Tagen weigerte, dorthin zu gehen. In der Grundschule nannten mich meine Klassenkameraden „Clarence". „Clarence" war der schielende Löwe in der damals bei Kindern sehr beliebten Fernsehserie „Daktari". Auch als erwachsene Frau vermied ich es, Menschen in die Augen zu schauen. Haben sie mich für mein Empfinden zu lange angeblickt, schaute ich weg, weil ich meine Augen verstecken wollte. Ich kann mich noch sehr genau an meinen ersten Besuch beim Orthopäden erinnern. Ich saß ihm zum Gespräch gegenüber, er sah mir in die Augen und sagte: „Wollen Sie mich verarschen?". Damals war ich nicht mutig genug, mich dagegen zu wehren bzw. aufzustehen und zu gehen. Ich schämte mich für meine Augen. Ich war durch die vielen unschönen Begegnungen eingeschüchtert. Heute liebe ich meine Augen. Sie sind das Besondere an mir. Mittlerweile blicke ich den Menschen bewusst in die Augen und finde es sehr spannend, ihre Reaktion zu sehen. Natürlich erlebe ich immer wieder Situationen, besonders dann, wenn ich Menschen anspreche, dass sie wegschauen, weil sie sich nicht adressiert fühlen. Das nehme ich wahr und es erinnert mich an meine besonderen Augen. Aber es tut nicht mehr weh.

Ich bin und war selten krank, mal einen Schnupfen oder einen kratzigen Hals. Ich denke, das ist normal und muss sein. Es waren keine großen Geschichten, die mich zwangen, tagelang das Bett nicht zu verlassen. War ich doch einmal krank, bekam ich „Hohes C" als unterstützenden Vitaminbooster. Als Kind war ich viel draußen, bin stundenlang mit dem Fahrrad herumgefahren und habe mit meinen Freunden gespielt. Wir sind gemeinsam jeden Tag zwei Kilometer zur Schule gelaufen.

Als Teenager hat mein schlechtes Zeitmanagement dazu geführt, dass ich sehr oft zu meinem Freund trampen musste. Ich bekam es nicht hin, rechtzeitig am Bahnhof zu sein. In späteren Jahren sorgte mein täglicher Weg zur Arbeit bei jedem Wetter, ob Sturm, Hagel, Eiseskälte oder Sommerhitze für ausreichend Bewegung an der frischen Luft.

Früher habe ich das Leben so gelebt, wie es mir angeboten wurde. Ich habe nicht bewusst darauf geachtet, was gut für mich ist und was nicht. Ich habe sehr oft Fast Food und jede Menge Süßkram gegessen, Cola und Limonade getrunken und hin und wieder auch Alkohol ausprobiert. Mein Schlafrhythmus war nicht wichtig und auf Sport hatte ich überhaupt keinen Bock. Die Arbeit mit den Kindern und den Kollegen empfand ich oft als anstrengend und unbefriedigend. Mir war es egal, ob ich mehr für andere Menschen da bin als für mich selbst.

> *Was ist heute mein Gesundheits-Code in den verschiedenen Bereichen (Essen, Trinken, Schlaf, Familie, Freunde, Liebe, Nahrungsergänzungsmittel, Natur, Sport, Entspannung, Stressmanagement, Entgiftung, ...)?*

- Ich sorge für ausreichend Bewegung, gehe jeden Tag – unabhängig vom Wetter – mindestens 30 Minuten an die frische Luft, nehme die Treppe anstelle des Aufzugs, gehe zu Fuß, anstatt mit dem Bus zu fahren.
- Aktuell gehe ich drei Mal in der Woche zum Sport. Wichtig dabei ist die Balance von Kraftsport, Ausdauersport, Mobilisation und Regeneration.
- Regeneration ist nicht nur wichtig für meinen Körper, sondern auch für meinen Geist und meine Seele. Ich nehme mir bewusst Auszeiten, lese ein Buch, höre Musik oder gehe raus in die Natur. Ich genieße es, auch einmal nichts zu tun.
- Ich plane meine Happy Moments.
- Guter und ausreichend Schlaf ist sehr wichtig für mein Wohlfühlen.
- Neben meiner DNA habe ich meinen Biorhythmus testen lassen. Jetzt weiß ich genau, wann und zu welcher Tageszeit ich am produktivsten bin, wann es gut ist für mich zu essen, wann Sport zu machen, wann und wieviel Schlaf mein Körper zum Regenerieren benötigt.

- Seit vielen Jahren steht zweimal im Jahr eine Darmreinigung auf meiner To-Do-Liste, neben regelmäßigen Entgiftungs- und Fastentagen.

- Ein harmonisches Umfeld schaffe ich mir, indem ich mir Menschen suche, die mir guttun, die mich fördern, aber auch fordern.

- Die Aneignung von neuem Wissen hält meinen Geist fit und flexibel.

- Das Abhärten mit Kälte und Wärme unterstützt mein Immunsystem.

- Ein positives Mindset schaffe ich mir mit regelmäßiger Reflektion, Meditation und Selbsthypnose, wenn es Themen gibt.

- Bewusste und tiefe Atemzüge, verschiedene Atemtechniken sowie Meditation helfen mir, mein Stresslevel zu regulieren.

- Ich habe meine Ernährung den Bedürfnissen meines Körpers angepasst. Dazu gehören gute Fette und Öle, wie Omega-3-Öl, Avocado-, Oliven-, und Kokosöl. Ich esse dunkelbuntes Obst und Gemüse, regional und saisonal in Bioqualität, frisch vom Markt, unverpackt. Ich koche frisch, esse Fisch aus Wildfang und Fleisch von Weidetieren und backe mein Brot selbst.

- Ich trinke gefiltertes, hexagonales Wasser in ausreichender Menge.

- Ich kenne die Bedürfnisse meines Körpers und unterstütze ihn gezielt mit Nahrungsergänzungsmitteln.

- Ich checke regelmäßig das Nährstoffgleichgewicht in meinem Körper.

Was sind meine täglichen Routinen (morgens, mittags, abends, nachts)?

Morgens trinke ich vor dem Frühstück einen ½ Liter gefiltertes, hexagonales Wasser mit Zitrone zum Feuchtigkeitsausgleich der Nacht. Die Ergebnisse meines Biorhythmustests empfehlen das Cardio-Training am Vormittag und den Kraftsport am Nachmittag zu absolvieren.

Am Nachmittag gönne ich mir einen kurzen Schlaf. Longevity-Training einmal in der Woche komplettiert mein Sportprogramm.

Am Abend starte ich bereits mit den Vorbereitungen für eine gute Nacht. Ich esse nichts mehr nach 18 Uhr und reduziere das Blaulicht.

Was lass ich heute sein und mache es nicht mehr?

- Schlechte Fette und Öle, z. B. Transfette, Sonnenblumenöl, usw., habe ich aus meiner Küche verbannt.

- Entzündungsfördernde Lebensmittel, wie Schweinefleisch, Kuhmilch und Gluten, gibt es nicht mehr auf meinem Speiseplan. Bei Gluten haben verschiedene Tests gezeigt, dass dies meiner Gesundheit nicht zuträglich ist.

- Ich meide Haushaltszucker, Plastikverpackungen und Plastikflaschen.
- Menschen, die mir nicht guttun.
- Übermäßige Reizüberflutung durch Nachrichtensendungen oder im Internet.
- In meinem Schlafzimmer gibt es keine Elektrogeräte mehr.

Welche Checkups mache ich regelmäßig?

Der DNA-Health und der DNA-Biorhythmus zeigen den Bauplan meiner Gene. Diese Tests mache ich nur einmal im Leben. Mein Fettsäureprofil und die Vitamine K2 und D3 teste ich zweimal im Jahr. Gleichzeitig zu diesen Tests mache ich regelmäßig eine Mikronährstoffanalyse.

Welche Nahrungsergänzungsmittel nutze ich jetzt?

Ich nehme ein Omega-3-Öl in flüssiger Form, Vitamin D3 in Kapseln und zum weiteren Optimieren noch flüssige, reine Vitamin D Tropfen. Ein Mikronährstoffpräparat und Eiweiße. Und mein absolutes Highlight, sporenbasierte Mikroben für mein Mikrobiom.

Was ist mein persönlicher Gesundheits-Code, nach dem ich bestenfalls 100 Jahre (oder mehr) alt werde?

Kalt duschen und Eisbaden sind noch nicht mein Ding und kosten mich Überwindung. Es fällt mir mit jedem Mal leichter und das erfüllt mich mit Stolz. Ich weiß, dass Abhärten mit Kälte sehr wichtig für mein Immunsystem ist.

Ich probiere immer wieder etwas Neues aus. Ich schaue, ob das für mich passt oder schmeiße es wieder raus. Zuletzt habe ich eine Fastenkur zur Leberreinigung und exogene Ketone ausprobiert.

Dank meiner Filteranlage kann ich mein Wasser jetzt bedenkenlos aus der Wasserleitung trinken und ich fühle sehr deutlich, wie dieses gefilterte Wasser meinen Zellen guttut.

Ich genieße auch, wenn es sich ergibt, in der Familie oder mit Freunden. Dann esse ich z. B. einen Braten mit Klößen und/oder trinke ein Glas Wein. Das ganz ohne schlechtes Gewissen. Am nächsten Tag schaue ich dann intensiver, ob ich meinen Körper entlaste bzw. schone. Das Leben ist Genuss – immer. Für das Happy Aging ist die Lebensfreude und der Lebensgenuss, meiner Meinung nach, ein wichtiger Bestandteil.

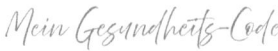

*Welche Gedanken sind mir während des Lesens der Geschichte
von Sigrun Hoch durch den Kopf gegangen
und welche Inspirationen nehme ich mir mit?*

_____

_____

_____

_____

_____

_____

Bei welchen Anregungen möchte ich mehr erfahren?

_____

_____

_____

_____

_____

Was davon setze ich um? Was mache ich weniger oder nicht mehr?

_____

_____

_____

_____

_____

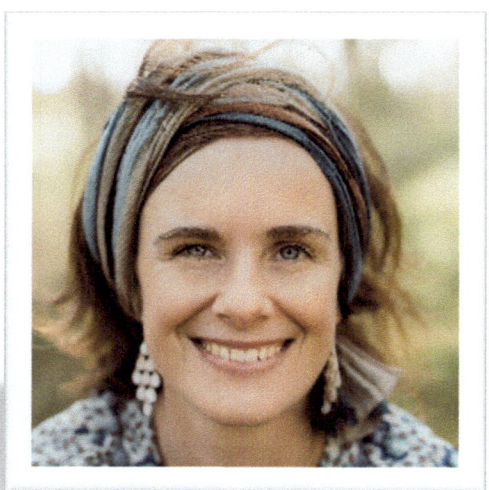

Katrin Wilkniss

Katrin Wilkniss, Tantracoaching für Frauen

Katrin hat in frühen Jahren erkannt, dass reisen für ihre Lebensfreude die beste Medizin ist. Allerdings ging es ihr dabei nicht nur um Orte, sondern auch um alte medizinische Weisheiten und Rituale. Basierend auf ihren Ausbildungen als Hebamme, Massagetherapeutin, Energiearbeiterin und Tantra-Therapeutin integriert sie ihre Erfahrungen im Coaching für Frauen, die ihre Lebenskraft im Becken befreien und expandieren möchten – für mehr Lebens-Lust und Vitalität in jedem Alter.

Copyright Foto: Kyle Reim (kyle_fx)

https://www.tantramagia.com/

Wer bin ich und was mache ich?

Hallo, ich bin Katrin. Ich bin Tantra-Therapeutin und habe mich auf die ganzheitliche sexuelle Gesundheit von Frauen spezialisiert, weil ich aus eigenen Erfahrungen in meinem Leben weiß, dass mein Körper Jahrtausende des Patriarchats und kultureller Unterdrückung trägt und daher Dinge aufzuarbeiten hatte, um wirklich frei zu sein und um sich für die tantrische, orgasmische Erfahrung zu öffnen.

Ich hatte kleine und große Traumata aus diesem und vergangenen Leben, von meiner Seele und anteilig von meinen Vorfahrinnen, die alle mit meinem Körper und meiner göttlichen, liebenden, intimen Beziehung zu mir selbst im Weg standen. Mir fiel es oft schwer, loszulassen und mich wirklich sicher und gut zu fühlen, sowohl im Alltag als auch in partnerschaftlichen und intimen Beziehungen. Warum hatte ich so ein Taubheitsgefühl in mir? Es waren meine Frequenz, meine Gedanken, Gefühle und die karmischen Programme, die ich in meiner Gebärmutter trug und die mit meiner Sexualität in Verbindung standen. Ab jetzt nenne ich dieses göttliche Organ Utera – abgeleitet vom lateinischen uterus – der Genus von Uterus ist männlich, daher meine Abweichung in Utera – weil sie für mich so viel mehr ist als ein Ort zum Gebären. Die Utera ist der stärkste menschliche Muskel und hat prinzipiell zwei Funktionen: halten und loslassen … und somit ist meine uterine Gesundheit eine essenzielle Basis für mein Wohlbefinden geworden. Sie ist das zentrale Organ des Svadisthanas – des Chakras, das für sexuelle Erfüllung, Lebensfreude und materiellen Wohlstand im Leben steht und da sah ich so viele parallele Prozesse! Gleichzeitig wurde mir klar, dass ich mit der westlichen Medizin zwar die Symptome bekämpfen konnte, aber die Ursachen nicht. Auch psychotherapeutische Begleitung hatte mir nicht weitergeholfen, es war einfach nicht die Ebene, auf der ich arbeiten konnte. Da kam das Tantra als Lebensphilosophie und Weg meiner Befreiung ins Spiel, auch die traditionelle Kräuterkunde, die schon weit vor der modernen Gynäkologie half.

Welche gesundheitlichen Erfahrungen durfte/musste ich machen und was war mein Gesundheits-Code früher?

Ich habe als junge Frau in mehreren toxischen Beziehungen gelebt. Ich war in einer Lebensphase, in der ich abgestumpft war, ich hatte kein Gefühl zu mir selbst, schämte mich oft für meinen Körper, hatte kein gesundes Selbstbewusstsein, fühlte eine gewisse Leere in mir und letztendlich hatte ich keine eigene Kraft, mich aus diesen Beziehungen zu ziehen, mich allgemein von Menschen abzugrenzen, die mich ausnutzten und mich selbst in Liebe zu führen. Ich fühlte mich allein und unsicher. Ich hatte schlichtweg Depressionen. Das führte mich zum Psychologen – jahrelang. Ich machte Meditationen, Ernährungsumstellungen, arbeitete hart an mir und obwohl ich auf mentaler Ebene verstand, was mir passierte und die angeblichen Gründe dafür erkannte, wurde mein Leben nicht unbedingt besser. Als ich entschied, meine Psychotherapie zu beenden, mein Leben endlich selbst in die Hand zu nehmen und glücklich zu sein, tat sich auf einmal etwas auf: ich durfte noch einmal in den Schmerz gehen und eine Erfahrung machen, um zu erkennen, dass es meine Sexualität ist, die Heilung brauchte. Die Scham, die ich fühlte, war das Tor zur Befreiung. So eröffnete sich für mich der Weg zum Tantra. Die Gebärmutter ist das emotionale Zentrum im weiblichen Körper. In ihr entsteht Leben und hält sich, durch sie empfangen wir, sie ist mehr als nur ein „Gebär"-Organ. Tantra entstand, als Gott noch als weiblich anerkannt wurde. Die Huldigung des weiblichen Körpers, der empfängt, ist entscheidend für die Anerkennung der Energieheilung dieses Organs. Wie jeder Muskel speichert sie Bewegungen und Nicht-Bewegungen.

Als ich erkannt habe, wie wichtig die uterine Gesundheit für mich ist, habe ich angefangen, sie ganzheitlich zu stärken (auf allen Ebenen, nicht nur gynäkologisch, sondern auch feinstofflich).

So bin ich zum Tantra gekommen und auch zu der Erkenntnis, dass ich einen etwas steinigen Weg hinter mir hatte und es Zeit war, mein Schaffens-Chakra und dessen Organe zu reinigen, zu erhellen und zu lernen, wie ich sie aktiviere und immer besser behandeln kann. Ich habe mich für meine Gebärmutter sensibilisiert. Das hat mich befreit, weil sie mich befreit. Ich hole sie ins Leben und sie holt mich ins Leben, wir sind eins. Sie ist so magisch, dass sie, seit sie sich wieder daran erinnern darf, welch ein großartiger Raum sie ist, mir eine unglaubliche Kraft, wahre Lebensfreude und übermäßige Glückseligkeit schenkt. Sie ist mein absolutes Powerorgan!! Durch meine enge Verbindung zu ihr bin ich im Cockpit meiner emotionalen Gesundheit und dadurch auch in dem Bereich, der für meine gesunde und starke Verbindung zu meiner Existenz zuständig ist.

Die zweite Erkenntnis war, dass mein Körper jede Gelegenheit nutzt, zu heilen, zu evolutionieren, und ich würde das so lange weiter wiederholen, bis ich wirklich geheilt bin, bis ich echtes Selbstwertgefühl für mich empfinde.

Kommen wir zurück zur Gebärmutter: Halten und Loslassen. Was habe ich jahrelang gehalten? Meine Angst, weil mein System sie aus Erfahrungswerten brauchte. Was habe ich losgelassen? Oft mich selbst. Ich habe mich für Jobs, Freunde, Partner immer wieder angepasst, ich habe oft Träume und Prozesse aus vermeintlicher Demotivierung aufgegeben, also extrem gegensätzlich zu meinem eigenen Wohl entschieden und gehandelt. Dank meines Weges habe ich erkannt: wir sind kulturell und familiär vorprogrammiert. Unsere Ahninnen sprechen durch unsere Gebärmutter. Wir haben jahrhundertelang Rollen vorgeschrieben bekommen, die wir als eigene Identität annehmen und die uns schwerfallen, loszulassen.

Weil meine Gebärmutter in mir falsch programmiert war, generierte sie immer wieder die gleichen toxischen Kreise und weil sie das Hauptorgan des Schaffens-Chakras (Svadisthana) ist, konnte ich ihre Falschprogrammierung an allem erkennen, was mit mir und meinen „Babys", sprich meine Beziehung zu all dem, was ich schaffte, kreierte, konstruierte, meine Projekte, nebst Partnerbeziehungen, im Zusammenhang stand.

Da die Utera sogar Zellen zwischen Mama und Baby transferiert, können die gleichen Beschwerden oder toxischen Zyklen generationenübergreifend agieren. Ich habe in einer Krise meine Ur-Urgroßmutter gesehen: ihre Depressionen, ihre Wut darauf, ihr Leben nicht selbstbestimmt leben zu dürfen. Die Utera ist ein sehr sensibles Organ. Ich denke an etwas Schönes und fühle, wie sie sofort reagiert, sich entspannt, sich ausbreitet. Wenn ich etwas erlebe, womit ich mich nicht identifiziere, zieht sie sich sofort zusammen. Ich höre also inzwischen auf mein uterines Bauchgefühl, wenn ich vor Entscheidungen stehe.

Fazit: Die Expansion geht nicht nur vom Herz, sondern bei Frauen auch von der Gebärmutter (oder dem Ort, wo sie wäre) aus. Und: Leben ist unweigerlich Expansion.

Was sind meine täglichen Routinen (morgens, mittags, abends, nachts)?

Ich habe nicht viele Routinen. Eigentlich lebe ich im wissenschaftlichen Sinne nicht besonders „gesund": ich mache keine speziellen Diäten und treibe nicht sonderlich viel Sport.

Ich lebe gesundheitsbewusst von innen nach außen: meine Medizin ist meine Selbstanerkennung und die Lebens-Lust, mit der ich mein Leben in all seinen Aspekten gestalte. Bewegung, um den Beckenbereich zu öffnen, die Scham gegenüber der Sexualität des eigenen Körpers zu verlieren und damit Selbstsicherheit und Stabilität, emotionale Autonomie zu finden. Tolle Übungen dafür sind die Feldenkrais-Methode oder mein persönliches Lebenselixier: traditionelle afrikanische Tänze, weil sie so viel Kraft im Becken aufbauen, energetisch erden und mit den tiefen Klängen der Trommeln wunderbare aktive Körperreisen sind, die mich jedes Mal in meine weibliche Kraft katapultieren.

Mir neue Motivationen zu schaffen, um jeden Tag glücklich aufzustehen. Manchmal kenne ich die neue Motivation noch nicht. Ich muss sie also finden, in mir selbst generieren, meine Gebärmutter auf Empfänglichkeitsmodus bringen. Diese Suche ist mein Motor und meine Garantie, dass ich mich weiterentwickle. Das macht mich glücklich und damit gesund.

Für mich gilt: Wichtig ist, was aus dem Mund herauskommt, nicht was dort hineingeht. Der Beckenbereich ist ein physiologisches Spiegelbild unseres Halses. Wenn du die Stimmbänder und den Beckenboden miteinander vergleichst, siehst du ein ähnliches Bild. Wenn ich im Unterleib verkrampft bin, höre ich das in meiner Stimme oder fühle ich es im Hals. Wenn ich mein Leben mit liebevollen, ermutigenden Worten versorge, gebe ich mir das parallel in meinem Selbstgefühl zurück – direkt an mein Schaffenszentrum Uterus.

Wir ernähren uns durch unsere Gedanken und unsere Worte. Buddha kam ohne Sport und langes Fasten zur Erleuchtung. Er hat erkannt, dass es etwas gibt, was unsere Essenz verändert, zum Göttlichen oder zum Unbewussten: unsere Worte. „Gib' darauf acht, wer deine Zunge bewegt!" Unsere Gedanken zu kontrollieren ist sehr schwer, unsere Worte ins Licht bringen, ist eine Praxis, die zu mehr Lebensqualität, sprich Gesundheit führt. Das ist ein absolutes Gesundheitsprinzip für mich.

Meine goldene Regel: Weniger meckern, mehr genießen. Das erhöht die Libido um ein Vielfaches. Es sind schwierige Zeiten. Zugegeben, das waren sie schon immer. Wir leben hier und haben ein verjüngendes Geheimnis in unserem Körper. Jeder Orgasmus erhöht die Sauerstoffzufuhr im Körper, durchfährt alle unsere Zellen mit einem neuen elektrischen Puls, der Vibrationen verändern kann, also auch das System Körper an sich. Im orgasmischen Moment sind wir auf einer illimitierten Frequenz – diese halten und mit dem verbinden, was du in deinem Leben leben möchtest, ist ein tantrischer Weg, mit dem du aus den Jahren, die dir bleiben, die besten deines Lebens machen kannst.

> *Was würde ich tun oder lassen, wenn ich mit meinem*
> *heutigen Wissen zurück in die Vergangenheit reisen könnte?*

Da gibt es drei mögliche Antworten, die mir sofort einfallen.

Ich würde auf jeden Fall sehr weit zurückreisen, in jene Utera meiner Ahnenreihe, die angefangen hat, zu leiden, und dort viel Liebe, Farben und Blumen reinhauchen, damit sie sich schön und geliebt fühlen.

In meinem Leben würde ich auf jeden Fall zu dem Moment reisen, an dem ich mich selbst unsicher gegenüber den Hindernissen gefühlt habe, und würde dort meine Kraft in meiner Utera stärken, ihre Beweglichkeit und Freude spüren lassen, tanzen.

Alle Erfahrungen sind essenzielle Meilensteine auf dieser Reise und daher bin ich froh, heute und hier zu leben.

Dank diesem Heilungsweg habe ich definitiv toxische Partnerschaften und das Aufgeben aufgegeben. Ich gehe weiter. Mein Zentrum zeigt mir, wo es glücklich ist, wohin ich gehen soll. Ich kenne keinen besseren Wegweiser als mein (Unter-)Bauchgefühl.

> *Was ist mein persönlicher Gesundheits-Code,*
> *nach dem ich bestenfalls 100 Jahre (oder mehr) alt werde?*

Ok, zugegeben, ich weiß nicht, ob ich 100 Jahre alt werden möchte. Ich werde all die Jahre, die ich noch vor mir habe, an jedem Tag voll ausschöpfen, mich von mir selbst glücklich machen lassen, mich selbst, meinen Körper als Vehikel nutzen, um mein Lebenselixier zu schöpfen. Ich bin meine eigene Gesundheitsquelle.

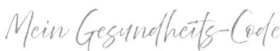

Welche Gedanken sind mir während des Lesens der Geschichte
von Katrin Wilkniss durch den Kopf gegangen
und welche Inspirationen nehme ich mir mit?

_____

_____

_____

_____

_____

_____

Bei welchen Anregungen möchte ich mehr erfahren?

_____

_____

_____

_____

_____

Was davon setze ich um? Was mache ich weniger oder nicht mehr?

_____

_____

_____

_____

_____

_____

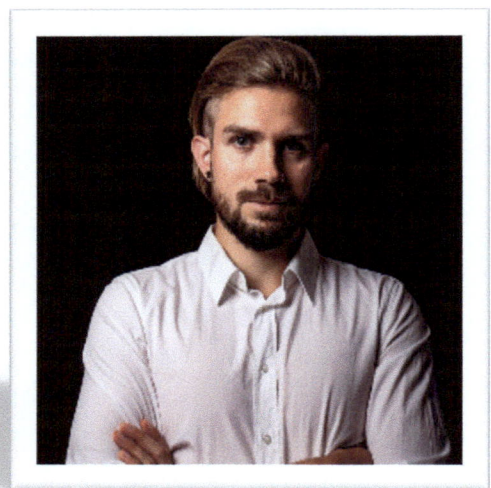

Oliver Arnold

Oliver Arnold, wechselte nach vielen Verletzungen vom Leistungssport Fußball zum Trainerbereich. Seit 15 Jahren ist er in der Gesundheitsbranche aktiv und leitet seit sieben Jahren den FT-Club Schleusingen. Posturologie entdeckte er 2020. Seitdem hilft er Menschen präventiv sowie nach Verletzungen mit Posturologie, Bewegung und Ernährung. Sein Ziel: Teilnehmern Werkzeuge für mehr Lebensqualität durch Gesundheit zu geben.

Copyright Foto: Stefan Lok (slfotografie1)

http://www.ft-club-schleusingen.de/

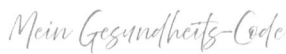

Wer bin ich und was mache ich?

Mein Name ist Oliver Arnold, ich bin aktuell 33 Jahre alt und komme aus Südthüringen. Seit meinem 19. Lebensjahr bin ich in der Fitness- und Gesundheitsbranche tätig. Davor war ich sehr im Leistungssport Fußball aktiv.

Seit 2017 betreibe ich den FT-Club in Schleusingen. Ein kleines Functional Training Studio, das sich auf Personaltraining in Gruppen und 1:1 spezialisiert hat. Mein Team umfasst aktuell vier Personen. Neben dem Functional Training bieten wir auch Ernährungsberatungen sowie Schmerzcoachings an und bauen nebenbei ein Athletiktraining für die Fußballjugend auf.

Welche gesundheitlichen Erfahrungen durfte/musste ich machen und was war mein Gesundheits-Code früher?

Ich komme aus dem Leistungssport – Fußball. Schon früh erlitt ich Verletzungen. Angefangen hat es mit einem Patellaspitzensyndrom, woraus sich durch fehlendes Aufbautraining neue Verletzungen entwickelt haben. Damals kannte ich nur höher, schneller, weiter Immer 100 % geben, dann wird das schon von selbst besser werden. Über die Folgen habe ich mir keine Gedanken gemacht. Der Höhepunkt der Enttäuschung war ein Probetraining bei einer Jugendmannschaft eines Profi-Vereins, zu dem wir eingeladen worden waren. Aufgrund einer Knieverletzung war ich zum Zuschauen gezwungen. Alle anderen aus meinem Team bekamen die Chance, sich zu beweisen und ich saß auf der Bank. Frust machte sich breit. Angetrieben von noch mehr Ehrgeiz, es allen demonstrieren zu wollen, ging ich mit noch mehr Ehrgeiz aus der Verletzung ins Training. Das führte sofort in die nächste Verletzung. Damals war meine längste verletzungsfreie Zeit ein Zeitfenster von drei bis vier Wochen. Als 16-Jähriger macht das keinen Spaß. Mit 17 kam das Pfeiffersche Drüsenfieber dazu, welches erst nach einem halben Jahr diagnostiziert wurde. Ein Besuchsmarathon bei sieben verschiedenen Ärzten und Spezialisten hatte keine Diagnose erbracht. Erst als das Virus sich innerhalb von zwei bis drei Tagen mit einem Fieber von 40 Grad „herausgebrannt" hatte.

Das letzte Schuljahr durfte ich wegen meiner Ausfallzeit wiederholen. In meinem letzten Schuljahr – kurz vor meinen Abschlussprüfungen – hat mich wieder eine vermeidbare Verletzung im Fußball zurückgeworfen und hätte mich fast das Abitur gekostet. Höher, schneller, weiter war zumindest im Sport keine Option mehr für mich.

Viele Jahre, zwei Studiengänge, Aus- und Weiterbildungen später habe ich den FT-Club Schleusingen eröffnet. Ziel ist es, den Menschen Bewegung und Effizienz so einfach wie möglich näher zu bringen. Der Schwerpunkt liegt dabei auf Schmerzverbesserung durch Muskelaufbau und Beweglichkeitstraining sowie Verletzungsprävention. Viele Teilnehmer haben große Fortschritte machen können, aber es hat immer irgendetwas gefehlt. Ich konnte nicht jedem helfen, wollte es aber trotzdem. Bis ich während der Coronazeit auf die Posturologie gestoßen bin. Die Posturologie ist ein Teilgebiet der Medizin und befasst sich

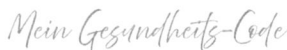

mit Diagnostik und Therapie von Haltungsveränderungen des menschlichen Körpers. Ich kann zwar immer noch nicht allen Menschen helfen, aber es sind weitaus mehr als davor.

Was habe ich daraus für Lehren gezogen?

Ich habe erkannt, dass es für mich eine vorteilhaftere Dosis braucht, um fit und verletzungsfrei zu sein und es auch zu bleiben. Ich wollte immer 100 % geben, das will ich auch heute noch, nur habe ich meine Einstellung dazu geändert.

Ich habe gelernt, mir Pausen und Ruhezeiten zu gönnen. Anfangs musste ich mich dazu zwingen. Allerdings habe ich schnell gemerkt, dass sie essenziell sind, um weiter gut voranzukommen. Ebenso habe ich mein Training gezielter in meinen Alltag eingebaut.

Früher hatte ich von montags bis freitags Training, bin Freitagabend nach Hause gekommen, habe nochmal mit Freunden ein bis zwei Stunden Fußball gespielt und dazu am Wochenende ein bis zwei Spiele gemacht. Natürlich habe ich immer versucht, in jedem Training und Spiel mein Bestes zu geben. Pausen und Ruhezeiten waren etwas, was mich schwächer macht.

Heute gehe ich strukturierter vor. Ich trainiere nicht mehr jeden Tag mit vollem Einsatz. Ich plane meine Trainingseinheiten über die Woche verteilt mit ausreichend Erholungszeit dazwischen. Nach vier bis sechs Wochen ändere ich den Plan, um variabel zu bleiben, und verschiedene Trainingsreize zu setzen. So beuge ich Übertraining und Ermüdung vor.

Neben Training und Erholung habe ich auch alternative Behandlungsformen ausprobiert. Darunter verschiedene Ernährungsmöglichkeiten, Nahrungsergänzungsmittel, Stressmanagement, Schlaf, Meditation und Breathwork. Am Ende bin ich bei der Posturologie hängen geblieben. Bei allen genannten Punkten konnte ich etwas mitnehmen, aber die Posturologie fasziniert mich am meisten. Ich habe gemerkt, wie ich mit einfachen Mitteln meinen Körper richtig ansteuern konnte und dadurch meine Probleme endlich in den Griff bekam.

Was ist heute mein Gesundheits-Code in den verschiedenen Bereichen (Essen, Trinken, Schlaf, Familie, Freunde, Liebe, Nahrungsergänzungsmittel, Natur, Sport, Entspannung, Stressmanagement, Entgiftung, …)?

Heute beschäftige ich mich sehr viel mit dem menschlichen Körper. Wie funktioniert das Bewegungssystem, wie wird es angesteuert, welche Einflussfaktoren gibt es von außen und von innen usw. Wenn in meinem Körper Verspannungen oder Schmerzen auftreten, suche ich nach der Ursache und versuche sie zu beheben.

Je nachdem, welche Rezeptoren zur Wahrnehmung der äußeren und inneren Umwelt gestört sind, kann ich gezielt am Auge, den Füßen, der Haut und am Kiefer ansetzen und das

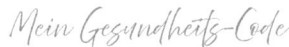

System in seine richtige symmetrische Position bringen. Durch gezieltes Training wird das neu Gelernte langfristig gespeichert.

Mittlerweile nehme ich regelmäßig Nahrungsergänzungsmittel ein, da wir über unsere heutige Ernährung nicht ausreichend mit Vitaminen und Nährstoffen versorgt werden. Dazu gehören u. a. Omega-3, Vitamin D und Magnesium.

Letztgenannte am liebsten vor dem Schlafen gehen. Ich habe gemerkt, dass dadurch mein Schlaf erheblich verbessert wird. Wenn ich eines gemerkt habe, dann, dass der Schlaf einer der wichtigsten Lifestyle-Faktoren ist. Sowohl für die körperliche als auch die mentale Erholung und damit für mehr Energie im Alltag.

Um richtig abschalten zu können, gehe ich in die Sauna. Die Kombination von guten Nährstoffen, der Hitze, Ruhe und Entspannung hilft mir dabei, Gedankenkreisen loszuwerden. Das eröffnet zeitgleich neue Räume für Inspiration und Kreativität. Probleme, die ich selbst als schwer lösbar angesehen habe, lösen sich wie von selbst auf.

Zusammengefasst habe ich für mich einen ganzheitlichen Ansatz gefunden, der mit der Symmetrie des Körpers beginnt.

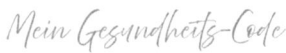
Was sind meine Routinen (morgens, mittags, abends, nachts)?

Meine Routine fängt vor dem Schlafengehen an. In einem Journal nehme ich alle Gedanken auf, die mir noch im Kopf umherschwirren. Sobald sie aufgeschrieben sind, sind sie aus dem Kopf. Danach nehme ich Magnesium, um den Schlaf zu unterstützen.

Der nächste Tag beginnt mit einer Matcha-Latte (mit Hafermilch) und der Planung des kommenden Tags. Dazu gehören feste Zeiten für wichtige und weniger wichtige Aufgaben, Pausenzeiten und Zeit für mich. Je mehr ich den Tag gliedern kann, desto mehr Energie habe ich, um konzentriert zu arbeiten.

Was lasse ich heute sein und mache es nicht mehr?

Höher, schneller, weiter ohne Plan gibt es nicht mehr. Ich bin immer noch sehr ehrgeizig, stürze mich aber nicht ziel- und planlos auf die nächste Aufgabe. Früher hatte ich als Resultat immer neue Verletzungen oder bin gescheitert. Ich setze mir realistische Ziele für drei Monate und plane anhand derer meine nächsten Schritte. Dazu gehören ein progressiver Trainingsplan mit ausreichend Erholungszeiten, regelmäßige Check-ups und Re-Checks und je nach Bedarf verändere ich meine Lifestyle-Faktoren.

Schlaf, Ernährung und die richtigen Nahrungsergänzungsmittel bringen mir viel mehr Energie und gesundheitliche Vorteile, als ich früher gedacht habe. Ab und zu habe ich ein bisschen auf meine Ernährung geachtet und habe mich super gefühlt, wenn ich eine oder zwei Wochen durchgehalten habe. Ich habe Nahrungsergänzungsmittel genommen, ohne die Zusammensetzung zu hinterfragen und ob es mir überhaupt guttut. Andere haben es auch gemacht, dann wird das schon helfen. Natürlich wurde der Packungsinhalt nicht bis zum Ende genommen. Die Schachtel fand sich samt Inhalt nach vielen Monaten ganz hinten im Schubfach wieder und wanderte direkt in den Mülleimer.

Das erste Mal, als ich gemerkt habe, was die richtige Ernährung in Kombination mit den passenden Nahrungsergänzungsmitteln bewirken kann, war während meiner ersten Darmsanierung. Früher war ich nachmittags müde und energielos. Während der Sanierung hätte ich Bäume ausreißen können. Gemerkt habe ich das besonders, als ich mich aus Gewohnheit zu einem kurzen Powernap hinlegen wollte und ich nicht einschlafen konnte. Ich hatte endlich Energie. Da ist mir bewusst geworden, was für positive Auswirkungen eine gesunde Ernährung und aufgefüllte Nährstoffspeicher haben. Seitdem achte ich mehr auf das, was ich esse. Es ist nicht immer möglich 100 % zu erreichen. Für mich reichen da schon 80 % aus. Die anderen 20 % genieße ich. Mit meiner Ausbildung zum Healthcoach habe ich richtig verstanden, was gefüllte Nährstoffspeicher zusätzlich für einen Schub bringen können. In regelmäßigen Abständen lasse ich die wichtigsten Speicher kontrollieren und ergänze meine Ernährung mit den erforderlichen Stoffen.

Früher war Schlaf etwas Unwichtiges, was gemacht werden musste. Den Spruch, „Schlafen kann man auch, wenn man tot ist", habe ich mir sehr zu Herzen genommen. Je länger ich wach war, umso mehr konnte ich machen. Als Langschläfer habe ich mir keine Gedanken darum gemacht, dass der Tag genauso lang ist, wenn ich früher ins Bett gehe und früher aufstehe. Ich hätte etwas verpassen können – dachte ich zumindest. Mittlerweile gehe ich gerne ins Bett, freue mich sogar richtig darauf. Ich versuche spätestens um 22 Uhr schlafen zu gehen. Das klappt leider nicht immer. Anfangs ist es mir schwergefallen, zu einer festen Zeit ins Bett zu gehen. Jetzt mach ich es gerne. Mit steigender Schlafqualität habe ich auch gemerkt, wie viel Energie ich am nächsten Tag habe. Ich komme von selbst aus dem Bett, wache teilweise vor meinem Wecker auf und bin wach. Ich kann sofort loslegen.

> *Welche Check-ups mache ich regelmäßig und welche Nahrungsergänzungsmittel nehme ich?*

Ich lasse mich regelmäßig posturologisch untersuchen. Dabei wird überprüft, ob Schulter und Becken auf der gleichen Höhe stehen, ob es eine Rotation in der Schulter oder Beckenregion gibt und/oder ob sich der Körper nach vorne oder nach hinten neigt. Sobald eine Abweichung festgestellt wird, werden meine Füße, Augen- und Kiefermuskulatur und Narbengewebe genauer untersucht. Alle vier sind Rezeptoren, die sowohl für die Eigen- und Außenwahrnehmung essenziell sind. Durch eine fehlerhafte Ansteuerung der Rezeptoren werden die Muskelbahnen unterschiedlich stark angespannt, wodurch eine asymmetrische Körperhaltung zustande kommt. Das verursacht Schmerzen, Verspannungen, Kopfschmerzen und vieles mehr.

Zusätzlich lasse ich in regelmäßigen Abständen spezifische Blutwerte messen, wie z. B. Vitamin D und Omega-3, um ggf. Mängel mit Nahrungsergänzungsmitteln aufzufüllen.

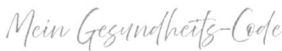

> ### *Was ist mein persönlicher Gesundheits-Code, nach dem ich bestenfalls 100 Jahre (oder mehr) alt werde?*

Meine 6 Punkte um 100 Jahre alt zu werden:

1. Selbstverantwortung und -vertrauen

Ich habe gelernt, dass ich aktiv an mir arbeiten muss. Während meiner verschiedenen Lebensphasen haben mir viele Menschen geholfen. Die besten Ergebnisse sind dann entstanden, wenn ich mich aktiv eingebracht und selbst die Initiative ergriffen habe. Ganz nach dem Motto „Jeder ist seines Glückes Schmied". Hätte ich nicht in mich selbst und meine Fähigkeiten vertraut, dann würde ich heute noch die Ideen haben, aber nichts umgesetzt. Eine Portion Selbstvertrauen ist also wichtig, um in die Umsetzung zu kommen und auch dabei zu bleiben.

2. Regelmäßige Check-ups

Dazu zähle ich sowohl Blutanalysen als auch Analysen vom Bewegungsapparat. Anhand der Blutanalysen können Mängel an Nährstoffen erkannt und anschließend aufgefüllt werden. Mit Bewegungsanalyse ist nicht ein Röntgen oder MRT gemeint. Ich denke dabei viel mehr an posturologische Untersuchungen bzw. Analysen von Bewegungen.

Ich habe schon öfter die Erfahrung gemacht, dass, wenn ich mich gut fühle, es nicht zeitgleich bedeutet, dass alles in Ordnung ist. Durch die Check-ups kann ich immer an kleinen Stellschrauben drehen und habe einen großen Effekt. Außerdem möchte ich nicht loslegen, wenn ich bereits verletzt oder krank bin.

Ich stelle regelmäßig meine Ziele auf den Prüfstand. Sind sie noch aktuell, muss ich etwas anpassen oder sollte ich sogar ein ganz anderes Ziel in den Fokus rücken. Ansonsten laufe ich Gefahr, etwas hinterherzulaufen, was ich gar nicht mehr will. Das wäre nur verschwendete Energie und Zeit.

3. Abgestimmte Nahrungsergänzungsmittel

Werden Mängel durch Blutanalysen festgestellt, greife ich auf die entsprechenden Nahrungsergänzungsmittel zurück. Der Mangel beseitigt sich nicht von selbst. Meine Ernährung passe ich auch an, reicht aber oftmals nicht aus.

4. Regelmäßige Erholungszeiten

Um nicht ins Übertraining zu fallen und Verletzungen zu riskieren, baue ich mir ausreichend Erholungszeit in meinen Trainingsplan ein.

Zusätzlich nehme ich mir auch ausreichend Pause vom Alltag. In der heutigen Zeit ist Stress ein riesengroßer Faktor, der sich negativ auf den gesamten Körper auswirkt. Mit der Pause wirke ich dem entgegen.

Qualitativ hochwertiger Schlaf ist ein Gamechanger für die körperliche und mentale Erholung, das eigene Energielevel und Wohlbefinden. Und er ist kostenlos.

5. Gute Ernährung (80:20-Regel)

Bei meiner Ernährung halte ich mich an die 80:20-Regel. Ich versuche 80 % gut zu gestalten. Die anderen 20 % sind zum Genießen. Meine Ernährung soll nicht in Stress ausarten, sondern schmecken und Spaß machen.

6. Offen sein für Neues und eigene Gedanken hinterfragen

Ich habe lange Zeit in meinen Gedankenspiralen festgesteckt. Ich wollte oft nicht verstehen, warum etwas nicht funktioniert, obwohl ich es so gelernt habe. Wenn alternative Wege funktioniert haben, habe ich es immer als Humbug abgetan. Je mehr ich meinen Horizont erweitert habe, desto mehr habe ich verstanden, dass wir für vieles gar keine Erklärung haben – oftmals auch gar nicht brauchen. Man sollte nicht alles glauben, man kann es hinterfragen.

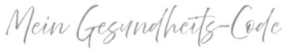

*Welche Gedanken sind mir während des Lesens der Geschichte
von Oliver Arnold durch den Kopf gegangen
und welche Inspirationen nehme ich mir mit?*

_____

_____

_____

_____

_____

_____

Bei welchen Anregungen möchte ich mehr erfahren?

_____

_____

_____

_____

_____

Was davon setze ich um? Was mache ich weniger oder nicht mehr?

_____

_____

_____

_____

_____

_____

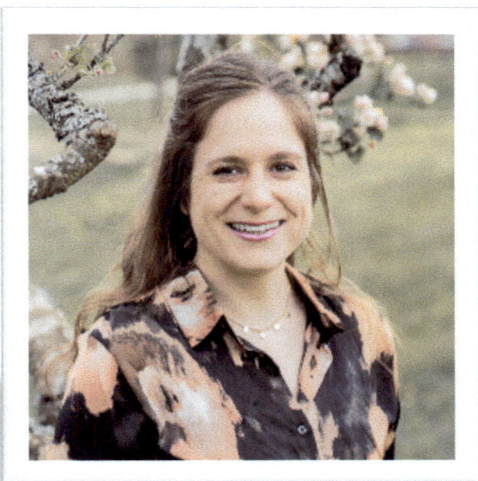

Xenia Efinger

Xenia Efingers Herz schlägt für die Gesundheit der Menschen, weshalb sie eine Weiterbildung zur ganzheitlichen Gesundheitsberaterin gemacht hat. Xenia möchte den Menschen zeigen, wie einfach Gesundheit ist, und dass es für jeden einzelnen einen Weg gibt, den er für sich wählen kann. Es gibt so viele verschiedene Möglichkeiten und es ist definitiv für jeden etwas dabei. Aber es soll nicht kompliziert, sondern für jeden einfach umsetzbar sein.

https://www.instagram.com/heyxeni_energymami

Wer bin ich und was mache ich?

Mein Name ist Xenia und ich bin ganzheitliche Gesundheitsberaterin. Die Gesundheit der Menschen liegt mir am Herzen, vor allem seitdem ich Mama geworden bin. Nun bin ich mit meinen 29 Jahren nicht mehr allein für meine Gesundheit verantwortlich, sondern auch für die meines Babys. Ich hoffe sehr, dass ich ihm in Sachen Gesundheit ein Vorbild sein werde und er mit den Jahren lernt, was am besten für ihn und für seinen Körper ist. Meine Kund:Innen kommen zu mir, weil sie sich unwohl in ihrem Körper fühlen, kleinere Beschwerden haben und nachhaltig etwas für ihre Gesundheit tun möchten. Ich zeige ihnen, wie leicht sie mit meinen Unterstützungsangeboten die Gesundheit in ihren Alltag integrieren können.

Welche gesundheitlichen Erfahrungen habe ich gemacht und wie war mein Gesundheits-Code früher?

Mein Weg der „Gesundheit" begann als naive Abiturientin. Nach dem Abitur bin ich für drei Monate nach Schweden gereist, um dort in einem Feriendorf zu arbeiten. Nichtsahnend bin ich in einem veganen Feriendorf gelandet. VEGAN – was ist das? Das machen doch nur die Hippies! Während dieser Zeit gab es für mich keine schlüssigen Gründe, warum ich auf tierische Produkte verzichten sollte. Ich liebte es, literweise meinen Lieblingskakao zu trinken und vor allem viel Wurst zu essen, natürlich in allen Varianten. Ich habe mir keine Gedanken über gesunde Ernährung gemacht und noch weniger über die tierischen Produkte, die ich zu mir nahm. Es gab für mich keinen Gesundheits-Code. Aber welche Teenager machen sich in diesem Alter Gedanken über ihre Gesundheit? Tatsächlich war ich als Teenager etwas stämmiger und hatte sehr stark mit Akne zu kämpfen. Das war oft nicht leicht für mich in der Schule und in der Familie.

Welche Lehren habe ich daraus gezogen?

In Schweden lernte ich, wie unser Körper funktioniert, welchen Einfluss die Ernährung auf unser Wohlbefinden hat und wie sich unser Lebensstil auf die Umwelt auswirkt. Es war eine tolle Reise, die für mich bis heute nicht beendet ist. Seitdem beschäftige ich mich intensiv mit Lebensmitteln und deren Nährstoffen, verschiedenen Ernährungsweisen, sowie dem Körper allgemein. Auf dieser Reise betrachtete ich meine Kosmetika näher und gewann einige wichtige Erkenntnisse. Was schmiere ich mir eigentlich jeden Tag auf die Haut? Warum ist meine Haut trocken? Warum sprießen die Pickel, trotz all den Mittelchen? Ich habe nicht verstanden, warum nichts hilft oder es gar noch schlimmer wurde. Dann habe ich radikal – von einem Tag auf den anderen – alle Produkte entsorgt. Es stellte sich heraus, dass die Inhaltsstoffe dieser Produkte alle bedenklich waren – nicht gut für die Haut. Seitdem stelle ich meine Kosmetika selbst her und schaue genau auf die Ingredienzien. Ich verwende ausschließlich natürliche Inhaltsstoffe, die meine Haut nähren. Seitdem hat sich mein Hautbild deutlich verbessert und ich strahle.

Was ist heute mein Gesundheits-Code in den verschiedenen Bereichen (Essen, Trinken, Schlaf, Familie, Freunde, Liebe, Nahrungsergänzungsmittel, Natur, Sport, Entspannung, Stressmanagement, Entgiftung, ...)?

Seitdem ich mich mit dem Thema Gesundheit auseinandersetze, kreuzt immer mehr Fachwissen dazu meinen Weg. Es gibt mittlerweile viele verschiedene Angebote in Sachen Gesundheit und ich finde es wichtig, sich damit auseinanderzusetzen. Deshalb schlug ich den Weg zur ganzheitlichen Gesundheitsberaterin ein. Wir dürfen den Körper als Ganzes betrachten, als ein Betriebssystem. Das System kann nur problemlos laufen, wenn wir alle Faktoren der Gesundheit betrachten. Was nützt es, wenn ich mich gut ernähre, aber viel Stress ohne vermeintlichen Ausweg habe? Was bringt mir eine perfekte Ernährung, wenn ich nachts nicht schlafen kann? Schlaflosigkeit, Stress, etc., sind alles Faktoren, die unser Leben und unsere Gesundheit beeinflussen. Mein Gesundheits-Code lautet: Ich höre auf meinen Körper und gehe seinen Reaktionen auf den Grund. Um die Ursache zu finden und die Heilung einzuleiten, achte ich auf die Signale meines Körpers bzw. beobachte seine Reaktionen. Auf diesem Wege finde ich heraus, ob ich z. B. mehr trinken muss oder wie mein Schlafverhalten ist. Das lebe ich gemeinsam mit meiner Familie. Die Kinder lernen von Beginn an, auf ihren Körper zu hören und die Verantwortung für diesen zu übernehmen.

Für die Lebensmittel gilt dasselbe wie für die Kosmetik. Es werden nur Lebensmittel verwendet, die uns nähren. So hat sich mit der Zeit mein Körper verändert und ich kann heute tatsächlich sagen, dass ich meinen Körper liebe. Der einfache Spruch „Du bist, was du isst." dient mir hierbei als Orientierung. Wir trinken zu Hause viel stilles und gefiltertes Wasser. Es gibt fast keine hoch verarbeiteten Lebensmittel. Das kann nicht immer vermieden werden, aber es ist wichtig zu schauen, was in den Lebensmitteln genau drin ist. Ob ich mal eine Pizza esse? Auf jeden Fall! Das ist einfach unfassbar lecker und es funktioniert eben alles in Maßen.

Zum Thema Schlaf: Wir haben uns eine ganz harte Matratze, eine Tatami (Vgl. Wikipedia – Tatami ist eine dämmende und dämpfende Matte aus Reisstroh, die in Japan als Fußboden in Washitsu – traditionell gestalteten Zimmern – verwendet wird. In der Nacht wird der Futon auf der Tatami ausgebreitet, um als Schlafstätte zu dienen. Das unterstützt mich in eine gute Tiefschlafphase zu kommen, damit sich mein Körper während der Nacht nicht in einem weichen Bett ausbalancieren muss. Der Schlaf ist unser Fundament für den nächsten Tag. Er ist so unfassbar wichtig.

In Sachen Liebe bin ich einfach sehr dankbar, dass mein Partner offen ist für alle neuen, verrückten Ideen, mit denen ich um die Ecke komme. Er probiert wirklich alles mit mir aus und ich find es so schön, dass wir uns gegenseitig über unsere Erfahrungen austauschen können. Egal ob es eine Tatami für das Bett ist, eine neue Filteranlage oder einfach mal vegan zu leben. Das Thema Gesundheit macht uns beiden Spaß. Das vermitteln wir in der ganzen Familie und natürlich auch unseren Freunden.

Was sind meine Routinen (morgens, mittags, abends, nachts)?

Für mich zählen die Dinge, die ich schnell für einen gesünderen Alltag umsetzen kann. Doch wie kann das aussehen? Ich starte jeden Tag mit einer kalten Dusche. Das hört sich hart an, aber ich sage dazu: einfach mal machen. Augen zu und durch. Ich war selbst total erstaunt über das Gefühl nach der Dusche und das als absolute Frostbeule.

Danach gibt es einen leckeren Ingwertee mit frischer Zitrone und Honig. Das ist ein Boost für mein Immunsystem und gibt mir viel Energie für den Tag. Ich finde es faszinierend, wie die Impulse irgendwann zur Routine werden und sie in jeden Tag integriert sind. Dazu gehört ebenfalls je einen Tropfen ätherisches Öl auf die Hand und auf das Gesicht aufzutragen. Ich liebe es, wenn der Tag mit einem guten Duft startet. Es ist erstaunlich, wie sich die Düfte auf unsere Stimmung auswirken. Die ätherischen Öle unterstützen mich in so vielen Situationen und zu Hause duftet es immer wie in einer Wohlfühloase. Während ich morgens meine Zähne putze, stelle ich mich auf ein sogenanntes Stehbrett. Das mobilisiert meine hinteren Sehnen und Muskeln im Bein. Ich mag es, wenn man solche Dinge kombinieren bzw. gleichzeitig erledigen kann – die Zähne sind geputzt und die Beine sind mobilisiert.

Was habe ich aufgegeben und mache es nicht mehr?

Für den gesunden Alltag habe ich einige Dinge weggelassen. Dazu gehört, dass ich das Handy nicht mehr mit in das Schlafzimmer nehme und den Ruhemodus für mich entdeckt habe. In dieser Zeit bin ich auf jeden Fall handyfrei und lasse mich nicht von Nachrichten oder Social Media ablenken. Tatsächlich esse ich seit meiner Schweden-Reise kein Fleisch mehr und nehme, so gut es geht, keine tierischen Lebensmittel mehr zu mir. Das hat mich sehr unterstützt, meinen Körper wieder in Balance zu bringen und über meinen bisherigen Konsum nachzudenken. Tatsächlich fehlt mir mein heiß-geliebter Kaba nicht mehr. Es ist so schön, wie viele verschiedene neue und alte Lebensmittel ich wiederentdeckt habe.

Welche regelmäßigen Check-ups mache ich und welche Nahrungsergänzungsmittel nehme ich?

Jeden Tag trinke ich ein Glas Karotten- oder Tomatensaft mit Omega-3-Öl und Vitamin D. Am Vormittag kommen zusätzlich die exogenen Ketone zum Einsatz. Diese habe ich während meiner Stillzeit kennengelernt. Unser Baby hat nachts leider nicht gut geschlafen und ich hatte dadurch sehr viele Wachphasen. Das habe ich am nächsten Tag gespürt. Die Ketone haben mir viel Energie gegeben, womit ich den Tag super meistern konnte. Check-ups mache ich im Sinne von regelmäßigen Tests. Zum Beispiel teste ich den Omega-3-Index und den Vitamin D Spiegel. Das war für mich ein absoluter Gamechanger, da ich meine Werte nun kenne und auf Basis der Testergebnisse meine Nahrungsergänzungsmittel einnehmen kann.

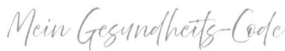

> *Was würde ich tun oder lassen, wenn ich mit meinem*
> *heutigen Wissen zurück in die Vergangenheit reisen könnte?*

Einfach gesagt, würde ich auf meine Mama hören. Meine Mama hat mir als Jugendliche oft gesagt, dass die herkömmlichen Pickelcremes alle nichts bringen. Ich solle doch bitte nur natürliche Mittel meiner Haut zuführen. Ich habe sehr viel Geld für diese herkömmlichen Cremes aus der Werbung ausgegeben. Als Teenager schenkt man den Worten seiner Mama keinen Glauben. Hier würde ich mir wünschen, dass ich schon eher das Wissen über Ernährung, Kosmetika und den Lebensstil gehabt hätte. So wäre uns bestimmt viel Streit erspart geblieben. Ich würde vor allem in der Schule mehr zum Thema Gesundheit als Ganzes unterrichten. Vielleicht gibt es Teenager, die sich für dieses Thema interessieren und sich hierzu ihre Gedanken machen.

Letzten Endes sind alle selbst für Ihre Gesundheit verantwortlich und es beginnt immer mit einem ersten Schritt.

> *Was ist mein persönlicher Gesundheits-Code,*
> *nach dem ich bestenfalls 100 Jahre (oder mehr) alt werde?*

Da ich auf jeden Fall 100 Jahre alt werden möchte, werde ich meinen Gesundheits-Code zukünftig weiterleben und den Umständen entsprechend anpassen. Die Gesundheit gehört zu meinem Alltag und das wird sich nicht ändern. Ich werde meinen Körper ganzheitlich betrachten und auf ihn hören.

*Welche Gedanken sind mir während des Lesens der Geschichte
von Xenia Efinger durch den Kopf gegangen
und welche Inspirationen nehme ich mir mit?*

_____

_____

_____

_____

_____

Bei welchen Anregungen möchte ich mehr erfahren?

_____

_____

_____

_____

Was davon setze ich um? Was mache ich weniger oder nicht mehr?

_____

_____

_____

_____

_____

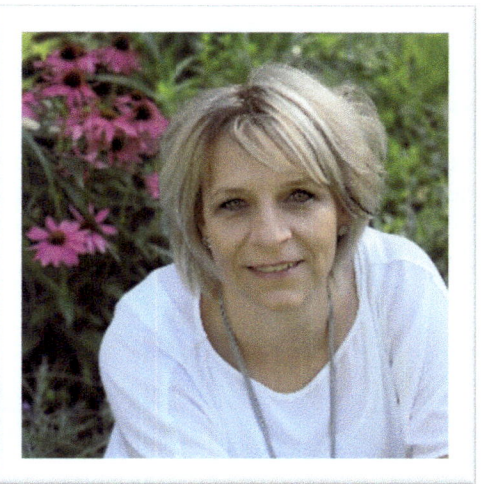

Susanne Schäfer

Susi Schäfer arbeitet hauptberuflich als Frisörin. Durch viele Weiterbildungen bekam sie einen Einblick in die Gesundheitsbranche.

Letztendlich entwickelte sich Susi zur ganzheitlichen Gesundheitsberaterin und liebt es, Menschen bei der Verbesserung ihrer Gesundheit und ihres Wohlbefindens zu helfen.

https://www.instagram.com/susi_schaefer11/

Wer bin ich und was mache ich?

Mein Name ist Susanne Schäfer. Ich bin 51 Jahre alt, verheiratet und habe zwei Kinder. Seit 17 Jahren arbeite ich selbstständig in meinem eigenen Frisör-Salon.

Durch meine Schilddrüsenerkrankung habe ich begonnen, mich intensiv mit dem Thema Gesundheit auseinander zu setzen. Ich habe viele Weiterbildungen absolviert. Diese gaben mir einen Einblick in die Gesundheitsbranche. Letztlich entwickelte ich mich zur ganzheitlichen Gesundheitsberaterin.

Welche gesundheitlichen Erfahrungen durfte/musste ich machen und was war mein Gesundheits-Code?

Anfang 2022 bekam ich gesundheitliche Schwierigkeiten. Diese zeigten sich in Symptomen, wie z. B. Druck- und Engegefühl im Hals, Schluckbeschwerden, mittlerweile hatte sich auch ein sichtbarer Knoten am Hals gebildet, ... Ich suchte einen Schilddrüsenspezialisten auf, der eine Sonographie meiner Schilddrüse machte. Die Bildgebung zeigte, dass sich die Knoten stark verändert hatten. Im Juni 2022 unterzog ich mich schließlich einer Schilddrüsenoperation. Zunächst schien alles in Ordnung zu sein. Der pathologische Befund ergab jedoch etwas anderes: Bösartig! Die Schilddrüse wurde mir ganz entnommen, daran hing der Lymphknoten, welcher im Anfangsstadium bösartig war.

Was habe ich daraus für Lehren gezogen?

Dieser Befund zog mir den Boden unter den Füßen weg. An der Schilddrüse hing ein Lymphknoten, der bösartig mutiert war; immerhin noch im Anfangsstadium. Mein erster Gedanke war: Sch..., was jetzt? Für mich war mein Leben zu diesem Zeitpunkt absolut stimmig. Ich war zufrieden, so wie ich es mir eingerichtet hatte und leben durfte. Gott sei Dank bin ich immer lösungsorientiert und positiv unterwegs. Daher galt das Motto: Jetzt musst du etwas ändern, sonst ändert dein Leben dich!

Was ist heute mein Gesundheits-Code in den verschiedenen Bereichen (Essen, Trinken, Schlaf, Familie, Freunde, Liebe, Nahrungsergänzungsmittel, Natur, Sport, Entspannung, Stressmanagement, Entgiftung, ...)?

Zunächst wollte ich wissen, was ich für meine Gesundheit tun könnte. Nach der Operation hatte ich mich entschieden, eine Ernährungsumstellung auszuprobieren, um mich zu entgiften und entsäuern. Um die Ausgangslage einzuschätzen, ließ ich einen DNA-Test (inkl. Mikronährstoffanalyse) machen – im Speziellen waren das Vitamin D3 und K2, sowie der Omega-3-Index. Die Ergebnisse der Tests lieferten sehr viele Informationen und wichtige

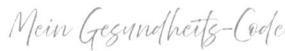

Empfehlungen. Im Folgenden habe ich mich damit auseinandergesetzt, was mir guttut und was nicht. Ich habe mir angewöhnt, mir regelmäßig Basenbäder und Leberwickel zu gönnen.

Was sind meine (täglichen) Routinen (morgens, mittags, abends, nachts)?

Routinen pflege ich in den Bereichen Körper, Geist und Seele. Ich gewöhnte sie mir an und habe sie fest in meinem Alltag implementiert. Für mich war es wichtig, generell mehr Ruhe und Auszeiten zu finden, da mich der Alltag im Frisörsalon ständig fordert.

Meine Ernährung habe ich dahingehend umgestellt, dass ich weitestgehend auf Gluten und Zucker verzichte. Zu Trinken gibt es nur noch gefiltertes, hexagonales Wasser. Verzicht auf Kaffee und Alkohol war für mich überhaupt kein Problem, da mir beides nicht schmeckt und mir nicht guttut.

Um meine Schlafhygiene zu verbessern, gehe ich früher schlafen und nutze seit geraumer Zeit eine Therapiedecke. Meine Mahlzeiten nehme ich nicht mehr zu später Stunde zu mir. Ich verzichte auf das abendliche Surfen auf Social Media und schaue nicht mehr fern. Seitdem ich dieses Ritual praktiziere, ließ sich recht schnell eine deutliche Verbesserung meines Schlafes feststellen.

Was lasse ich heute sein und mache es nicht mehr?

Viele meiner heutigen Routinen ließen sich problemlos in meinen Alltag einbauen, was bei meiner Selbstständigkeit ein wichtiger Aspekt für mich war. Morgens stehe ich eine Stunde früher auf, um ungestört Zeit für mich selbst zu haben. Auf nüchternen Magen trinke ich 1,5 l lauwarmes Zitronen-Wasser. Ich nutze meine Me-Time, um spazieren zu gehen, eine Meditation zu machen, schwimmen zu gehen oder Sport zu machen. Manchmal wird es eine Yoga-Übung oder ich gehe zur Aquagymnastik – je nach Lust und Laune.

So lade ich mich mit positiver Energie auf, bevor ich in meinen Salon gehe. Natürlich funktioniert das nicht immer. Meine freie Zeit verbringe ich am liebsten in der Natur. Die Ruhe tut mir gut und ich tanke wieder auf. Ich liebe es, die Natur in Bildern festzuhalten. Mit der Handy-Kamera lassen sich die schönsten Momente dauerhaft einfangen und aufbewahren. Auf der anderen Seite gilt es, schlechte Nachrichten und negative Informationen fernzuhalten, vor allem diejenigen, an denen ich ohnehin nichts ändern kann. Das wäre Energieverschwendung. Bei mir im Salon wird so viel Negatives erzählt und über so viele Dinge gejammert. Darauf gehe ich nicht mehr ein; das lasse ich möglichst an mir abprallen, es tut mir nicht gut.

Welche Check-ups mache ich regelmäßig und welche Nahrungsergänzungsmittel nehme ich?

Check-ups lasse ich regelmäßig bei meinem Osteopathen, Zahnarzt (Zahnreinigung), Hausarzt (Vorsorgeuntersuchen) sowie von meinem Heilpraktiker durchführen. Bedingt durch meine Krebserkrankung unterziehe ich mich halbjährig in der Uni-Klinik einer Vorsorgeuntersuchung.

Um meinem Körper eine gute Versorgung mit Vitaminen und Mineralstoffen zu geben, supplementiere ich seit zehn Jahren folgende Stoffe: ein hochwertiges Omega-3-Öl, einen Eiweiß-Shake, Zellschutz bzw. Antioxidans OPC, MSM, Kollagen, B-Vitamine sowie speziell zu meinen Testergebnissen passende Nahrungsergänzungsmittel.

Was würde ich tun oder lassen, wenn ich mit meinem heutigen Wissen zurück in die Vergangenheit reisen könnte?

Wenn ich mit meinem heutigen Wissen in die Vergangenheit reisen könnte, würde ich schon so einiges anders machen. In erster Linie würde ich mehr auf die Signale hören, welche mein Körper mir gibt. Ich würde dafür sorgen, dass es mir gut geht und ich mich um meine Gesundheit kümmere. Ich würde mich viel mehr wehren, mir sehr viel weniger gefallen lassen und viel mehr hinterfragen. „Vom System" (z. B. Corona) würde ich mich nicht mehr gängeln lassen.

Ich würde mich mehr trauen, Farbe zu zeigen, ich liebe pink und rosa. Ich würde meine Urlaubsziele zeitnah erleben, nicht warten, bis es so einigermaßen finanziell in den Rahmen passt. Ich wäre mehr gereist: Malediven, Sardinien, Griechenland. Meine Kinderplanung hätte ich früher gemacht.

Ich hätte gerne einen Fortgeschrittenentanzkurs gewagt. Jede Woche hätte ich mir eine Wellness Behandlung, sei es Massage oder Kosmetik gegönnt. Ich hätte mir ein geiles aufgemotztes Auto gekauft. Ich wäre auf ein Michael Jackson Konzert gegangen. Ich hätte mich nicht mehr so sehr beeinflussen lassen, von anderen Menschen, die mir sagen, was ich tun soll und was nicht. Ich hätte mich viel früher mit Persönlichkeitsentwicklung befasst.

Viele Dinge würde ich spontaner tun, vor allem jene, die mir Spaß und Freude am Leben bringen. Viele Entscheidungen würde ich schneller treffen, ohne lange zu überlegen. Ich würde auch nicht mehr das MUSS als wichtig sehen, sondern ich DARF. Auf alle Fälle würde ich nicht mehr so anständig sein wollen, bzw. mich in eine Rolle zwängen lassen, die von mir erwartet wird. Ich würde es mehr „krachen lassen". Es wäre mir egal, was andere von mir denken. Es ist MEIN Leben.

Mein persönlicher Gesundheits-Code stellt sich wie folgt zusammen: Ich achte auf ausreichend Schlaf – mindestens acht Stunden. Ich versuche, mich soweit wie möglich gesund zu ernähren und koche mit frischen Zutaten. Der Einklang von Körper, Geist und Seele ist ein weiterer wichtiger Faktor, so dass ich mich mit positiv gestimmten Menschen umgebe. Menschen, von denen ich lernen kann und die mich weiterbringen. Menschen, die mich unterstützen. Gerne bin ich mit meinen Freunden zusammen und tausche mich mit ihnen aus. Bewegung im Alltag ist ein Muss für mich. Ich achte auch darauf, dass ich viele Dinge tue, die mir Freude bereiten. Über die Jahre habe ich gelernt, auf die Signale meines Körpers zu achten, mir Pausen zu gönnen und innezuhalten.

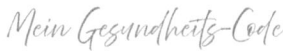
Welche Gedanken sind mir während des Lesens der Geschichte
von Susanne Schäfer durch den Kopf gegangen
und welche Inspirationen nehme ich mir mit?

_____

_____

_____

_____

_____

Bei welchen Anregungen möchte ich mehr erfahren?

_____

_____

_____

_____

Was davon setze ich um? Was mache ich weniger oder nicht mehr?

_____

_____

_____

_____

_____

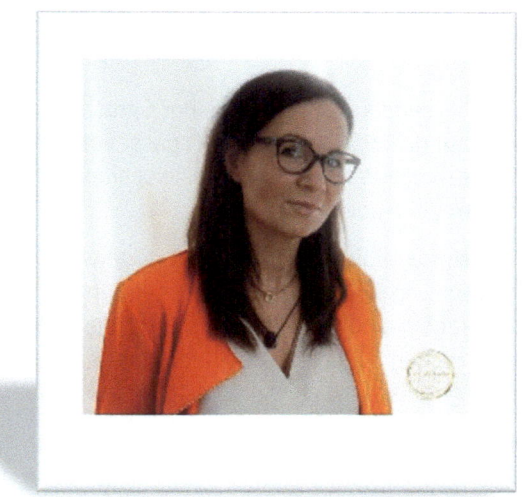

Cornelia Fritsche

Bis zu ihrem gesundheitlichen Kollaps war Cornelia leidenschaftliche OP-Schwester. Auf ihrem Weg des physischen Genesungsprozesses hat sie mentale Tiefschläge und private Enttäuschungen erlebt, aber auch wundervolle Erfahrungen mit ganzheitlichen und energetischen Heilmethoden gemacht, die von mutigen Schritten der Selbstfindung und -heilung begleitet waren.

All diese Erfahrungen fließen heute bei ihren sanften Behandlungen mit dem Ziel der Selbstregulation von innen heraus mit ein.

https://www.instagram.com/corpo_charisma.888/

Wer bin ich und was mache ich?

Rückblickend kann ich sagen, der Spruch: „Du musst das Leben vorwärts leben, kannst es aber nur rückwärts verstehen!", passt vollumfänglich zu mir! Glaub mir, von der Achterbahn meines Lebens war mir zeitweise speiübel und ich wusste manchmal wirklich nicht, wie es weitergehen soll.

Geboren 1971, als einzige Tochter aufgewachsen zwischen zwei Brüdern, war meine Kindheit geprägt von Konditionierungen, Leistungsdruck und Generationsmustern – funktionieren und Regeln einhalten um jeden Preis, Liebe durch Leistung, Gehorsam, brav sein, leise sein, nicht nerven – Ignoranz oder Liebesentzug und Strafen bei Nichtbefolgung – und das schulisch, gesellschaftlich, beim Leistungssport und auch familiär.

Seit meiner Kindergartenzeit war/bin ich sportlich aktiv. Mit fünf Jahren begann ich mit dem Geräteturnen im Leistungskader, bis die Sportschule von meinen Eltern (glücklicherweise) abgelehnt wurde. Danach machte ich weiter mit Ballett, Leichtathletik, Volleyball, Basketball, Judo, Kickboxen – immer höchster Leistungsdruck seitens der Trainer und natürlich mir selbst!!! Nur mit einer Medaille kannst du zeigen, wie toll du bist und wirst gelo(ie)bt!

Dazu noch Russischschule – eine Einserschülerin zu bleiben war selbstverständlich und wurde erwartet! Persönliche Eigenschaften, Wünsche oder Befindlichkeiten wurden schon im Ansatz eingedämmt. Aufmucken war nicht erwünscht – es wurde das gemacht, was den Vorgaben entsprach – auf allen Ebenen.

Welche gesundheitlichen Erfahrungen durfte/musste ich machen und was war mein Gesundheits-Code früher?

Der Sport war trotz allem mein Leben und mein Gesundheitsgeheimnis. Ich war wirklich so gut wie nie krank und habe mir nie etwas gebrochen. Das ist glücklicherweise auch heute noch so. Mein Fachschulstudium zur examinierten Krankenschwester begann ich 1988. Den politischen Umständen war es zu verdanken, dass die Grenzöffnung 1989 zu massivem Personalmangel in den Kliniken führte. Plötzlich hatten wir Schwesternschülerinnen erheblich mehr Verantwortung, mussten viele Dienste absichern und teilweise in Doppelschichten arbeiten. Es war eine sehr prägende Phase für mich. Ich war gerade mal 18 Jahre alt, als es mein Land mit all den teilweise verqueren Regeln auf einmal nicht mehr gab. Meine Familie zog in den Westen. Meine Basis war plötzlich sehr porös – die Verantwortung für mich selbst riesengroß!

In dieser Zeit entdeckte ich meine Berufung und konnte sie erstmals ausleben! Die Arbeit im Operationssaal mit all den Herausforderungen, den fachlichen Ansprüchen, der unfassbar loyalen Teamarbeit und den vielen medizinischen Wundern, hatte mich gefesselt. Ich war immer einsatzbereit – ich war „Miss Emergencyroom"!

48-Stunden-Dienste? Kein Problem! Einspringen, weil jemand krank geworden ist? Kein Problem! Noch eine Rufbereitschaft hinterher? Kein Problem!

Es musste doch geholfen werden! Ich hatte kein Kind zu versorgen, konnte meine Termine problemlos verschieben oder absagen, die anderen Kollegen hatten alle was Wichtigeres zu tun. Dazu kam mein tägliches Sportprogramm, um mich fit zu halten, meine Ordnungsliebe zu Hause, mein großer Freundeskreis mit vielen Partys, geplante Besuche, mein Nebenjob an meinen freien Wochenenden in der Disco – alles kein Problem! Noch die eine oder andere toxische Beziehung mit emotionalem Stress, Betrug, Verrat und gebrochenem Herzen gefällig? Kein Problem! Ich war eine Meisterin im Ignorieren von körperlichen und mentalen Warnzeichen! Krank sein, sich ausgepowert fühlen, Schwäche zeigen – alles keine Option!

Ständig fühlte ich: Du bist nicht gut genug! Du bist es nicht wert! Wenn du die Ansprüche, Erwartungen nicht erfüllst, wirst du nicht geliebt! Du darfst nicht Nein sagen, dann sind sie enttäuscht von dir! Stell dich nicht so an, das wirst du doch mal für sie machen können! So krank bist du nun auch wieder nicht! Anderen geht es viel schlechter! Nimm doch mal Rücksicht!

Mir fehlte jegliches Gespür für meine eigenen Bedürfnisse! Ich erlaubte mir selbst am wenigsten, stellte mich immer hinten an, wollte unbedingt, dass es allen gut geht, wollte allen helfen, alle retten – genau! People pleasing beherrschte (m)ich!!! Ob ich einen Gesundheits-Code hatte? Ja – noch mehr Sport (zu der Zeit war es Kampfsport) und viel Koffein. Wenn ich Schmerzen hatte, gab es Tabletten!

Es war eine Frage der Zeit – die nicht mehr zu ignorierenden Rückenschmerzen kamen mit Ende 20. Aber ich wäre ja nicht ich, wenn ich dafür nicht auch erstmal eine Lösung gefunden hätte … Ein paar gute Schmerzmedikamente, regelmäßige Spritzen vom Orthopäden und noch ein bisschen mehr Sport hielten mich über Jahre aufrecht! Alle Warnungen der Behandler winkte ich ab – ich musste doch Leistung bringen! Pausen sind etwas für Schwächlinge!

Nach weiteren Jahren mit konditioniertem Pflichtgefühl und Leistungsdruck kam die Nacht des großen Crashs! Ich hatte Bereitschaftsdienst und wurde am frühen Morgen zu einem Notfall gerufen. Ich sprang aus dem Bett und stand wie auf Watte! Meine Füße waren komplett taub, eingeschlafen und ohne Gefühl! Ich hatte kurz Panik, aktivierte aber alle meine Kraftreserven – wegen mir durfte doch kein Mensch sterben! Das passierte glücklicherweise auch nicht. Der diensthabende Kollege hatte mitbekommen, dass etwas nicht stimmte und bestand darauf, dass ich das sofort abklären lasse, sobald die Orthopäden im Haus sind. Aber das war nicht notwendig, denn DAS konnte selbst ich nicht mehr ignorieren!

An das, was dann kam, kann ich mich tatsächlich nur noch schemenhaft erinnern – Spritzen gegen die höllischen Rückenschmerzen und Not-MRT mit Schockdiagnose! Völlig degenerierte (abgenutzte) Bandscheiben im Lendenwirbelbereich, Gleitwirbel, beginnende Osteoporose. Im Klartext: Meine Wirbelsäule war die einer 60- bis 70-Jährigen und das mit 31 Jahren! Die Worte des Radiologen kann ich heute noch in Original-Tonlage abrufen: „Was haben Sie denn bitte angestellt?" „Viel Sport und viel körperlich schwere Arbeit." „Was machen

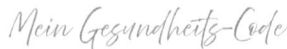

Sie beruflich?" „Ich bin OP-Schwester." „Den Job machen Sie keine zwei Jahre mehr!" „Nein – was?" „Doch!" „Ich liebe den Job und mache das mit Leib und Seele!" „Wollen Sie Kinder?" „Ja – irgendwann schon!" „Gut, Sie haben vielleicht noch zwei Jahre Zeit, dann ist Ihre Wirbelsäule zu kaputt, um eine Schwangerschaft durchzustehen!" Bääm!!! Ich konnte nicht mal weinen, so tief saß der Schock! Was ich heute weiß: Es war DER TAG – es war der Start meiner Reise zu MIR SELBST – es war der Beginn meiner ENT-wicklung!

Es folgten Reha-Maßnahmen, Einschränkungen seitens der Betriebsärztin für die beruflichen Belastungen, etc., meine beruflichen Pläne legte ich nach und nach ad acta. Privat gab es natürlich auch einiges Chaos. Aber nach einigen innigen Streitgesprächen mit meinem Körper und vielen (noch unbewussten) Entschuldigungen für den Raubbau, den ich an ihm über Jahre betrieben hatte, hatte ich das riesenriesengroße Glück, eine halbwegs erträgliche Schwangerschaft durchzustehen! Ohne weitere große Komplikationen bekam ich dann mit 33 Jahren meine wundervolle Tochter!

Was habe ich daraus für Lehren gezogen?

Mit der Geburt meiner Tochter veränderte sich auch mein Bewusstsein, mein Fokus, mein Sein! Danke dafür mein Liebling! Ich MUSSTE & WOLLTE jetzt auf mich achten und meine körperlichen Grenzen respektieren! Ich wusste ja, ich habe nur diese eine Chance! Eine zweite Schwangerschaft hätte mein Körper nicht geschafft! Mein Rücken war völlig hinüber – meine Ärzte und Physios nutzten all ihre Skills, damit ich irgendwie möglichst schmerzarm durch die ersten Monate kam. Die Notwendigkeit einer Operation an der Wirbelsäule stand außer Frage – ich wollte es aber so lange wie möglich hinauszögern, bis meine Kleine größer war, falls irgendwas schief gehen würde.

In dieser Zeit hatte ich meine ersten Berührungen mit anderen, alternativen Therapiemöglichkeiten. Ich bekam von einer Freundin einen Gutschein für eine Shiatsu-Behandlung geschenkt und war selbstverständlich, als schulmedizinisch geprägtes Wesen, skeptisch! Was soll das sein? Wie soll das denn helfen? Was soll ich sagen – es war magisch! Ich konnte gar nicht begreifen und verstehen, wie mein Körper auf dieses „fast nicht berührt Werden" reagiert hat! Zum ersten Mal nahm ich wahr, dass Sanftheit so viel bewirken kann und man trotzdem ins Spüren kommt! DAS wollte ich unbedingt! DAS war der Beginn meiner Reise in die „andere" Welt – die Welt der Alternativtherapie, der Spiritualität, der Energiearbeit, der neuen Bewusstseinsebene!

Knapp zwei Jahre später hatte ich meine Operation. Sie war kompliziert. Ich bekam sehr erfolgreich Implantate eingesetzt. Diese Platzhalter verhindern das Verrutschen der Wirbel und somit hatten die höllischen Ischiasschmerzen erstmal ein Ende. Eine lange Genesungszeit mit viel Physiotherapie und Reha lag hinter mir, als ich dann den Reha-Bericht mit der erschütternden End-Diagnose – BERUFSUNFÄHIG – bekam!!!

Was mache ich jetzt? Ein kleines Kind, ein Hauskredit und ich kann nichts anderes! Was für ein Chaos! Ich kann das nicht mehr aushalten! Was bitte habe ich denn verbrochen, dass mir sowas passiert? Was soll ich denn jetzt machen? Ich war am Ende!

Aber auch DAS war nur eine weitere Etappe auf meinem Weg zu MIR selbst! Keine Klinik, keine Aufopferung für Andere, keine pure Pflichterfüllung und kein Arbeiten bis zur Erschöpfung mehr! Fühle deine Grenzen und beachte sie! Hör auf deinen Körper! DAS war die Message des Lebens und sie war FÜR mich! Nun MUSSTE ich mich verändern und neue Wege finden! Es folgten 18 herausfordernde Jahre, geprägt von diversen Aus- und Weiterbildungen – wie beispielsweise in TCM (Traditionelle Chinesische Medizin), Akupunktur, Cranio-Sacral-Therapie, Hypnose, diverse Kurse und Schulungen im medizinischen Bereich, Heilpraktiker-Ausbildung und jeder Menge Erfahrungen im energetisch-spirituellen Bereich. Mit jedem neuen Kapitel, welches in meinem Leben begann, fühlte ich mich mehr bei mir selbst ankommen! Ich verließ meinen Kokon und spürte, da wartet noch so viel mehr auf mich! Auch die krisenbehafteten globalen Virus-Jahre konnten mich nicht aus der Bahn werfen – ich hatte schließlich meinen ganz persönlichen Breakdown überlebt!

Was ist heute mein Gesundheits-Code in den verschiedenen Bereichen (Essen, Trinken, Schlaf, Familie, Freunde, Liebe, Nahrungsergänzungsmittel, Natur, Sport, Entspannung, Stressmanagement, Entgiftung, ...)?

Heute bin ich wirklich ICH – Phönix, gelebte Resilienz, gesund, positiv egoistisch, glücklich und (fast) befreit von Konditionierungen, Mustern, Triggern! Nichts kann mich mehr von MEINEM Weg abbringen! Dazu gehört vor allem jede Menge Gelassenheit! Nicht unter allen Umständen alles schaffen zu müssen, was für den Tag geplant war, ist mein größtes Geschenk an mich selbst und mein ganz persönlicher Gesundheits-Code!

Meine eigenen Bedürfnisse haben oberste Priorität. Ich spüre ganz genau in mich hinein, ob eine Verabredung, ein Termin oder eine Person mit mir resoniert – wenn nicht, sage ich ganz deutlich NEIN!

Liebevoll und achtsam kommuniziere ich mit meinem Körper. Ich lasse ihm Zeit, sich zu erholen, wenn ich mal wieder zu viel wollte, und gestatte ihm, in Ruhe gesund zu werden.

Beim Essen habe ich auch einiges geändert. Jetzt zu behaupten, ich würde es jeden Tag zelebrieren, wäre nicht wahr! Aber die meisten Tage achte ich darauf, nicht nur schnell mal zwischendurch irgendwas zu essen, um gegessen zu haben. Ich bin es mir wert, mich genauso liebevoll zu versorgen, wie ich es für ganz besondere Gäste machen würde.

So halte ich es auch mit dem Sport. Es gibt Tage, da bin ich hochmotiviert und trainiere viel und am Tag danach spüre ich die Rache der Muskeln – wer kennt es nicht?! Dann setze ich auf ein bisschen mehr Mobility und Entspannung.

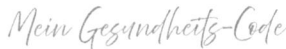

Mein Balance-Management für die beruflichen und privaten Termine droht auch heute noch so manches Mal zu kollabieren. Beruflich gibt es derzeit viel Neues zu erkunden und trotzdem finde ich immer wieder meinen Halt.

Was sind meine (täglichen) Routinen (morgens, mittags, abends, nachts)?

Am routiniertesten bin ich darin, Routinen nicht zu befolgen! Ich stelle mir zwar meinen Wecker so, dass ich meist zwei bis drei Stunden Zeit hätte bis zum ersten Termin. Doch ich habe oft tatsächlich keine Lust, so früh aufzustehen. Es ist so schön, dem Gezwitscher der Vögel draußen zuzuhören, dem Geträumten nachzusinnen, in Ruhe zu überdenken, wie der Tag laufen könnte oder worauf ich mich besonders freue, um dann festzustellen, dass ich mich sputen muss … Auch eine Art Routine, oder?

Meine Tage verlaufen ohne Routine, sondern mit Flexibilität. Abwechslung und Spontanität sind eben genau meins. Dieses schöne Gefühl, abends mit einem Lächeln im Gesicht nach Hause zu kommen, weil der Tag voller wertvoller und bereichernder Begegnungen war. Genau DAS ist es!

Was lasse ich heute sein und mache es nicht mehr?

Ich lasse mich nicht mehr vom Leistungsdruck und den Erwartungen anderer Menschen an mich beeinflussen! Es ist völlig okay, nicht zu performen, wenn ich es nicht kann oder möchte! Ich muss niemandem gefallen! Mein momentaner Lieblingsspruch ist tatsächlich: „Wer mich nicht mag, darf gerne noch an sich arbeiten!"

Welche Check-ups mache ich regelmäßig und welche Nahrungsergänzungsmittel nehme ich?

Es gab während meiner Klinikzeit die Aussage: „Wer viel misst, stellt viel fest." Das klang für mich sehr vernünftig. Mit meinem heutigen Wissen und den unterschiedlichen Therapieformen, die ich selbst anwende, bin ich der Überzeugung, dass es das Wichtigste ist, seinen Körper gut zu kennen und achtsam mit seinen Emotionen und seiner Seele umzugehen! Momentan suche ich nur noch meinen Zahnarzt, Gynäkologen und meine Vertrauensärztin (und Freundin) für funktionelle Medizin auf.

Klassische Medikamente sind aus meinem Medizinkistchen so gut wie verbannt. Hier finden sich nur noch ausgewählte Nahrungsergänzungsmittel zur Grundversorgung mit Mikronährstoffen, homöopathische Mittel, Algen zur bedarfsmäßigen Entgiftung, Aloe Vera und Pflaster für die Kochunfälle.

> *Was würde ich tun oder lassen, wenn ich mit meinem heutigen Wissen zurück in die Vergangenheit reisen könnte?*

Nichts! Alles, was mir passiert ist, hatte seinen Grund und hat mir geholfen, mich zu entwickeln! Ich hatte den Mut, all die Konditionierungen, familiären und gesellschaftlichen Muster zu durchbrechen, um zu mir selbst zu finden!

Ja – es war zeitweise extrem schwer. All diese Erfahrungen fließen in meine heutige Tätigkeit ein. Ich kann die Kämpfe, die Schmerzen und die Probleme meiner Klienten nachempfinden und kann ihnen aus tiefster Überzeugung aufzeigen, dass sie alles schaffen können! Selbstfürsorge und Selbstliebe sind der Schlüssel, um emotional und körperlich gesund zu bleiben!

Demütig und unendlich dankbar blicke ich auf meine Achterbahnfahrt, jeden einzelnen Hinkelstein und all meine Wegbegleiter zurück. Ich habe euch gebraucht, um MICH zu finden! In Liebe – DANKE!

> *Was ist mein persönlicher Gesundheits-Code, nach dem ich bestenfalls 100 Jahre (oder mehr) alt werde?*

Jetzt könnte ich hier viele Weisheiten oder Kalendersprüche schreiben, aber es reicht: Lebe gelassen! Ich bin unendlich dankbar, dass mein Körper mit mir durchgehalten hat und trotz allem so gnädig ist, mich noch immer zu (er)tragen! Ich habe ihm versprochen, gut auf ihn zu achten. Daran erinnere ich mich selbst immer wieder, wenn ich mich dabei erwische zu meckern, wenn's irgendwo zwickt ... Ich wünsche mir sogar, 104 Jahre alt zu werden!

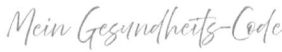

*Welche Gedanken sind mir während des Lesens der Geschichte
von Cornelia Fritsche durch den Kopf gegangen
und welche Inspirationen nehme ich mir mit?*

_____

_____

_____

_____

_____

Bei welchen Anregungen möchte ich mehr erfahren?

_____

_____

_____

_____

_____

Was davon setze ich um? Was mache ich weniger oder nicht mehr?

_____

_____

_____

_____

_____

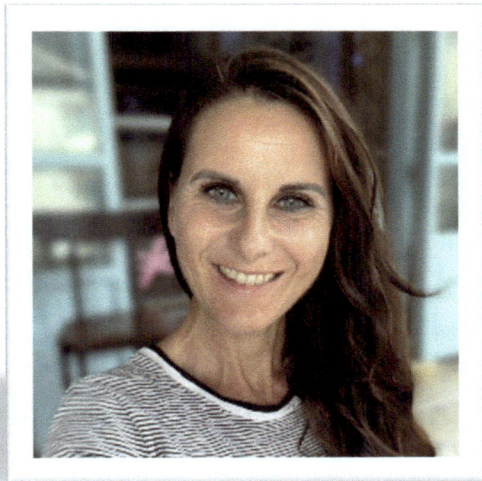

Aline Amon

Aline Amon, geboren 1977, ist seit 2008 für ein großes Softwareunternehmen als Produktmanagerin tätig.

Seit 2016 beschäftigt sie sich intensiv mit den Themen Ernährung und Körper, um für sich selbst das Beste rauszuholen.

2022 hat sie eine Ausbildung zum Body und Mind Coach absolviert und Anfang 2024 als Weiterentwicklung zur Ernährungsberatung den Fachberater in Ernährungsmedizin abgeschlossen. Ganzheitliche Gesundheit liegt ihr am Herzen und sie möchte möglichst vielen Menschen Mut machen und sie dabei unterstützen.

https://taplink.cc/alineamon

Wer bin ich und was mache ich?

Ich bin Aline und interessiere mich seit vielen Jahren neben meinem Job als Produktmanagerin vor allem für die Ernährung und den Sport.

Ich liebe es, mich in meiner Freizeit zu bewegen, zu trainieren und meinem Körper die richtigen Nährstoffe zu geben.

Seit 2016 beschäftige ich mich intensiver mit Ernährung und Nährstoffen, wie mein Körper auf Lebensmittel reagiert und was für mich die richtige Ernährung ist.

Dazu kommt die Pflege meines Mindsets, denn nur damit kann ich Dinge neu angehen und umsetzen.

Mittlerweile habe ich die Ausbildungen zum Ernährungsberater, Body und Mind Coach sowie Fachberater Ernährungsmedizin absolviert. Letzteres im Jahr 2024, wozu mich meine Diagnose bewegt hat.

Mit meinem Wissen und meinen Erfahrungen ermutige und helfe ich gern anderen für einen besseren Lifestyle.

Welche gesundheitlichen Erfahrungen habe ich gemacht und wie war mein Gesundheits-Code?

Im Herbst 2023 erhielt ich die Diagnose Mammakarzinom. Ich konnte es mir nicht erklären, woher dieser kleine Tumor in meiner linken Brust kam. Dachte ich doch immer, ich habe einen sehr gesunden Lifestyle.

Bis zur Diagnose bestand mein Gesundheits-Code bereits aus viel Bewegung, verschiedenen Sportarten wie Radfahren, Laufen, Fitnesstraining und Yoga. Eine für mich gesunde Ernährung mit Supplementierung einzelner Nahrungsergänzungsmittel gehörten ebenfalls dazu. Seit Anfang 2022 habe ich das Meditieren und mehr Ruhepausen für mich entdeckt.

Freunde, Kollegen und Bekannte waren teilweise ebenso überrascht von der Diagnose, da sie meinen Lebensstil als sehr gesund einschätzten.

Ich habe mich ab dem Zeitpunkt der Diagnose viele Tage und Wochen intensiv mit der Entstehung von Tumoren in unseren Zellen und dem Immunsystem beschäftigt. Ich wollte es unbedingt verstehen.

Das Wichtigste in dem Moment war für mich in die Akzeptanz zu gehen, den Tumor anzunehmen, nicht in den Widerstand und ihn liebevoll Murmelchen zu nennen.

Murmelchen war innerhalb von 10 Monaten auf knapp 2 cm gewachsen und wurde von den Onkologen als „kleines Raubtier" bezeichnet. Die Wachstumsrate lag bei 30 % zum Zeitpunkt der Diagnose.

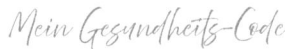

Anfangs waren da viel Traurigkeit und Ängste in mir, jedoch tief in mir wusste ich, dass es heilbar ist. Ich musste nur meinen Weg finden.

Nach intensiver Recherche und vielen Gesprächen mit meinem Netzwerk aus Therapeuten und Coaches zum Thema Gesundheit habe ich direkt angefangen mein Immunsystem wieder auf Vordermann zu bringen. Dazu gehörte auch ein positives Mindset mit viel Vertrauen und mein liebevolles Umfeld.

Als ersten Schritt habe ich eine komplette Mikronährstoff-Analyse machen lassen, um zu sehen, wo ich im Defizit bin. Diese Defizite konnte ich teilweise durch Infusionen mit Vitamin C, Aminosäuren, Omega-3-Supplementierung und antientzündlichen Vitaminen beheben.

Murmelchen sollte mit einer Standard-Therapie gemäß onkologischer Leitlinie behandelt werden. Dies habe ich von Anfang an abgelehnt. Ich habe auf meine Intuition gehört und wusste, es gibt einen anderen Weg für mich.

Nach vielen Arztbesuchen, Untersuchungen und tausend Gedanken in meinem Kopf, habe ich mich dazu entschlossen, die komplette Brustdrüse entfernen zu lassen. Ich wusste bis zu diesem Zeitpunkt nicht, dass man die Brust innerhalb einer Operation gleich wieder aufbauen kann. Dies habe ich ebenfalls durch meine Recherchen herausgefunden.

Welche Lehren habe ich daraus gezogen?

Meine größte Lehre war, dass ich die Einzige bin, die eine Entscheidung treffen muss, und mein Glaube daran, dass ich das Richtige unternehme. Durch meine Nachforschungen oder die Arztbesuche bin ich immer wieder mit erschreckenden Nachrichten konfrontiert worden. Ich habe meine Ängste abgelegt und mich mit dem Thema Krebs nicht identifiziert. Das war nicht immer so einfach.

Zudem würde ich Dinge, die ich bereits etabliert habe, mir guttun und mich gesund halten, zukünftig nicht mehr schleifen lassen oder gar abschaffen, sondern weitermachen. Ich habe gelernt, dass neue oder andere Lebensumstände einen starken Einfluss auf unsere Routinen haben.

Beispielsweise durch die Pandemie oder meinen Umzug in eine neue Stadt, hatte ich lange kein aktuelles Blutbild oder gar eine Testung meiner Mikronährstoffe. Es bestand kein Schmerz, da wird man schnell bequem. Auch was meine Vitamine und Mineralstoffe anging, habe ich einiges nicht mehr so konsequent beachtet. Viel wichtiger, als Ursachen zu beheben, ist es für mich, präventiv vorzugehen, damit ich gesund bleibe. Dazu gehört auch, dass ich regelmäßig Testungen durchführe.

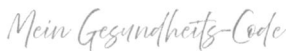

Was ist heute mein Gesundheits-Code in den verschiedenen Bereichen (Essen, Trinken, Schlaf, Familie, Freunde, Liebe, Nahrungsergänzungsmittel, Natur, Sport, Entspannung, Stressmanagement, Entgiftung, ...)?

Seit meiner Diagnose ernähre ich mich wieder nährstoffreicher und esse mehr Rohkost. Ich lasse Getreide- und Milchprodukte weg und konsumiere sie nur, wenn ich außer Haus keine Alternative finde. Ich baue mehr Omega-3-Quellen in meine Ernährung ein und supplementiere zusätzlich verschiedene Vitamine.

Ich liebe und schätze mein Umfeld noch mehr als vorher. Es ist ein essenzieller Bestandteil meines Lebens. Ich durfte die Erfahrung machen, dass meine Familie, meine Freunde, und auch meine Kollegen für mich da waren, und mich bei allem unterstützen. Ich nehme mir bewusst Zeit mit diesen lieben Menschen schöne Momente zu erleben.

Ich trainiere regelmäßig Kraft- und Ausdauereinheiten, gehe zum Pilates und Yoga und bewege mich so viel wie möglich in der freien Natur. Kleinere oder größere Spaziergänge gehören zu meinem Alltag. Zudem ist es mir wichtig, mir Auszeiten für kleinere Pausen zu nehmen und Aktivitäten auf die Woche zu verteilen und nicht alles an einem Tag zu machen.

In meinen Auszeiten beschäftige ich mich bewusst mit meiner Atmung, meinen Emotionen und gehe in die Meditation.

Was sind meine (täglichen) Routinen (morgens, mittags, abends, nachts)?

Was gibt es schöneres, als jeden Morgen mit neuen positiven Gedanken zu starten und sich vorab für den Tag zu bedanken. Mit meiner Lieblingsmusik bringe ich mich in eine gute Schwingung. Musik ist für mich sehr essenziell.

Zu meinen Routinen gehört es, ein Glas lauwarmes Wasser zu trinken. Kleiner Tipp: Bei niedrigem Blutdruck – wie bei mir – eine kleine Prise Meer- oder Himalayasalz hinzugeben.

Am Morgen faste ich in den meisten Fällen und nehme meine erste Mahlzeit gegen Mittag ein. So habe ich ein größeres Fastenfenster zwischen Abendessen und erster Mahlzeit.

Tagsüber bewege ich mich so oft wie möglich in Form von Spaziergängen, da ich in meiner Tätigkeit sehr viel sitze. Ich nehme mir bewusst Zeit für kleinere Auszeiten, wo ich meinen Arbeitsplatz verlasse, Achtsamkeit praktiziere oder für einen Energieschub zehn bis zwanzig Minuten meditiere.

Meine Sporteinheiten mache ich in der Regel nach Feierabend, außer am Wochenende. Für mich ist wichtig, dass ich ohne Zeitdruck trainieren kann.

Vor dem Einschlafen bringe ich meinen Körper durch Meditationen in die Entspannung und bedanke mich für den Tag.

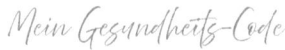

Was habe ich aufgegeben und mache ich nicht mehr?

Ich etabliere wieder Dinge, die ich viele Jahre ausgeübt habe. Dazu gehört eine gluten- und zuckerfreie Ernährung. Getreide und Milchprodukte lasse ich größtenteils weg. Sehr viele Jahre schon komme ich mit einer Low Carb Ernährung zurecht, habe mich ketogen oder nach Paleo ernährt.

Aber es gab in den letzten zwei Jahren ein paar Veränderungen, wo ich dies nicht mehr konsequent eingehalten habe und ich tatsächlich viele Milchprodukte, und wieder mehr Getreide in Form von Haferflocken oder Reis zu mir genommen habe. Sehr oft habe ich mir Ofengemüse gemacht, weil es schnell geht und gut schmeckt, bis ich mich über die AGEs noch mehr informiert habe.

Mein Körpergefühl und meine Emotionen sind mir wichtig, daher lasse ich mich weniger triggern und gehe in die Entspannung.

Wenn die Energie im Außen nicht gut für mich ist, dann nehme ich diese nicht mehr an und schaue, was mir guttut, was in dem Moment das Richtige für mich ist.

Welche regelmäßigen Check-ups mache ich und welche Nahrungsergänzungsmittel nehme ich?

Der erste Schritt nach meiner Diagnose war die Auseinandersetzung mit meinem Immunsystem. Meiner Ansicht nach war das völlig in Ordnung, hatte ich in den vergangenen Jahren kaum irgendwelche Beschwerden. Ich hatte meinen Status ermittelt anhand von Mikronährstoff- und Stuhltestungen. Dies werde ich in einem Rhythmus von ein bis zwei Jahren regelmäßig durchführen. Meinen Omega-3-Index habe ich innerhalb von sechs Monaten zweimal testen lassen und das Ergebnis kann sich sehen lassen.

Um das Immunsystem schnell wieder aufzubauen, habe ich Nahrungsergänzungsmittel eingenommen und davon gibt es einige, die ich weiterhin in meinen Alltag einbaue. Wenn es möglich ist, nehme ich die Nahrungsergänzungen flüssig ein.

Zu meiner regelmäßigen Einnahme gehören Omega-3, Vitamin D3, Curcuma. Glutathion, Mariendistel und Aminosäuren. Speziell für mein Immunsystem nehme ich Lactoferrin, Resveratrol, Q10 Enzym, 5-HTP (Griffon) und verschiedene Vitalpilze.

Nach meiner Operation habe ich sehr viel Antibiotikum erhalten, so dass ich meine Darmflora unterstütze und Chlorella sowie Spirulina zur Entgiftung nehme. Mehrmals jährlich nehme ich für mein Säure-Basen-Gleichgewicht für einen Zeitraum von 30 Tagen grüne Shakes mit wichtigen Nährstoffen zu mir.

> *Was würde ich tun oder lassen, wenn ich mit meinem*
> *heutigen Wissen zurück in die Vergangenheit reisen könnte?*

Was würde ich anders machen in der Vergangenheit? Das ist eine sehr gute Frage. Ich würde mich nicht nur auf meinen Körper fokussieren, sondern auch auf meinen Geist und meine Emotionen. In Stress- oder Angstsituationen mit bewusster Atemtechnik im Hier und Jetzt ankommen und mein Nervensystem regulieren. In meinen Routinen habe ich angeführt, was ich jetzt anders mache.

Signale meines Körpers würde ich mehr wahrnehmen und ausgleichen. War ich im Jahr 2023 doch sehr viel schneller erschöpft beim Training oder konnte mich nicht gut fokussieren. Oft dachte ich, ich müsse mir noch mehr Ruhephasen oder Schlaf gönnen. Im Nachhinein betrachtet, ist mein Tumor in mir gewachsen und hat mir Energie geraubt.

Zudem hatte ich in einem Zeitraum von drei bis vier Jahren keine Testungen gemacht. Weder ein großes Blutbild noch eine Nährstoff-Analyse. Ich hatte mich schon mit den verschiedenen Nahrungsergänzungsmitteln beschäftigt, jedoch nützen mir diverse Empfehlungen gar nichts, wenn ich nicht weiß, wo genau ich einen Mangel habe und dann diese auch nicht konsequent einnehme. Den genauen Status zu kennen, ist für mich eine sehr große Erkenntnis.

> *Was ist mein persönlicher Gesundheits-Code,*
> *nach dem ich bestenfalls 100 Jahre (oder mehr) alt werde?*

Ein gesunder Lifestyle steht hier an erster Stelle für mich. Das bedeutet, Body und Mind in Einklang zu bringen sowie immer wieder zu reflektieren und zu optimieren. Zu hinterfragen, wie bin ich in den einzelnen Lebensbereichen wie Liebe, Bewegung, Ernährung, Schlafen, Freunde, Familie und Entspannung aufgestellt und wo stehe ich mental.

Absolut unentbehrlich sind für mich Stressreduzierung durch Entspannung, Atemtechniken, Meditationen, Schlaf und ausreichend Bewegung, vor allem so viel wie möglich in der Natur.

Dazu kommen eine antientzündliche Ernährung und die Optimierung meines Mikronährstoffhaushaltes.

Ich möchte weiterhin viele schöne Momente und Abenteuer mit meinem Umfeld verbringen und das Leben genießen.

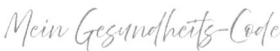
Welche Gedanken sind mir während des Lesens der Geschichte
von Aline Amon durch den Kopf gegangen
und welche Inspirationen nehme ich mir mit?

_____

_____

_____

_____

_____

_____

Bei welchen Anregungen möchte ich mehr erfahren?

_____

_____

_____

_____

_____

Was davon setze ich um? Was mache ich weniger oder nicht mehr?

_____

_____

_____

_____

_____

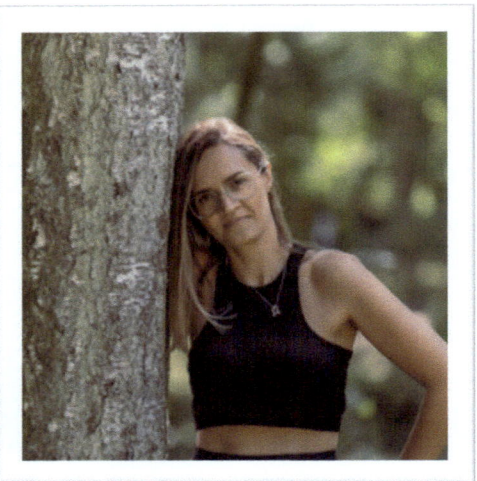

Dr. Senija Selimovic-Hamza

Dr. Senija Selimovic-Hamza ist Wissenschaftlerin, Entrepreneur und Coach für Biohacking mit einem PhD in Biomedical Sciences, zahlreichen Publikationen und Auszeichnungen. Authentisch, empathisch, humorvoll und knallhart ehrlich verbindet sie Wissenschaft mit Lifestyle und lebt vor, wovon sie spricht.

https://notmygenes.ch/

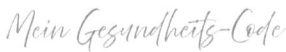

Wer bin ich und was mache ich?

Ich bin Senija Selimovic-Hamza. Ich bin ein Mensch. In Anbetracht meiner Geschichte ist es sehr wichtig zu erwähnen, dass ich in der Tat auch ein Mensch bin. Von Beruf bin ich Wissenschaftlerin. Meine Fachbereiche sind die Molekulargenetik, Genomik und Epigenetik aber auch Virologie. Ich bin Autorin wissenschaftlicher Publikationen, Trägerin von internationalen Auszeichnungen, Biohacker, Coach für Mikronährstoffe und Epigenetik, habe Erfahrungen aus der Universität, der Klinik sowie dem Bundesamt. Letztes Jahr habe ich ein Unternehmen gegründet und verhelfe Menschen testbasiert zu mehr Gesundheit und Lebensqualität, ohne dass sie durch ein Labyrinth der Selbstexperimente laufen müssen.

Welche gesundheitlichen Erfahrungen durfte ich machen und was war mein Gesundheits-Code früher?

Ich wurde in Bosnien und Herzegowina geboren. Dieser Satz enthält prinzipiell schon den Gesundheits-Code, den ich auferlegt bekam. Wie die ersten Lebensjahre uns auf Lebzeiten prägen, wie aus meiner idyllischen Heimat ein Schauplatz ethnischer Säuberungen wurde, was Konzentrationslager sind, welche internationalen Gerichtshöfe es wo gibt, was jahrzehntelange Ausgrabungen von Massengräbern mit einem machen, während parallel der größte europäische Genozid nach dem zweiten Weltkrieg geleugnet wird, obwohl er sich durch mein Leben zieht wie ein roter Faden, was es bedeutet von heute auf morgen ein Flüchtling zu sein und was die menschliche Seele alles ertragen kann, wenn sie denn muss – nichts von all dem ist mir fremd. Ich wuchs in einer fremden Welt auf, in der man jedes Geschehnis mit Fakten und Zahlen untermauern und sich rechtfertigen muss, weil man noch lebt und ein Mensch ist. Noch heute fällt es mir schwer, nicht auf jede Frage dieselben monotonen Fakten zu diktieren, nur damit ich Gehör bekomme. Es bräuchte schon ein ganzes Buch, um die Dimension der Zerstörung zu begreifen, die hinter mir liegt – einfach, weil mein Geburtsort und meine Herkunft wohl unpassend waren. Ich komme aus einer gesundheits- und sportorientierten Familie, bin naturnah aufgewachsen. Ich hatte alle Voraussetzungen, um ein Leben in Fülle zu genießen und manchmal reicht selbst das nicht aus. Kriegskinder, wie ich, fallen in einen Überlebenskampf, in welchem der Körper wichtige physiologische Prozesse, wie etwa die Funktion des Immunsystems, unterdrückt. In solchen Situationen gibt es keine Gesundheits-Codes, es gibt nur Leben oder Tod. Es hat Jahre gedauert, bis ich vollständig aus diesem Modus aussteigen konnte – Jahre, in denen ich als Wissenschaftlerin in meinem Drang, mir und meinen Mitmenschen zu helfen, nicht nur tagein tagaus Studien zum Thema Kriegstrauma gelesen habe, sondern auch selbst Arbeiten dazu verfasst habe. Noch heute lerne ich, mich als Mensch zu positionieren und auch meine eigenen Erfahrungen zu validieren, ohne in die Kollektivität zu fallen.

Was habe ich für Lehren daraus gezogen?

So sehr ich mein Glück eigenverantwortlich in die Hand nehmen muss, so sehr muss ich auch der Wahrheit ins Auge blicken: Dieser privilegierte Ansatz ist nur in Zeiten des Friedens und Wohlstands möglich. Tragödien passieren, ich bin der lebende Beweis. Meinen Hintergrund zu haben bedeutet, tagtäglich die Waage halten zu müssen zwischen dem Nicht-Vergessen und Weiterleben, zwischen Vergangenheit und Zukunft, zwischen hier und dort. Nicht in die Opferrolle zu rutschen, nicht zu hassen und gleichwohl nicht naiv und nicht toxisch positiv zu sein, mit sich selbst und der Welt im Reinen zu bleiben, akzeptieren, dass passiert ist, was passiert ist und trotz all dem jeden Morgen mit einem Lächeln und Dankbarkeit im Herzen aufstehen – all das bedarf sehr viel Arbeit an sich selbst und noch viel mehr kristallklaren Glauben an das Gute.

Was ist heute mein Gesundheits-Code in den verschiedenen Bereichen (Essen, Trinken, Schlaf, Familie, Freunde, Liebe, Nahrungsergänzungsmittel, Natur, Sport, Entspannung, Stressmanagement, Entgiftung ...)?

Ich fülle mein Leben mit positivem Stress und versuche, negativen Stress zu umgehen oder zu kanalisieren. Menschen bereichern mein Leben, aber ich genieße auch die Ruhe mit mir selbst. Ich esse hauptsächlich regional, saisonal, vom Bauern, trinke reines Wasser, lege hohen Wert auf Schlaf und bin täglich in der Natur. Es sind die Grundlagen, die wir meist komplett falsch haben, wenn wir auf Autopiloten gestellt sind. Ich habe keinen Autopiloten – ich fliege selbst.

Was sind meine Routinen?

Ich mache eigentlich nichts Spektakuläres: Ich nutze die Morgensonne zum Wachwerden, das Abendrot für einen gesunden Schlaf. Tagsüber bin ich viel draußen und in Bewegung, esse regional, saisonal und vom Bauern, bin für mein Leben gern Mama und habe einen kleinen Biohacker als Sohn, der all das gerne mitmacht, weil ich es ihm vorlebe. Meine Routinen klingen fast etwas langweilig, mir ist es aber unheimlich wichtig, zurück zu den Wurzeln zu finden. Ich durfte als Wissenschaftlerin feststellen, dass Trauma uns von unserer Natur, von unserer Authentizität, von unseren Wurzeln entfremdet. Indem ich mich heute meinem natürlichen Habitat wieder nähere und meinen Lebensstil an meine biologischen Prädispositionen anpasse, kann ich Vergangenheit und Zukunft gleichermaßen heilen. Genau das ist es, was ich meinem kleinen Sohn mitgeben möchte: die tiefste Verbundenheit zur Natur und die Liebe zur Bewegung. Modernerweise habe ich auch meine eigene personalisierte Gesundheits-Roadmap, die alles beinhaltet, was mein Körper braucht und auf Labortests und wissenschaftlichen Studien beruht.

Was lasse ich heute sein und mache es nicht mehr?

Ich bin eine Person, die macht und schafft und nur das liegen lässt, was mir die Kraft raubt und dessen Sinnhaftigkeit ich stark anzweifle. Ich gehe beispielsweise sehr oft bewusst nicht an mein Telefon, lasse mich nicht so leicht von Technologie, von Materialismus oder von Trends versklaven. Kinder sind die besten Lehrer. Mein Sohn bringt mir tagtäglich bei, was oberste Priorität im Leben sein sollte.

Welche Check-ups mache ich regelmäßig und welche Nahrungsergänzungsmittel nehme ich?

Ich unterziehe mich präventiv den üblichen Vorsorgeuntersuchungen und kümmere mich selbst um die Messung anderer, für mich spezifischer Parameter. Wir sind genetische Unikate und die Zukunft der Medizin liegt für mich in der Personalisierung. Was mein Körper gut kann, können andere manchmal gar nicht. Nahrungsergänzungsmittel dienen mir dazu, meine Schwachstellen zu überbrücken oder manches Ungesunde zu neutralisieren. Was bei mir Effekte zeigt, kann jemand anderen in Schwierigkeiten bringen, daher spreche ich lieber über testbasierte Lifestyle Empfehlungen, als generell meine eigenen Routinen in die Öffentlichkeit zu tragen. Es ist ein Ding der Unmöglichkeit, perfekt gesund zu leben, man muss sich heutzutage schon zu helfen wissen.

Was ist mein persönlicher Gesundheits-Code, nach dem ich bestenfalls 100 Jahre (oder mehr) alt werde?

Hinter der Longevity und Biohacking Bewegung steht in meinen Augen eine latente Angst vor der eigenen Sterblichkeit – dem großen Tabuthema unserer Zeit. Der Drang, jedes Lebenssegment unter Kontrolle zu haben, alles zu messen und zu optimieren, entspringt meines Erachtens aus der falschen Motivation heraus: Ich muss mich vor allem schützen, die Welt ist böse und ich bin in Gefahr. Das sehe ich anders. Ich muss keine 100 Jahre alt werden und nicht alles unter Kontrolle haben. Ich muss nur mit allem umgehen können, was mich trifft und versuchen, mir unterwegs nicht selbst das Bein zu stellen.

Mein Gesundheits-Code ist Authentizität, Seelenfrieden und mentale Stärke als Basis für alles andere. Ein furchtloser, humorvoller, gerechter, empathischer und knallhart ehrlicher Geist in einem Körper, der sich bewegt und den man nicht als Selbstverständlichkeit annimmt – diese Kombination ist mein persönliches Rezept für Gesundheit. Ich lebe mein Leben so, dass ich zu jedem Zeitpunkt fit, dankbar und zufrieden ausatmen könnte, im Wissen, Gutes bewirkt zu haben und trotzdem auch voller Lebensfreude gelebt zu haben.

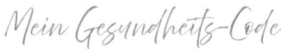
*Welche Gedanken sind mir während des Lesens der Geschichte
von Dr. Senija Selimovic-Hamza durch den Kopf gegangen
und welche Inspirationen nehme ich mir mit?*

Bei welchen Anregungen möchte ich mehr erfahren?

Was davon setze ich um? Was mache ich weniger oder nicht mehr?

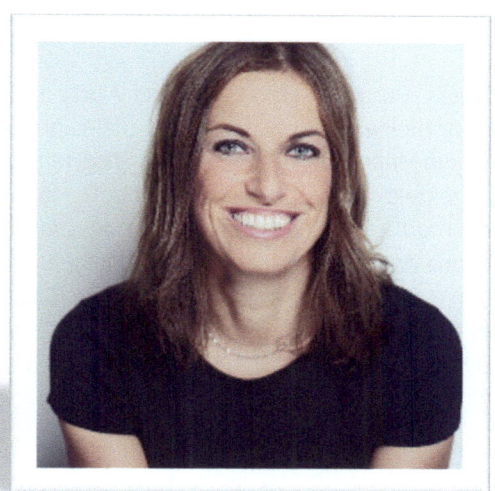

Madeleine Hauschild

Madeleine Hauschild war jahrelang in Personalabteilungen verschiedener Unternehmen tätig. Die hierbei gesammelten Erfahrungen mit gestressten Mitarbeitern und ungesunden Strukturen, sowie ihrem eigenen Burnout im Jahr 2019, haben sie veranlasst, sich selbstständig zu machen. Als Gesundheits- und Businessmentorin ist es nun ihre Vision, die Unternehmenswelt von innen heraus gesünder zu gestalten. So zeigt sie High Performern, wie sie mit Ernährung, Bewegung, Nervensystemarbeit und Mindsettraining ihre mentale Stärke bzw. psychisches Wohlbefinden zurückgewinnen, um mit voller Energie und Leichtigkeit ein erfolgreiches Team bzw. Business zu führen.

https://www.instagram.com/madeleine_gesundimbusiness/

Wer bin ich und was mache ich?

Stress. Burnout. Depression. Drei Worte, die bereits mein Leben geprägt und mir dennoch nicht meinen Optimismus sowie meine positive Einstellung zum Leben genommen haben. Ich bin Madeleine, 42 Jahre alt, lebenserfahren und zum Zeitpunkt der Buchentstehung noch angestellt als Gruppenleiterin einer Personalabteilung in einem mittelständischen Unternehmen. Ich liebe gesunde Ernährung, sportliche Aktivitäten, Wintersport bei Kaiserwetter, meine drei Fahrräder, Reisen in sonnige Länder, Zeit mit Freunden, Bücher zum Wachsen, durch die Nacht tanzen und eine große Portion Humor. Gleichzeitig kämpfe ich regelmäßig mit meinem Hang zum Perfektionismus, meiner Ungeduld und meiner Liebe zu Süßem. Dennoch zeichnet mich meine hilfsbereite, sympathische sowie empathische, aber auch ehrliche und direkte Art aus.

Ich blicke auf eine langjährige Berufserfahrung im Personalbereich zurück und durfte hierbei immer wieder feststellen, wie wenig der Gesundheit in den Unternehmen Beachtung geschenkt wird und das, obwohl sich vor allem psychische Erkrankungen zu einer der Hauptursachen für Arbeitsunfähigkeit entwickelt haben. Als Leiterin des betrieblichen Gesundheitsmanagements konnte ich bereits auf eine gesunde Unternehmensphilosophie einwirken. Doch dies war mir noch zu wenig, weshalb ich mich nach Abschluss meiner Ausbildung zur Fastenleiterin und zur Ernährungs-Mental-Bewegungs-Beraterin® im Sommer 2024 als Gesundheits- und Businessmentorin selbstständig gemacht habe. Meine Vision ist es, die Unternehmenswelt von innen heraus gesünder und positiver zu gestalten, ganzheitlich und nachhaltig, beginnend bei der wichtigsten Ressource eines Unternehmens: dem Menschen. Mein Fokus liegt hierbei auf gestressten und erschöpften Leistungsträgern, denen ich zeige, wie sie mit Bewegung, Nervensystemregulation, Mentaltraining, einem Powermindset und vor allem der Ernährung Stress abbauen und psychisches Wohlbefinden gewinnen. Hierbei lasse ich mich von dem Ansatz leiten: nur wenn ich selbst in meiner Kraft und Energie bin, dann ziehe ich dies auch im Außen an und kann somit Erfolg für das Unternehmen generieren.

Welche gesundheitlichen Erfahrungen habe ich gemacht und wie war mein Gesundheits-Code früher?

Wir gehen zurück ins Jahr 2019. Ich stand mitten im Leben und arbeitete durchschnittlich 50 Stunden pro Woche. In meiner Freizeit wollte ich nie etwas verpassen. Bewusste Pausen, Rückzugsmomente und Zeit für mich habe ich mir so gut wie gar nicht gegönnt.

Auf eine gesunde Ernährung achtete ich schon immer, wenngleich ich dies mit meinem heutigen Ernährungswissen etwas differenzierter betrachte. Auf Partys war regelmäßig Alkohol im Spiel. Zudem neigte ich zu regelmäßigen Fressattacken und emotionalem Essen und unterdrückte damit die Wahrnehmung meiner Gefühle. Im Außen wurde ich immer als starke Persönlichkeit wahrgenommen, die schon viel in ihrem Leben erreicht hat.

Stattdessen war mein innerer Dialog mit mir selbst geprägt von Glaubenssätzen wie: „Ich bin nicht gut genug", „Ich schaffe das nicht" und „Nur wenn ich leiste, werde ich gesehen".

Damals stellte ich über einen längeren Zeitraum diverse Symptome bei mir fest: Schlafstörungen, Konzentrationsschwierigkeiten, erhöhte Vergesslichkeit, Antriebslosigkeit, Schwierigkeiten Entscheidungen zu treffen, starkes Grübeln, ängstliche Grundstimmung, sozialer Rückzug, Tinnitus sowie innere Unruhe. Den Nervenzusammenbruch gab es bei einer routinemäßigen Check-up-Untersuchung bei meiner Hausärztin mit anschließender Diagnose: Burnout.

Welche Lehren habe ich daraus gezogen?

Nachdem mir ärztlich Burnout attestiert wurde, wusste ich zunächst nicht, was meine nächsten Schritte sein sollen, um hier wieder herauszufinden. Ich stellte mir zwei Fragen:

Wie kann ich meinen Heilungsprozess selbst unterstützen und meinen Lebensstil nachhaltig so gestalten, dass ich wieder in meine Kraft komme?

Welche Ernährung trägt dazu bei, meinen Körper, mein Gehirn und mein Nervensystem in ein Gleichgewicht von psychischem und mentalem Wohlbefinden zu bringen und neue Klarheit zu erhalten?

Als Antwort auf diese Fragen halfen mir Yoga, Achtsamkeitspraktiken, Nervensystemregulation, pflanzlich vollwertige und zuckerfreie Ernährung, Fasten- und Detoxkuren sowie Darm- und Leberreinigungen. Mit diesen Maßnahmen habe ich am eigenen Leib erfahren, wie ich auf körperlicher und mentaler Ebene mein eigener Heiler sein kann.

Mein Burnout war zwar ein großer Einschnitt in meinem Leben, der mir jedoch in vielerlei Hinsicht die Augen geöffnet hat. Zum einen in Bezug darauf wie ich mein Arbeitsleben gestalten und was ich für ein Leben führen möchte. Doch genauso, um zu erkennen, dass ich als erstes bei mir anfangen darf, mich zu verändern, um mir selbst mehr Liebe und Fürsorge entgegenzubringen und ein geiles Leben zu erschaffen.

Was ist heute mein Gesundheits-Code in verschiedenen Lebensbereichen (Essen, Trinken, Schlaf, Familie, Freunde, Sport, Entspannung, …)?

Mein Fundament für einen gesunden und zugleich erfolgreichen Lebensstil besteht heute aus den folgenden vier Säulen:

Im Bereich der Ernährung führe ich jährlich einen Frühjahrs- und Herbstputz mittels einer sanften Fastenkur durch. Gleichzeitig entgifte und entsäuere ich meinen Körper regelmäßig mit einer Detox-Kur oder einer Darmsanierung.

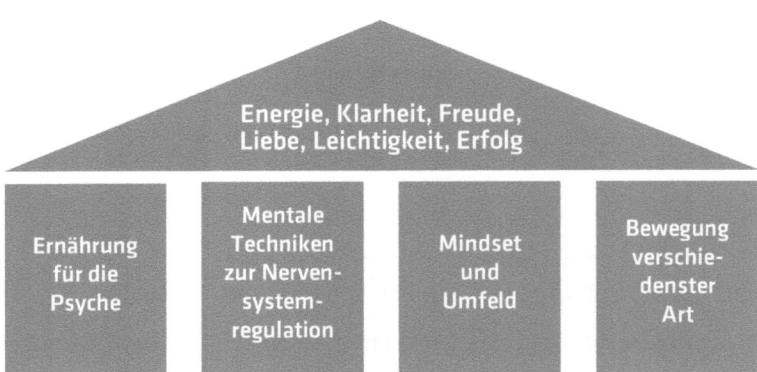

Eine ausgewogene Ernährung fördert meine Widerstandsfähigkeit gegen Belastungen und damit die psychische Stabilität. Eine gute Ernährung macht mein Gehirn somit stressresistent, emotional stabil und leistungsfähig. Hierbei setze ich auf eine antientzündliche sowie darmfreundliche Ernährung. Diese umfasst täglich pflanzlich vollwertige Lebensmittel, bestehend aus ballaststoffreichem Gemüse und Obst, Vollkornprodukten, Hülsenfrüchten, Nüssen, Samen und Ölen. Rotes Fleisch, Geflügel und Milchprodukte wie Joghurt und Käse, nehme ich persönlich nicht mehr zu mir. Dafür gönne ich mir ein- bis zweimal wöchentlich Eier und fettreichen Fisch, wie zum Beispiel Lachs. Von meinem Speiseplan gestrichen habe ich Zucker, Alkohol, hochverarbeitete Lebensmittel sowie Fertiggerichte, wenngleich ich als Naschkatze ganz oft auf süße Alternativen aus Datteln, Stevia und Erythrit zurückgreife.

Neben all den erwähnten essbaren Lebensmitteln dürfen die Getränke für eine stabile Psyche und mentale Stärke nicht fehlen. Allen voran zählt Wasser hierfür zu meinem bevorzugten flüssigen Lebensmittel.

Mentale Techniken, die meinen Körper ebenfalls von innen genährt und somit zu einer stressresistenten und glücklichen Psyche beigetragen haben, waren unter anderem achtsames Essen, Meditationen, Atemübungen, Eisbaden, Wechselduschen, Spaziergänge oder einfach zu einem Lied tanzen.

Marc Aurel sagte bereits: „Unser Leben ist das, zu dem unsere Gedanken es machen." Eine positive Lebenseinstellung ist eine Geisteshaltung, die von Optimismus, Dankbarkeit, Resilienz und einem offenen Geist geprägt ist. Gute Fragestellungen in herausfordernden Zeiten oder um die Perspektive zu wechseln, sind für mich hierbei: „Was kann ich aus dieser Situation Positives ziehen?", „Wie kann es gehen, dass...?" oder „Was ist noch möglich?"

Bewegung ist ebenfalls ein essenzieller Bestandteil für meinen gesunden Lebensstil, denn sie spielt eine entscheidende Rolle für unser psychisches und mentales Wohlbefinden. Körperliche Aktivität fördert die Freisetzung von Endorphinen und Serotonin im Gehirn. Sie erhöht zudem meine Stressresilienz, Ausgeglichenheit und Lebensfreude. Ich persönlich bin drei bis fünf mal die Woche für 30 bis 60 Minuten sportlich aktiv – neben der alltäglichen Bewegung inklusive Rad fahren. Zu meinen favorisierten Sportarten zählen hierbei Pilates, aber auch Kraft- sowie Ausdauereinheiten und Yoga in unterschiedlichsten Facetten.

Was sind meine täglichen Routinen?

Nach meinem Burnout war für mich eine bewusste und kraftvolle Morgenroutine der absolute Gamechanger, die mir seitdem ganz viel Energie, Leichtigkeit und Kreativität für den Tag schenkt. Früher war ich eher der Typ „aufstehen, Bad, Frühstück, anziehen, auf geht's zur Arbeit". Heute genieße ich es, in Ruhe den Tag meist vor 6:00 Uhr zu beginnen und nehme noch im Bett liegend erstmal ein paar bewusste Atemzüge zu mir, um mein Nervensystem direkt am Morgen zu entspannen. Bevor ich mich anschließend auf meine Yogamatte begebe, bringe ich meinen Stoffwechsel mit einem halben Liter Zitronenwasser in Schwung. Die Morgenroutine für meine mentale Gesundheit besteht aus einem Mix aus einer fünf- bis zehnminütigen Meditation, einer Atemübung, Yoga sowie meiner energetischen Ausrichtung für den Tag mit Hilfe von Affirmationen, Intentionen und Visualisierungen. Mittlerweile schließe ich daran gleich noch eine Sporteinheit von 30 bis 45 Minuten an. Ein nährendes Frühstück, welches meinen Körper und Geist stärkt, darf im Anschluss natürlich nicht fehlen. Hierbei achte ich auf einen hohen Proteinanteil, gesunde Fette und Kohlenhydrate sowie gesunde Nährstoffe aus Obst.

Im Laufe des Tages achte ich darauf, dass ich mein Nervensystem regelmäßig wieder in einen Entspannungsmodus bringe. Somit habe ich es mir zur Routine gemacht, unter Mittag für 30 Minuten im Grünen spazieren zu gehen. Zudem habe ich den Wecker an meiner Uhr auf 11:11 Uhr, 14:14 Uhr sowie 17:17 Uhr gestellt, um daran erinnert zu werden, in dem Moment bewusst die Verbindung zu meinem Körper herzustellen und mein Nervensystem für zwei bis fünf Minuten mit bewussten Übungen zu regulieren.

So wie mein Tag mit Selbstfürsorge beginnt, so endet er auch häufig mit einer Routine. Diese besteht am Abend aus einer sanften Yin Yoga Einheit, die mich erdet und meinen Stress abbaut. Gleichzeitig notiere ich mir in meinem Planer bereits die Aufgaben, die am nächsten Tag anstehen, um mich mit einem freien Kopf ins Bett zu begeben. Als schönes Tagesabschlussritual sage ich dem Tag förmlich „ADE", wobei jeder einzelne Buchstabe dafür steht mir aufzuschreiben, A – wofür ich mich anerkenne, D – wofür ich dankbar bin und E – was meine Erfolge an dem Tag waren, mögen sie noch so klein sein.

Wir wachsen mit unseren Routinen und zugleich habe ich eine gesunde Balance für die Umsetzung gefunden. Ich ziehe meine Routinen nicht immer zu 100 Prozent durch, schließlich tut es der Seele auch gut, sich einfach mal entspannt von der Sonne wach küssen zu lassen.

Was habe ich aufgegeben und mache es nicht mehr?

Es ist erstaunlich wie leicht es mir rückblickend gefallen ist, Gewohnheiten abzulegen, derer ich mir früher nicht einmal bewusst war, dass sie mir kurz- wie langfristig nicht guttun. Dies hauptsächlich, wenn ich das große „Warum" und den Vorteil erkannt habe, welchen die neue Gewohnheit mir schenkt. Hierzu zählt für mich vor allem der übermäßige Verzehr von zuckerhaltigen Lebensmitteln, den ich heute enorm eingeschränkt habe. Früher wollte ich bei jeder Party, jeder Veranstaltung und jedem Treffen mit Freunden dabei sein und ja nichts verpassen. Heute höre ich stattdessen viel intensiver in mich hinein und frage mich, ob ich tatsächlich daran teilnehmen möchte, es mein Energielevel zulässt und stelle mir auch oft die Frage: schenkt mir die Teilnahme mehr von dem, was ich gern in meinem Leben haben möchte. In dem Zusammenhang vermeide ich es weitestgehend, mich mit negativen Menschen zu umgeben. Zudem bin ich heutzutage viel schneller bereit, Kontakt zu Menschen sowie Beziehungen nicht mehr aufrecht zu erhalten, wenn sie mir nicht guttun.

Welche regelmäßigen Check-ups mache ich und welche Nahrungsergänzungsmittel nehme ich?

Zu den wichtigsten Nährstoffen für die psychische Gesundheit und Stressbewältigung zählen Omega-3-Fettsäuren, Vitamine – allen voran Vitamin D und B-Vitamine, Mineralstoffe wie Magnesium oder Zink und Aminosäuren. Vor allem die Aminosäuren Tryptophan, Phenylalanin und Tyrosin.

Aus dem Grund teste ich selbstständig im Abstand von sechs Monaten mittels eines Trockenbluttests mein Verhältnis von Omega-3- zu Omega-6-Fettsäuren sowie mein Vitamin D3 Verhältnis. Alle anderen Werte zu Vitaminen und Mineralstoffen lasse ich über ein Blutbild bei meinem Arzt auswerten. Darüber hinaus führe ich alle zwei Jahre den Check-up 35 bei meinem Hausarzt durch.

Um eine optimale Versorgung mit den genannten Nährstoffen zu gewährleisten, nehme ich täglich ein Omega-3-Öl zu mir und supplementiere alle weiteren Vitamine und Mineralstoffe in Form von Tabletten. Um meinen Bedarf an Aminosäuren zu decken, ergänze ich meine Mahlzeiten durch Eiweißpulver, welches ich beispielsweise meinem Sojajoghurt oder Porridge unterrühre.

An der Stelle möchte ich erwähnen, dass Stress Magnesium verbraucht, weshalb ich das fehlende Magnesium vor allem in stressigen Phasen zuführe, um ein Schutzschild gegen Stress aufzubauen. Es hat die Fähigkeit, unser hochgefahrenes Nervensystem in kurzer Zeit zu beruhigen. Eine tägliche Einnahme von 300 besser noch 400 Milligramm Magnesium über sechs Monate, füllt einen Mangel in den Körperzellen nach und nach auf.

> *Was würde ich tun oder lassen, wenn ich mit meinem*
> *heutigen Wissen zurück in die Vergangenheit reisen könnte?*

Erholung und Lebensfreude nicht bis zum Rentenalter aufschieben und mir täglich zunutze machen, dass ich mich tatsächlich nachhaltig gesünder ernähren kann.

> *Was ist mein persönlicher Gesundheits-Code,*
> *nach dem ich bestenfalls 100 Jahre (oder mehr) alt werde?*

Lebe. Liebe. Lache. So abgedroschen diese drei Wörter für den einen oder anderen klingen mögen, für mich sind sie der Schlüssel zu einem erfüllten, glücklichen und langen Leben (neben den vorab erwähnten vier Säulen). Wie heißt es so schön: Wir leben nur einmal. Und wenn ich dies richtig mache, dann reicht das auch.

Macht mich die Situation oder der Mensch glücklich? Erfüllt mich das, was ich tagtäglich tue? Gibt mir das, was ich gerade esse und trinke, überhaupt Energie oder schwächt es meinen Körper? Was bedeutet eigentlich Gesundheit, Glück, Erfüllung und Lebensfreude für mich?

All diese Fragen habe ich mir seit meinem Burnout immer wieder gestellt und stelle sie mir heute noch regelmäßig, denn ich höre nie auf, meine Lebenssituation zu hinterfragen und für meine Wünsche, Ziele und Träume loszugehen. Das schafft wahre Erfüllung und somit ein langes Leben.

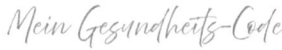

Welche Gedanken sind mir während des Lesens der Geschichte
von Madeleine Hauschild durch den Kopf gegangen
und welche Inspirationen nehme ich mir mit?

_____

_____

_____

_____

_____

_____

Bei welchen Anregungen möchte ich mehr erfahren?

_____

_____

_____

_____

_____

Was davon setze ich um? Was mache ich weniger oder nicht mehr?

_____

_____

_____

_____

_____

_____

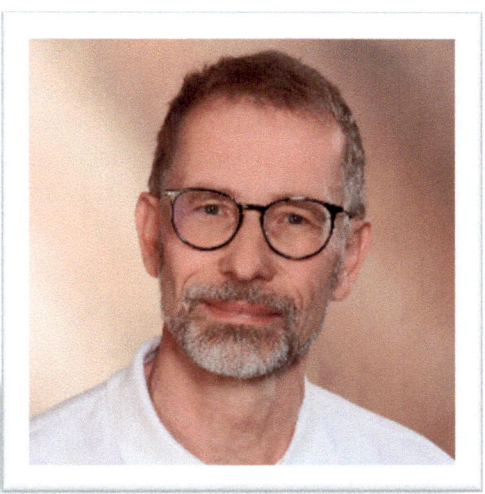

Steffen Scholz

Wie hört sich das an, mehr LEBENSENERGIE und LEBENSZEIT zu erhalten?

Steffen Scholz ist zertifizierter Ernährungsberater und Epigenetikcoach. Durch seine langjährige persönliche Erfahrung mit gesundheitlich einschneidenden Lebenssituationen entwickelte er sein individuelles Konzept der ganzheitlichen Transformation.

Wie kann durch Vorstellungskraft der gewünschte Zukunftszustand Wirklichkeit werden? Was bedeutet DNA-basierte Ernährung? Wie kann durch Biorhythmus, Entgiftung, Herzkohärenz mehr Lebensenergie erreicht werden?

Sein praxisorientiertes, ortsunabhängiges und flexibles Transformations-Coaching basiert auf hohem Vertrauen und Ehrlichkeit.

https://www.gesund4u.de/

Wer bin ich und was mache ich?

Mein Name ist Steffen Scholz. Ich bin Ernährungsberater, zertifizierter Epigenetik-Coach und lebe als Familienvater von zwei erwachsenen Töchtern in einem kleinen Ort auf dem Land. Ich unterstütze Menschen dabei, mehr LEBENSENERGIE und LEBENSZEIT zu erhalten. In einem Transformationsprozess lernen diese sich kennen und entfalten ihre wahren Potentiale.

Welche gesundheitlichen Erfahrungen durfte/musste ich machen und was war mein Gesundheits-Code früher?

Mit neunzehn Jahren hatte ich einen schweren Motorradunfall. Als Angehöriger der Armee verbrachte ich elf Monate in einem Militärlazarett und sechs Monate in einem zivilen Krankenhaus. Auf Grund einer lebensbedrohlichen Blutvergiftung und einer darauffolgenden schweren Entzündung des Hüftgelenks war es mir nicht möglich, für sechs Monate das Bett zu verlassen. Ich hatte heftigste Schmerzen, die von Fieberschüben begleitet wurden. Jede Bewegung, verursachte betäubende, nicht auszuhaltende Schmerzen. Dazu war mein linkes Bein in einem Streckverband, was eine Bewegung nach links und rechts unmöglich machte. Ich konnte nur auf dem Rücken liegen. In dieser Zeit wurde ich 11-mal operiert. Meine jugendlichen Kräfte schwanden von Tag zu Tag und von Monat zu Monat. Ich erinnere mich an meinen zwanzigsten Geburtstag, ein Tag nach einer erneuten OP. Auf Grund von Komplikationen und meiner körperlichen Verfassung verbrachte ich diesen runden Geburtstag auf der Intensivstation.

Die täglich wiederkehrenden Routinen ließen meinen Krankenhausaufenthalt unendlich erscheinen. Mein Bett war mein Leben. Schlafen, Essen, Waschen, Stuhlgang – alles fand im Bett statt – sechs lange Monate! Wie kann man aus einer solchen Situation Kraft und Hoffnung schöpfen? Meine Medizin war das Lachen. Es war meine fröhliche Lebenseinstellung und der feste Glaube an das Gute. Es war mein Zimmernachbar, ein äthiopischer Kriegsverletzter, mit einer nicht versiegen wollenden positiven Energie und Leichtigkeit. Trotz seiner Armprothese und einer Beinverletzung haben wir verrückte Sachen gemacht und die vorgegebenen Grenzen nicht akzeptiert. Er hat mich samt Krankenbett, ins Fernsehzimmer geschoben, damit ich am Abendprogramm teilnehmen konnte. Wir sind mit Krücken über den Militärlazarettzaun geklettert, er oben drüber, ich unten durch. Seine Unerschrockenheit hat mir Mut und einen völlig anderen Blick auf meine Situation gegeben. Er hatte in mir einen Zimmernachbarn gefunden, der keine Angst vor Veränderung hat und die aktuelle Situation selbst in die Hand nimmt. Es waren die Krankenschwestern und die Physiotherapeuten, die als tägliche Gesprächspartner die seelische Genesung unterstützten. Es waren meine Eltern mit ihrer Ausdauer und festem Vertrauen in mich.

Ein wesentlicher Faktor meiner Genesung war neben meiner körperlichen Heilung, die Bewahrung meines geistigen und seelischen Gleichgewichts. Schwester Kathrin kam eines

Tages auf die Idee, ich könnte mithelfen. Ich, der auf Hilfe angewiesen war, sollte helfen? Wenig später kam sie mit einem breiten Grinsen und einer Hand-Wickel-Maschine in mein Zimmer. Von nun an wickelte ich in meinem Bett hunderte von Binden. Neue, tägliche Übungen, sollten mich schrittweise aus der Passivität und Abhängigkeit herausholen und mir das Gefühl vom selbstbestimmten Leben zurückgeben. Weg von (Selbst-)Mitleid, hin zu gebraucht sein.

Bei den unerträglichen Schmerzen legte ich meine Hand unter das linke Gesäß (ein Trigger-Punkt) und summte ganz leise. Ein Gefühl von innerer Ruhe entstand. Ich war eins mit mir, die Schmerzen gehörten zu mir. Es war kein Kampf, sondern Beobachtung. Bald konnte ich auf die Dauergabe von Schmerzmitteln verzichten. Heute, so viele Jahre später, würde ich Meditation dazu sagen. Für meine körperliche Fitness brachte mir mein Papa 2,5 kg schwere Hanteln ins Krankenhaus, die meine täglichen Sportübungen ergänzten. Da staunte nicht nur die Reinigungsfrau, auch mein äthiopischer Freund nickte anerkennend.

Mein Aufenthalt wurde von sehr vielen Rückschlägen begleitet. Mein Körpergewicht hatte sich auf 52 kg, bei einer Größe von 1,86 m, reduziert. Meine Hoffnung und die Unterstützung durch meine Familie und Freunde gab mir die nötige Kraft, um nicht aufzugeben. Endlich! Nach siebzehn Monaten konnte ich das Krankenhaus verlassen. Die neue Situation brachte mir aber nicht nur Freude. Ich musste erneut Rückschläge hinnehmen. Ich schaute nicht zurück, sondern fokussierte mich auf meine neue Zukunft. Ich lief die nächsten Monate jeden Weg mit den Unterarmstützen. Im Winter mit Spikes. Wir wohnten in der 4. Etage ohne Fahrstuhl. Nach ein paar Wochen kam ich schneller mit den Unterarmstützen die Treppen hinauf als jeder „normale" Fußgänger. Jetzt wusste ich: Mich kann keiner aufhalten. Meine Kraft und Lebensenergie hatte ich nach zwei langen Jahren im vollen Umfang zurück.

Was habe ich daraus für Lehren gezogen?

Alles in meinem Leben hat einen Sinn. Auch wenn es noch so schmerzhaft war. Dadurch wurde ich in eine neue Richtung gelenkt. Meine Intuition und mein Bauchgefühl bestimmen seither mein Leben. Jeden Tag fokussiere ich mich auf mein Zukunfts-Ich. Jeder noch so kleine Schritt bringt mich genau dahin, meine Vorstellungskraft schafft meine Wirklichkeit, mein Zukunfts-Ich. Diese tägliche Dankbarkeit und das unerschütterliche Vertrauen geben mir die nötige Kraft und Energie.

Was ist heute mein Gesundheits-Code in verschiedenen Lebensbereichen (Essen, Trinken, Schlaf, Familie, Freunde, Sport, Entspannung, …)?

In der Epigenetik gibt es verschiedene Bereiche, die meine Gesundheit unterstützen. Dabei sehe ich mein soziales Umfeld und mein Warum (Mindset) als die wichtigsten Faktoren. Nur mein Warum gibt mir meinen Lebenssinn, meinen Grund, früh aus dem Bett zu springen. Mein soziales Umfeld unterstützt mich dabei. Nur im Einklang und Kontakt mit der Natur kann ich dieses Ur-Vertrauen spüren. Ich achte auf meine Energieräuber und Energiespender. Mit wem verbringe ich meine Zeit? Was ist meine tägliche Nahrung? Was sind meine Gedanken? Alles ist Energie. Durch regelmäßige Entgiftungen erhalte ich meine Intuition. Bewegung in der Natur hilft mir über persönliche Grenzen hinweg zu gehen. Damit rege ich das Zellwachstum an. Sauerstoff- und Kälte-/Wärmetherapien dienen der Entspannung und meiner Resilienz.

Was sind meine Routinen?

Für mich sind „mein Morgen" und „mein Abend" die wichtigsten Tageszeiten. Ich starte den Tag mit einer Zukunftsvisions-Meditation, Öl ziehen, ausreichend gefiltertem Wasser (abwechselnd mit Zitrone, Kombucha oder natürlichem Apfelessig versetzt), frisch gepresstem Saft, Qi-Gong Übungen vor dem Infrarot-Panel oder auf der Wiese. Anschließend genieße ich meinen Espresso mit selbstgemachtem Pflanzendrink und einem Schuss MCT-Öl.

Den Abend schließe ich mit einem Aminosäuren-Getränk zur Regeneration, Dehnungsübungen, einer Dankbarkeitsmeditation (herzfokussierte Atmung) und mit Lesen einiger Seiten in einem der vielen Bücher aus meiner Bibliothek. Nachts schlafe ich in einem Schrägbett mit Erdungsauflage. Der Tagesrhythmus richtet sich nach der Organuhr.

Was lasse ich heute sein und mache es nicht mehr?

Ich achte stark auf Energieräuber, vermeide oder reduziere diese durch ein klares NEIN oder „das nächste Mal läuft es anders". Das können zum Beispiel Menschen, Gespräche oder Nahrungsmittel sein. Die Ernährung ist für mich nicht mehr der Ersatz für andere Bedürfnisse (z. B. Bewegung, Belohnung).

Welche Check-ups mache ich regelmäßig und welche Nahrungsergänzungsmittel nehme ich?

Für meine individuelle Ernährung und Lebensweise war für mich ein DNA-Test und Mikrobiom-Test erforderlich. Regelmäßig checke ich meinen Nährstoffstatus (zellulär und durch feinstoffliche Frequenzen). Nahrungsergänzungsmittel sind für mich keine Ergänzung, sondern ein essenzieller Bestandteil meiner Ernährung. Da wären beispielsweise die Aminosäuren, Vitamine A, D, E, K, Magnesium, Omega-3 und Omega-9-Öl. Die weitere Supplementierung richtet sich nach meinem DNA-Test, Nährstoffstatus und aktueller Lebenssituation.

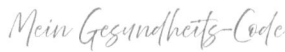
*Was ist mein persönlicher Gesundheits-Code,
nach dem ich bestenfalls 100 Jahre (oder mehr) alt werde?*

Es hat einen Grund, warum ich JETZT hier bin, das bedeutet für mich immer NEUES zu entdecken im Einklang mit mir und der Natur. Das Leben ist ein Kreislauf ohne Grenzen. Dabei lebe ich in Symbiose mit MEINEM Mikrobiom. Ich unterstütze dieses und erhalte dafür meine Lebensenergie und Lebenszeit. Das Wissen um die Epigenetik gibt mir die Power für mein lebendiges, langes Leben.

*Welche Gedanken sind mir während des Lesens der Geschichte
von Steffen Scholz durch den Kopf gegangen
und welche Inspirationen nehme ich mir mit?*

_____

_____

_____

_____

_____

Bei welchen Anregungen möchte ich mehr erfahren?

_____

_____

_____

_____

Was davon setze ich um? Was mache ich weniger oder nicht mehr?

_____

_____

_____

_____

_____

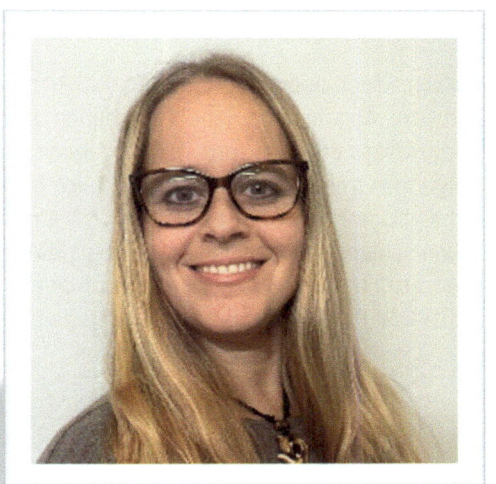

Stephanie Lehmann-Ritschard

Stephanie Lehmann-Ritschard ist ausgebildeter Epigenetikcoach und leidenschaftliche NLP-Schülerin. Nach über 30 Jahren mit ihren Pferden widmet sie sich nun nebst Hunden und Familie mit bald erwachsenen Kindern der Welt der Epigenetik. Durch ihre eigene Krankheitsgeschichte hat sie zahlreiche Ausbildungen absolviert, darunter Mentaltraining, energetische Heilpraktiken und ganzheitliche Medizin für Menschen und Tiere.

Ihr Ziel ist es, anderen zu einem glücklichen, leichten und erfüllten Leben zu verhelfen. Mit hoher Sensibilität und vielseitigen Tools unterstützt sie ihre Klienten in Bereichen wie Ernährung, Entgiftung, Mindset und Frequenztherapie, um individuelle Lösungen zu finden und mehr Wohlbefinden zu erreichen.

https://www.epigenetikcoaching.ch/

Wer bin ich und was mache ich?

Ich bin Stephanie Martina Lehmann-Ritschard. Meine eigene Heilungsreise und eine beachtliche Anzahl von Erlebnissen, haben mich um viele Erfahrungen reicher gemacht. Dieser Lernprozess erfolgte zum Teil nicht ganz freiwillig. Es gab diesen Moment, in dem ich mir Folgendes geschworen hatte: Sollte ich jemals wieder auf die Beine kommen und voll am Leben teilnehmen können, werde ich Menschen begleiten, denen es schlecht, bzw. bevor es ihnen schlecht geht. Ich absolvierte eine Ausbildung zum ganzheitlichen Ernährungscoach, Mentaltrainer, Epigenetikcoach mit Master, DNA Health Practictioner, WellAnalyse Therapeutin, NLP Practictioner – und ich lerne und studiere täglich weiter.

Welche gesundheitlichen Erfahrungen durfte/musste ich machen und was war mein Gesundheits-Code früher?

Mein Start in das Leben war holprig. Durch ein Geburtstrauma kam ich gestresst zur Welt und wäre fast gestorben. Das hat mich jahrelang begleitet. Gestresst und völlig verängstigt zu sein, war für mich normal. Mit 13 Jahren begann ich zu rauchen und Alkohol zu trinken. Ich habe nicht gesund gelebt. Mein Frühstück bestand aus einer Zigarette und einer Cola. Jedoch hatte ich das Glück, stolze Besitzerin mehrerer Ponys zu sein. Ihnen habe ich es zu verdanken, dass ich damals nicht in die Drogenszene gerutscht bin. Einen speziellen Gesundheits-Code hatte ich nie. Jedoch war ich der Überzeugung: „Was mich nicht umbringt, macht mich stärker." Ich fühlte mich unzerstörbar mit allem, was ich hinter mir und überstanden hatte. Etwas Naivität war leider dabei, rein war diese Überzeugung nicht.

In verschiedenen Arztbesuchen wurde versucht herauszufinden, warum ich die Pille nicht vertrage, und man teilte mir mit, dass ich unfruchtbar sei. Wunderbar, denn vor 30 wollte ich eh keine Kinder. Eine Weltreise und mein Wunsch, mich mit meinen Pferden weiterzubilden, war mir wichtiger. Damals war ich gerade 19 Jahre alt und hatte meine Lehre als kaufmännische Angestellte beendet. Zwei Monate später war ich schwanger und alleinerziehend. Ich hatte schon von Kindheit an immer wieder Vorahnungen – entweder in Träumen oder anderem Bewusstsein. Ungefähr ein halbes Jahr vor meiner Schwangerschaft, kam der Name Jeronimo in mein Leben, als Eingebung und verbunden mit dem Gefühl, bald einen Sohn zu bekommen. Die Unfruchtbarkeitsdiagnose erleichterte mich sehr, so, dass ich dies schnell wieder vergessen hatte. Im November 2001 war es klar – ich war schwanger. Und ich habe es mehr als gespürt.

Ähnlich war es bei der zweiten Schwangerschaft 2008, da spürte ich jedoch einen steileren Weg vor mir, was mir unglaublich Angst machte. Moana sollte unsere Tochter heißen – das wusste ich bereits ein Jahr vorher. Was alles auf mich zukommen würde, war mir Gott sei Dank nicht bewusst. Ich bekam einen Schwangerschaftsdiabetes. Zum ersten Mal in meinem Leben musste ich mich mit gesunder, blutzuckerfreundlicher Ernährung befassen und frisch kochen. Ein neuer Alltag begann. Ständige Blutungen und Angst, um mein ungeborenes Kind, begleiteten mich täglich. Zum Glück habe ich ein gesundes Kind geboren. Die Ängste sind jedoch geblieben. Gefolgt von zusätzlichen Wanderschmerzen im ganzen Körper, Nahrungsmittelunverträglichkeiten, Atembeschwerden, Herzrhythmusstörungen, Brainfog, Konzentrationsproblemen, extreme Schlafstörungen mit Blitzen im Kopf, ständiges Erschrecken bis hin zur völligen Erschöpfung. Das waren einige meiner Symptome, die mich jahrelang begleiteten.

Welche Lehren habe ich daraus gezogen?

2015 war ich völlig erschöpft. Aufgrund der oben beschriebenen Symptome lebte ich in ständiger Angst, so dass ich mich in eine Klinik einliefern lassen wollte. Ich hatte das Glück, dass ich in der Swissmountain Klinik (damals Paracelsus Klinik al Ronc) aufgenommen wurde. Mir wurde erklärt, dass ich ein schlechter Entgifter sei und ich eine Neuroborreliose mit diversen Co-Infektionen hatte. Es wurde mir dringend ans Herz gelegt, an meinem Vertrauen sowie an meinem Mindset zu arbeiten und mich mit dem Thema Epigenetik zu befassen. Die Bücher von Bruce Lipton „Intelligente Zellen" sowie das Buch von Alex Lloyd „der Healing Code" wurden mir zum Durcharbeiten gegeben. Ich las, begann zu verstehen und mein Heilungsprozess setzte ein.

2019 hatte ich das große Glück, an einem Advanced Retreat von Dr. Joe Dispenza teilnehmen zu dürfen. Danach ging ich schmerzfrei und voller Energie nach Hause. Ungefähr drei Monate später habe ich wieder angefangen zu arbeiten und fand zurück in ein gesünderes, besseres und schöneres Leben.

Seit 2010 begleitet mich die Radionik und ist heute noch meine „Hausapotheke" Nr. 1. Das Leben hat mich gelehrt, dass es nicht DEN Heilungsweg gibt. Er ist immer ganzheitlich und auf verschiedenen Ebenen zu finden. Eine Sparte allein zu beachten, reicht nicht aus. Das macht die Epigenetik so unglaublich spannend, vielseitig und individuell.

Was ist heute mein Gesundheits-Code in verschiedenen Lebensbereichen (Essen, Trinken, Schlaf, Familie, Freunde, Liebe, Sport, Entspannung, ...)?

Nun, heute ernähre ich mich sehr bewusst. Auch wenn es immer wieder etwas Ideenreichtum benötigt, koche ich vielseitig, biologisch, blutzuckerfreundlich und möglichst regenbogenfarbig. Wenn ich Fleisch esse, dann von glücklichen Weidetieren aus biologischer Haltung. Ich supplementiere diverse Nahrungsergänzungsmittel. Durch verschiedene Testmöglichkeiten weiß ich, was ich brauche, oder lasse den Bedarf für mich austesten. Ich darf weiterhin heilen und entgiften. Ich habe noch ein paar Schwermetalle und Schimmelpilztoxine im Körper zum Ausleiten. Heute schenke ich dem Leben mehr und mehr Vertrauen. Es darf alles so sein, wie es ist. Ich darf weiterhin sanft und liebevoll mit mir sein. Das gelingt mir schon recht gut. Früher war ich wie ein Traktor und habe alles überfahren, was mir im Weg stand. Heute bin ich reflektierter, überprüfe meine Gedanken und Gefühle, verändere sie, wenn nötig und erhole mich somit schneller und schlafe viel besser, tiefer und vor allem erholsam. Ich verbringe gerne Zeit mit meiner Familie, die Unglaubliches geleistet hat in der Zeit, als ich krank war – besonders mein Mann. Hut ab, so etwas durchzustehen. Das denke ich immer wieder und bin ihm dankbar, dass er immer noch an meiner Seite ist.

Ich meditiere sehr oft, mache bewusste Atemübungen und gehe seit einem halben Jahr sogar ins Fitnessstudio. Das tut mir sehr gut. Hier darf ich meinen Körper langsam und mit Freude auf einen neuen Leistungslevel bringen. Denn seit zwei Jahren habe ich keine Pferde mehr, das ist aber sicher nur vorübergehend. Über 30 Jahre haben sie mich begleitet. In einer Meditation hat mich eines meiner früheren Pferde besucht und gesagt: „Wir haben dich jetzt 30 Jahre getragen, nun bist du groß und stark genug, um selbst zu laufen!". Die besten Plätze habe ich gefunden für meine Schätze und nun gehe ich meinen Weg – vorübergehend ohne Pferde, dafür begleiten mich meine beiden Hunde. Und ich freue mich schon jetzt, wenn die Zeit reif ist und die Pferde wieder meinen Alltag bereichern. Zurzeit genieße ich es einfach, mich mit Gleichgesinnten zu treffen und die Verbindung der Gemeinschaft zu spüren – das ist Seelennahrung für mich!

Was sind meine täglichen Routinen?

Ich gehe jeden Tag mindestens zweimal mit den Hunden in der Natur spazieren, ernähre mich bewusst gesund, pflanzenreich und biologisch. Wenn ich genügend Zeit und Lust habe, sammle ich Kräuter aus dem Garten und verarbeite sie mit Gemüse zu leckeren Säften. Ich trinke gefiltertes Wasser und wenn ich Kaffee trinke, dann meinen geliebten, basischen Chi-Cafe. Ich nehme täglich Nahrungsergänzungsmittel ein und richte mich immer wieder neu aus. Täglich erinnere ich mich daran, dass mein Körper und das Leben für mich sind, mir Geschenke bringen. Ich meditiere oft oder mache Mindset Übungen, wie aus dem NLP.

Welche regelmäßigen Check-ups mache ich und welche Nahrungsergänzungsmittel nehme ich?

Da ich das Glück habe, von einem exzellenten Radioniker begleitet zu werden, lass ich mich regelmäßig von ihm durchchecken und ausbalancieren. Ab und zu gehe ich noch in die Swissmountain Klinik und tue mir dort etwas Gutes. Ebenfalls mache ich Nährstofftests und überprüfe, was ich gerade brauche. Omega-3 nehme ich immer.

Was würde ich tun oder lassen, wenn ich mit meinem heutigen Wissen zurück in die Vergangenheit reisen könnte?

Ich würde auf jeden Fall versuchen, nur aus Genuss mal zu rauchen oder gar nie damit anfangen, denn dann hätte ich nie damit aufhören müssen. Frühzeitig würde ich mich dem

Thema Mindset und Glaubenssätze widmen sowie mein inneres Kind integrieren. Bewusst, gesund und mit Genuss essen, genügend schlafen und früh genug mit der Einnahme von Nahrungsergänzungsmitteln beginnen. Zudem hätte ich gerne eine andere Schule besuchen wollen, in der mir ein bewusster Umgang mit mir, dem Leben und allem, was ist, beigebracht worden wäre. Denn würde dies unseren Kindern frühzeitig vermittelt, hätten wir weniger gestresste und kranke Menschen. Deswegen sind wir Eltern gefordert, unseren Kindern dies früh genug zu vermitteln und ihr Bewusstsein dafür zu schärfen. Ich würde meine Kinder von klein an gesund ernähren. Sie dürften ihren Instinkten freien Lauf lassen, sofern diese gesund sind. Mein Sohn wollte fast nur Gemüse und Fleisch essen. Und ich war der Überzeugung, dass man Kohlenhydrate, wie Nudeln und Brot, braucht, um groß und stark zu werden. Er bekam die Diagnose „Asperger" und wir konnten über die Ernährung viel erreichen und ausgleichen. Heute ist er 22 Jahre alt, selbstständig, sehr erfolgreich und befasst sich, wohl mehr als ich, mit dem Thema Mindset und Visualisierung. :-) #stolzemamibin

> *Was ist mein persönlicher Gesundheits-Code,*
> *nach dem ich bestenfalls 100 Jahre (oder mehr) alt werde?*

Hmm, will ich das? Wenn ihr mich begleitet und auch so alt werdet, dann auf jeden Fall! Ich wünsche mir gemeinsam mit Gleichgesinnten täglich zu meditieren, um unsere Schwingung zu erhöhen. Wir visualisieren eine gesunde, kraftvolle, heile Welt. Jeder für sich ernährt sich bewusst, jedoch individuell. Wir supplementieren was nötig ist, tanken Energie in der Natur und das bestmöglich in liebevoller Gesellschaft. Mein Motto hierfür: „Es ist nicht wichtig wie alt du wirst, sondern wie du alt wirst!"

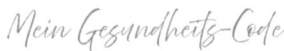
*Welche Gedanken sind mir während des Lesens der Geschichte
von Stephanie Lehmann-Ritschard durch den Kopf gegangen
und welche Inspirationen nehme ich mir mit?*

_____

_____

_____

_____

_____

_____

Bei welchen Anregungen möchte ich mehr erfahren?

_____

_____

_____

_____

_____

Was davon setze ich um? Was mache ich weniger oder nicht mehr?

_____

_____

_____

_____

_____

_____

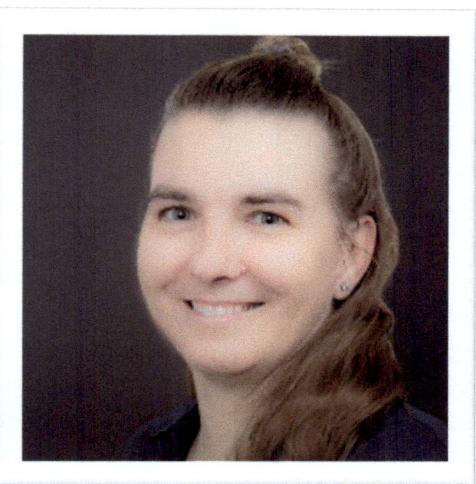

Marion Dratwa

Marion Dratwas Gesundheits-Code ist langsam aus ihren eigenen Erfahrungen gewachsen. Begonnen hat sie mit einer Stoffwechselkur, wie so oft zum Zweck der Bikinifigur im Sommer. Danach hat sich Marion mit dem Thema Ernährung und Nahrungsergänzung auseinandergesetzt und so ihren eigenen Gesundheits-Code entwickelt, der sie durch stressige Zeiten trägt und täglich wachsen lässt. Gern gibt Marion Dratwa diesen nun an Patienten, Kunden und Freunde weiter.

https://www.life-in-balance-dratwa.de

Wer bin ich und was mache ich?

Ich bin 43 Jahre alt, Sternzeichen Widder und lebe im Süden von Leipzig.

Aufgewachsen in einem kleinen Dorf im Süden von Leipzig. Nach dem Abitur absolvierte ich eine Ausbildung zur Physiotherapeutin, welche ich mit einem Diplom abgeschlossen habe. Nach einigen Jahren gesammelter Berufserfahrung befasste ich mich mit dem Fachthema Osteopathie und erlangte den Abschluss als Heilpraktikerin.

Als leidenschaftliche Langschläferin, fahre ich sehr gern Mountainbike – lieber rasant downhill als uphill. Auf diesen Touren begleitet mich mein Partner. Mein Bonussohn schüttelt darüber nur den Kopf. Das Wasser ist mein Lieblingselement. Ich verbringe die Urlaube sehr gern am Gardasee. Dort lässt sich Wassersport und Biken gut kombinieren. Oder ich fahre zum Meer, wo ich die Füße in den Sand stecken kann und mir die Sonne ins Gesicht scheint. Dies bedeutet, dass der Kopf Pause machen und die Seele baumeln kann.

Ich liebe es, Musik zu hören. Diese läuft im Alltag immer, wobei ich kein besonderes Genre bevorzuge. Mit Freunden verbringe ich gern entspannte Wochenenden oder gemütliche Abende mit netten Gesprächen.

Ich arbeite in meinen zwei Praxen (Leipzig und Borna) als Heilpraktikerin mit dem Schwerpunkt Osteopathie.

Heute sage ich: mein Beruf ist meine Berufung und Erfüllung. Mit meinen Patienten arbeite ich ganzheitlich. Ich kann mein Wissen aus der Physiotherapie, der Osteopathie, den medizinischen Fachkenntnissen der Heilpraktikerausbildung nun nicht nur mit meinen Händen am Patienten und Hausübungen weitergeben, sondern mit dem Zusatzwissen aus der Ernährung, vier absolvierter Weiterbildungen und dem Coaching kombinieren. So gelingt es mir nicht nur, das Symptom des Patienten zu behandeln, sondern deren Ursache nahe zu kommen. Dabei hilft zusätzlich mein Fachwissen aus Sport, Ernährung und Coaching. Am Herzen liegen mir die kleinsten Patienten und ihre Familien. Auch hier verbinde ich die Arbeit am Patienten mit der Beratung der gesamten Familie in Bezug auf Ernährung, Verhalten, Handling mit den Säuglingen und Interaktion in der Familie. Daher unterstütze ich mit meiner Arbeit Hebammen und Geburtshäuser.

Welche gesundheitlichen Erfahrungen durfte/musste ich machen und was war mein Gesundheits-Code früher? Was habe ich daraus für Lehren gezogen?

Mein Gesundheits-Code ist aus meinen eigenen Erfahrungen gewachsen. Es begann mit einer Stoffwechselkur, wie so oft zum Zweck der Bikinifigur im Sommer. Danach habe ich mich mit dem Thema Ernährung und Nahrungsergänzung auseinandergesetzt und meinen eigenen Gesundheits-Code für die Nahrungsergänzungsmittel entwickelt. Dieser trägt mich durch stressige Zeiten und lässt mich täglich wachsen.

Früher musste ich mir über Gesundheit keine Gedanken machen. Ehrlich gesagt, habe ich das auch nicht getan. Während meiner Ausbildung sah mein Speiseplan eher einseitig und aus heutiger Sicht sehr ungesund aus. Durch einige Schicksalsschläge im Familien- und Bekanntenkreis änderte ich zunächst meine mentale Einstellung zum Thema Gesundheit. Gesundheit ist längst nicht selbstverständlich. Daher schiebe ich Wünsche nicht auf die „lange Bank". Dafür darf, ja muss aktiv etwas tun. So ist der erste Schritt meines Gesundheits-Codes entstanden: „Lebe jeden Tag bewusst und immer mit einem Lächeln. Sei dankbar für das, was du hast und träume groß."

Das Umdenken zum Thema Ernährung fing schleichend an. Immer wieder wurde mir in unserer Küche bewusst, wie einseitig wir – wenig Gemüse und oft Fertigprodukte – kochten. Ich stellte die Ernährung nach und nach um. Eines Tages zeigte meine Waage meine Gewichtszunahme in einer Deutlichkeit, die ich nicht mehr lustig fand. Eine Patientin erzählte mir über eine Stoffwechselkur. Wie bereits erwähnt, gehe ich in die Umsetzung und zerdenke das Ganze nicht. Mein Körpergewicht konnte ich, wie gewünscht, reduzieren. Zusätzlich konnte ich Energie gewinnen. Über die Firma, die die Produkte für die Kur anbietet, war ich in ein Netzwerk integriert und habe dort Freunde fürs Leben gefunden. Dies realisierte ich, als ich in eine sehr anstrengende Phase in meinem Leben kam. Mit zwei Praxen für Osteopathie war ich beruflich gut ausgelastet und glücklich. Ein mir sehr wichtiges Familienmitglied wurde schwer krank. Dies forderte mich zeitlich, physisch und auch psychisch auf einem neuen Level und unser Familiensystem, was mich immer getragen hat, geriet ins Schwanken. Rückwärts betrachtet, versteht man die Dinge immer besser und so kann ich heute sagen, dass ich diese Zeit wegen des gewonnenen Energielevels aus der Kur und der zusätzlich eingenommenen Nahrungsergänzungsmittel so gut überstanden habe. An dieser Zeit durfte ich wachsen. Daraus entstand der zweite Punkt meines Gesundheits-Codes: täglich meine Ernährung mit Nahrungsergänzungsmitteln – je nach Bedarf und Jahreszeit – aufzustocken. Den Bedarf meines Körpers habe ich als Heilpraktikerin durch Tests überprüfen lassen. In einem ersten Test war ich sehr erschrocken, wie „leer" mein Körper an Vitaminen und Mineralstoffen, trotz der Einnahme der Nahrungsergänzungsmittel zu diesem Zeitraum war. Dies hat mich dazu veranlasst, die Auswahl der Nahrungsergänzungsmittel, die Zusammensetzung und die Menge, die ich täglich einnehme, zu prüfen und anzupassen. Meine Erkenntnis daraus war, dass ich schon die richtigen Nahrungsergänzungsmittel, aber noch nicht die ausreichende Menge und Kombination zugeführt habe. Der Wiederholungstest zeigte eine deutliche Besserung, aber die Menge der Nahrungsergänzungsmittel reichte noch immer nicht. Meine eigene Erfahrung hilft mir, in den Gesprächen mit meinen Patienten und/oder Kunden zu erklären, dass wir an unserem Körper oftmals Raubbau betreiben. Wir können nicht erwarten, dass dies innerhalb von kurzer Zeit sofort wieder repariert werden kann. Der Körper nimmt die zugeführten Stoffe auf und verwertet diese. Damit sich diese fortlaufend verbessern können, müssen wir uns vor allem um unsere Darmgesundheit kümmern. Wenn dieser nicht gut funktioniert oder krank ist, kann er Nahrung und Nahrungsergänzung nicht aufnehmen. Daher gehört bei mir ein- bis zweimal im Jahr eine Darmkur dazu, die nicht abführend wirkt und sich gut in den Alltag integrieren lässt.

*Was ist heute mein Gesundheits-Code in den verschiedenen Bereichen
(Essen, Trinken, Schlaf, Familie, Freunde, Liebe, Nahrungsergänzungsmittel,
Natur, Sport, Entspannung, Stressmanagement, Entgiftung, ...)?*

Für mich gehört neben dem Leben des Lebens und der Ergänzung der Ernährung für meine Gesundheit, auch ausreichend Schlaf zu meinem gesunden Alltag. Daher versuche ich auf mindestens sieben Stunden Schlaf pro Tag in der Woche zu kommen und am Wochenende gern mal ein Mittagsschläfchen einzuschieben. Das gibt meinem Körper die Möglichkeit, sich zu regenerieren und zu erneuern. Dabei war für mich das Beste, eine Routine für die Aufstehzeit zu entwickeln. Ich starte jeden Morgen ungefähr zur selben Zeit in den Tag. Am Wochenende schlafe ich gern aus. Sportlich bin ich nicht der regelmäßige und tägliche Besucher eines Fitnessstudios. Sport gehört dennoch in meinem Leben dazu. Als Kind liebte ich das Geräteturnen. Heute ist es das Mountainbiken. Viele Wassersportarten sind nicht mehr aus meinem Leben wegzudenken, aber ich übe sie nicht täglich aus. Auf meinen Touren gibt mir das Radfahren die Möglichkeit, den Kopf auszuschalten, die Natur zu genießen und neue Landstriche auf der Erde kennen zu lernen. Daraus ziehe ich die Kraft für meinen Alltag. Dies immer mit einem Lächeln auf den Lippen zu tun, gibt mir den extra „Kick" an Energie. Kleine morgendliche Sporteinheiten versuche ich zur Routine hinzuzufügen.

Ein ausgewogener Alltag zwischen Beruf und Freizeit mit Sport oder Freunden ist wichtig und für mich die Grundlage, um meiner Berufung – für die Menschen mit der Osteopathie, der Ganzheitlichkeit für ihren Körper und ihre Familienkonstrukte da zu sein – nachgehen zu können.

Die gemeinsame Zeit mit Freunden, in einer entspannten Atmosphäre, mit guten und lustigen Gesprächen, ist dabei genauso wichtig wie der fachliche Austausch in meinem Netzwerk mit alten und neuen Kollegen. Dies bedient meine mir sehr wichtige zwischenmenschliche Seite und bietet daher eine gute Ergänzung zum Alltag.

Zum Thema Essen möchte ich sagen: Jeder sollte für sich sein Optimum herausfinden. Für mich startet der Tag mit einem guten Kaffee, den ich in Ruhe trinke, zum Mittag bereite ich mir eine Kleinigkeit aus Obst und Joghurt oder auch mal einen Salat zu. Im Urlaub darf für die mentale Gesundheit ein Stück Kuchen oder ein Eis nicht fehlen. Unser Abendessen gestaltet sich meist aus frisch gekochten Speisen. Dabei ist mir die Zeit des Kochens wichtig, um den Alltag am Abend zu entschleunigen und mit meiner Familie den Tag Revue passieren zu lassen. Für uns ist es immer die wichtigste und oftmals einzige Zeit zum Austausch und zur Alltagsplanung. Unsere Speisen bestehen aus Gemüse und dazu Fisch oder Fleisch.

Stressmanagement: Ich empfinde meinen Alltag nicht als stressig. Es gibt Phasen im Jahr, da geht es mal zackiger zu, aber immer im positiven Sinne. Was ich dennoch mache und genauso immer weiterempfehle, sind kleine Auszeiten. Sich im Alltag ganz bewusst Zeit nur für sich zu nehmen, der Kaffee am Morgen, ein Entspannungsbad am Abend oder einfach mal fünf Minuten nichts tun. Gern verbinde ich das mit einem Spaziergang oder ich lese ein gutes Buch in meinem geliebten Sitzsack. Es sind die kleinen Momente, die mich

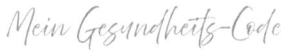

Energie tanken lassen. Dazu kommen die sportlichen Auszeiten am Wochenende, im Urlaub, am Wasser oder im Wald, bzw. an unserem Lieblingsort, dem Gardasee.

Zu diesen regelmäßigen Auszeiten für den Kopf gönne ich auch meinem Körper diese Auszeiten. Ich entgifte meinen Körper einmal im Jahr mit einer Stoffwechselkur und gebe ihm eine kleine Auszeit mit der Darmkur. Das neue Projekt ist, eine Fastenkur zu starten und diese dann für meine Patienten zu begleiten. Dieser Reset für den Körper ist für mich der beste Energielieferant und er gibt dem Körper die Möglichkeit, seine Stoffwechselendprodukte loszuwerden und nicht in den Zellen zu speichern.

Die Grundlage für diese Sachen ist reichlich Wasser zu trinken, das durch einen guten Filter gelaufen ist.

Was sind meine Routinen (morgens, mittags, abends, nachts)?

Meine Routinen sind über den Tag verteilt und regelmäßig, aber nicht in Stein gemeißelt. Morgens ein Kaffee, die Yogamatte mit einer kleinen Einheit passt fast immer. Ich mache eine längere Mittagspause zwischen den Patienten und gern ein Mittagsschläfchen am Wochenende. Am Abend ist dann das gemeinsame Kochen zu Hause mit Abendessen und meine kleine Auszeit, wie schon beschrieben, dabei. Diese variiert nach Jahreszeit und Laune. Schlaf ist für die Nacht das Wichtigste und zu versuchen, eine gewisse Regelmäßigkeit mit den zu Bett geh Zeiten einzuhalten.

Fast vergessen, da das schon fast eine Routine ist, die mir in Fleisch und Blut übergegangen ist, ist Musik zu hören, je nach Gemütslage und Phase am Tag oder der Woche ist diese mal schneller und lauter oder leiser mit mehr ruhigen Elementen. Dazu zu tanzen, gleicht mich im Kopf und Körper aus. Wenn Musik läuft, können meine Füße meistens auch nicht stillhalten.

Was lasse ich heute sein und mache es nicht mehr?

Ich finde es schwierig, Sachen gar nicht mehr zu machen. Bei dieser Frage fiel mir als erstes ein: die Nächte durchzumachen. Das mach ich, um für die Arbeit, Lernen oder ähnliche Projekte fit zu sein, nicht mehr. Eine Nacht mal durchzutanzen mach ich schon noch, denn das gibt trotz Müdigkeit am nächsten Tag viel Energie. Ich konsumiere nicht mehr übermäßig viel Zucker, da ist der positive Effekt einfach zu klein im Gegensatz zu den „Nebenwirkungen".

Ich übertreibe nicht mehr in meinen sportlichen Herausforderungen und gehe nicht mehr ans Limit. Ich habe dahingehend gelernt, meine Grenzen eher zu erkennen und einzuhalten. Ich versuche, mich von Menschen mit negativen Energien und immer negativen Einstellungen fernzuhalten.

Welche Check-ups mache ich regelmäßig und welche Nahrungsergänzungsmittel nehme ich?

Ich lasse mein Blut einmal im Jahr beim Hausarzt überprüfen, um einen Überblick über die schulmedizinischen Werte eines großen Blutbilds zu haben. Dann teste ich mehrmals im Jahr meinen Vitamin D- und Omega-3-Wert. Ein Komplettcheck der Mineralien und Vitalstoffe wird mal mit einer Haarsträhne, mal mit einem Trockenblut – Test durchgeführt. Das gibt mir einen Überblick über den Zustand meines Körpers. Täglich wäre etwas übertrieben, aber regelmäßig im Alltag teste ich den ph-Wert meines Urins und natürlich steige ich sehr regelmäßig auf meine Waage, um den Überblick zu behalten. Wenn zu den Check-ups ebenfalls zählt, regelmäßig auf den Puls zu achten, die „BodyBattery" zu checken und die Herzfrequenzvariabilität anzuschauen, dann tu ich das regelmäßig und vor allem im Zusammenhang mit den sportlichen Aktivitäten.

Meine Nahrungsergänzungsmittel: Lachen, Musik, Familie und Freunde. Spaß bei Seite. Ich nehme eine Grundversorgung an Mineralien und Vitalstoffen, die meine Nahrung ergänzen und meinen Tagesbedarf decken. Darin sind enthalten: Ballaststoffe und Darmbakterien, um meinen Darm zu stärken. Dazu kommt eine Versorgung mit Omega-3 und Vitamin D3/K2. Ergänzend dazu nehme ich Kollagene und sehr hochwertiges OPC. Den Jahreszeitenwechseln geschuldet nehme ich im Winter zusätzlich Vitamin C und Zink und im Sommer Nachtkerzenöl für die Haut. Auch bei der Hautpflege benutze ich eine Creme mit MSM und ein natürliches Shampoo ohne Schadstoffe und Zusätze. Gefiltertes Wasser ist auch ein wichtiges Nahrungsergänzungsmittel und im Alltag nicht mehr weg zu denken.

Was ist mein persönlicher Gesundheits-Code, nach dem ich bestenfalls 100 Jahre (oder mehr) alt werde?

Mein Ziel ist es 105 Jahre alt zu werden. Dies ist eine Zahl, die mir schon immer im Kopf herumschwirrt. Mein Gesundheits-Code ist es dabei, vor allem nichts zu verkniffen durchzuziehen. Es gibt für mich noch immer kein Ideal, sondern nur ein Optimum für die aktuelle Lebensphase. Ein guter Ausgleich im Alltag und im Verlauf des Jahres zwischen anstrengenden und entspannenden Phasen gehört für mich dabei genauso dazu, wie eine gute Ernährung, ergänzt mit Nahrungsergänzungsmitteln. Sport, Musik und die Füße in den Sand zu stecken, fördern dieses. Nimm dir gern meine Ideen für deinen Gesundheits-Code mit und gib ihm unbedingt deine persönliche Note, probiere dich aus und finde dein Optimum.

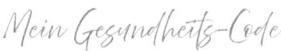

*Welche Gedanken sind mir während des Lesens der Geschichte
von Marion Dratwa durch den Kopf gegangen
und welche Inspirationen nehme ich mir mit?*

_____

_____

_____

_____

_____

_____

Bei welchen Anregungen möchte ich mehr erfahren?

_____

_____

_____

_____

_____

Was davon setze ich um? Was mache ich weniger oder nicht mehr?

_____

_____

_____

_____

_____

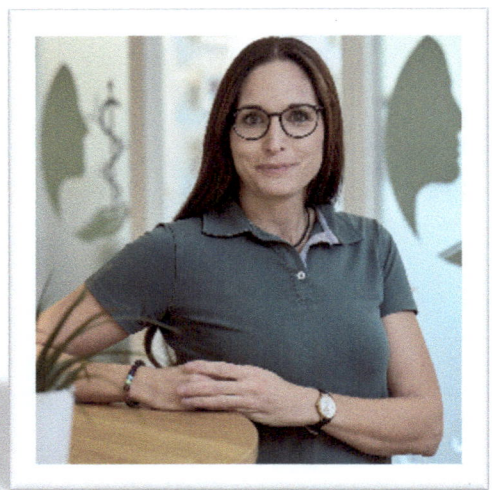

Dr. med. Janine Poranzke

Dr. Janine Poranzke ist Expertin für ganzheitliche Gesundheit. Das Ziel der selbstständigen Ärztin ist es, ein Bewusstsein zu schaffen, was ganzheitliche Gesundheit bedeutet. Als Gesundheitscoach begleitet sie Menschen auf ihrem Weg zu ihrer individuellen Gesundheit in Eigenverantwortung und gibt Impulse, wie Körper, Geist und Seele wieder in Einklang kommen.

Sie verbindet Wissenschaft mit moderner Spiritualität, verknüpft ihr schulmedizinisches Wissen mit komplementären Ansätzen und Lehren der traditionell chinesischen Medizin sowie der Psychologie. Ernährung, Darm- und Zellgesundheit sind dabei ihre Spezialgebiete. Dogmen kritisch zu hinterfragen und die Möglichkeit, verschiedene Blickwinkel auf ein Problem einnehmen zu können, zeichnen sie besonders aus – immer mit Blick auf eine mögliche Lösung.

https://hno-poranzke.de/

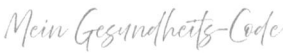
Wer bin ich und was mache ich?

Mein Name ist Dr. Janine Poranzke – 1980 geboren als Tochter einer Verwaltungsfachange-stellten und eines Schlossers in einem kleinen Dorf im Bergischen Land. Ich war schon immer ein sehr lebhaftes, rebellisches und wenig angepasstes Kind, welches durch viele Fragen, einem „losen Mundwerk", einem eigenen Kopf und eigenen Vorstellungen vom Leben mit meinen Eltern, Mitschülern und Lehrern oft angeeckt ist. Gesundheit, gesunde Lebensweise wurde zu Hause nie thematisiert. Wir haben so gelebt, „wie man so lebt", wenn man sich nicht explizit mit solchen Themen auseinandersetzt.

Im Laufe meiner Kindheit und Jugend habe ich schon früh die Erfahrung machen dürfen, dass ehrlich auszusprechen, was man an anderen wahrnimmt, was einem nicht gefällt und Kritik zu äußern an Umständen, die einem nicht gefallen, bei vielen Menschen nicht gut ankommt und oftmals viele Probleme mit sich bringt. So war meine schulische Laufbahn „sehr bewegt". Ich wiederholte die 9. Klasse, wechselte mehrfach die Schule, Lehrer prophezeiten, dass „nie etwas aus mir wird". Mein eher mittelmäßiges Abitur bestand ich an einem 65 km entfernten Gymnasium, wo ich zeitgleich und parallel eine Ausbildung als biologisch-technische Assistentin absolvierte – ohne Unterstützung meiner Eltern, die zu viel arbeiteten, bei dem täglichen Schulweg, der mit dem ÖPNV pro Strecke zwei Stunden einnahmen.

Auf die Idee Medizin zu studieren, kam ich nicht selbst. Ich brauchte Impulse von außen, so bekam ich diese aus ungeahnter Richtung und der Samen dieser Idee war gesät. Mit der Zeit wuchs der Wunsch in mir zu verstehen, wie ein Körper funktioniert, um Menschen helfen oder gar heilen zu können. Natürlich gab es auch einen Anteil, der es allen, die nie an mich geglaubt haben, beweisen wollte. Also begann ich mich für einen Studienplatz zu bewerben. Nach neun Wartesemestern war es so weit, im Jahr 2003 erhielt ich endlich eine Zusage für einen Platz in Magdeburg. Ohne lange drüber nachzudenken, kündigte ich meine Wohnung und meinen Job, brach alle Zelte in meiner alten Heimat ab und meine Reise begann – 400 km entfernt von allem, was ich kannte.

Mein Medizinstudium verlief anders als meine schulische Karriere. Ich war motiviert, engagiert und hatte mein Ziel klar vor Augen. Es folgte zunächst der klassische Weg vieler Mediziner und Menschen: Eine Fachärztin Ausbildung zur HNO-Ärztin, Hochzeit, Haus, zwei Kinder. Ich lebte und arbeitete einige Zeit auf Autopilot, unbewusst meiner Prägungen, ohne wirklich zu hinterfragen, ob es noch was anderes gibt. Ab und zu kamen zwar solche Gedanken hoch, diese schob ich auf eine immer wieder aufkommende Unzufriedenheit mit der Klinik, auf die Arbeitsbelastung, auf die äußeren Umstände. Nie aber kam mir der Gedanke, dass es möglicherweise etwas mit mir zu tun haben könnte.

Im Jahr 2017 kam ein großer Tiefschlag, als sich mein Mann unerwartet von mir trennte und mein ganzes Leben aus den Fugen geriet. Auf einmal war ich alleinerziehend mit zwei kleinen Kindern, hatte meinen Job zu bedienen und versuchte, das Haus zu halten. Man sagt immer, „wenn es ordentlich ruckelt im Leben, schaltet das Leben in den nächsten Gang". Heute weiß ich, wieviel Wahrheit in dieser Aussage steckt. In dieser Zeit wurde ich von einigen tollen Freunden gehalten. Eine meiner heute besten Freundinnen war damals meine „Rettung". Sie hat den Weg für meine heutige Entwicklung maßgeblich vorbereitet, ich bin ihr unendlich dankbar. Durch ihre Impulse begann ich mit meiner eigenen Persönlichkeitsentwicklung. Damit öffnete ich für mich die Büchse der Glückseligkeit. Sie half mir, zu lernen immer wieder die Perspektive zu wechseln. Plötzlich sah ich auch die Vorteile, die eine Trennung mit sich bringen konnte. Ich begann endlich zu leben und kämpfte mich Stück für Stück zu meinem eigentlichen Wesen zurück.

An kinderfreien Wochenenden besuchte ich Kurse. Mein Einstieg war ein Kurs in die Psychosomatik. Ich lernte dort erstmals die Zusammenhänge zwischen Körper und Seele, oft am eigenen Leben. Ich fand die Zusammenhänge völlig logisch und so machtvoll, wenn man einmal verstanden hat, dass die Seele durch den Körper spricht. Man muss nur lernen die Sprache zu verstehen. Ich ging wieder aus, trieb viel Sport, beschäftigte mich mit meiner Ernährung und nach kurzer Zeit hatte ich nicht nur meine alte, so lange verloren geglaubte körperliche Form wieder, sondern ich hatte den Eindruck immer jünger, frischer und lebendiger auszusehen.

Doch weitere Rückschläge folgten. Ich musste mein Haus verkaufen, wurde gekündigt, war sechs Monate lang arbeitslos. Doch das Universum macht keine Fehler und alles folgt immer einem Plan – auch wenn man ihn nicht sofort sieht. Ich bekam die Möglichkeit, meine eigene HNO-Praxis in Magdeburg im Juli 2020 zu eröffnen.

Die sechsmonatige Arbeitslosigkeit überbrückte ich mit zahlreichen Weiterbildungen. Ich absolvierte eine Hypnosetherapie- und Yager Code Ausbildung, begann meine Akupunkturausbildung, startete ein Fernstudium zur psychologischen Beraterin und Achtsamkeitscoach, welches ich jedoch noch immer nicht beendet habe und lernte anschließend meine große Liebe zum Human Design und den Gene Keys kennen.

In den darauffolgenden Jahren war mein Wissensdurst nicht zu stillen. Es war immer eine Mischung aus Selbsterfahrung und Wissenszuwachs: Fastenseminare, Breath Work, Innere Kind Arbeit, eine Ausbildung zur Ernährungsberaterin nach traditionell chinesischer Medizin und eine Ausbildung in funktioneller Medizin und Regulationsmedizin, sowie Darmtherapie und eine Ausbildung in Reiki und geistigem Heilen und einiges mehr kam dazu.

Mit jedem neuen Wissensbaustein wuchs auch wieder die Unzufriedenheit, denn je mehr ich lerne und neues Wissen erlange, desto mehr komme ich in Konflikt mit den Dingen, die mir mein klassisches Medizinstudium beigebracht hat. Für mich bedeutet der Weg zur echten Gesundheit die Betrachtung aller Ebenen – Körper, Geist und Seele – und ganz viel innere Arbeit. Vor allem in der Kassenmedizin ist eine ganzheitliche Betrachtung nicht erwünscht und wird demzufolge nicht bezahlt.

Daher eröffnete ich Ende 2023 zusätzlich eine Privatpraxis für funktionelle Medizin sowie Regulationsmedizin und meldete ein weiteres Unternehmen als Gesundheitscoach an. Seit Anfang 2024 werde ich zur Zelltherapeutin ausgebildet und stehe dort kurz vor dem Abschluss.

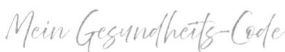

Welche gesundheitlichen Erfahrungen durfte/musste ich machen und was war mein Gesundheits-Code früher?

Ich bin auf meinem Weg durch viele Höhen und Tiefen gegangen. Vor allem meine Knie, mein Rücken und meine Muskulatur bereiten mir immer wieder Probleme. Über einen langen Zeitraum hatte ich Gewichtsprobleme. In der Vergangenheit hatte ich zudem oft mit meinem Magen Probleme. Viele Speisen konnte ich nicht essen, da Magenschmerzen das Ergebnis waren. Einen echten Gesundheits-Code hatte ich früher nicht. Im Studium habe ich gelernt, Symptome zu bekämpfen. Das war mein Code. Sehr unbewusst habe ich bei Schmerzen Schmerzmittel genommen, was einmal durch ein zu viel zu einem Magengeschwür geführt hat. Ich wurde mehrfach an meinem Knie operiert, hatte immer wieder Physiotherapie wegen Spannungskopfschmerzen, aber lang gehalten hat nichts, denn die Beschwerden kamen immer wieder. Im Sommer 2022 hatte ich dann einen akuten Bandscheibenvorfall in der Halswirbelsäule. Ich hatte mehrere Wochen extreme Schmerzen in meinem linken Arm, konnte ihn kaum bewegen, auch waren meine Finger ganz taub. Ende 2022 hatte ich klinisch einen Burnout. Als selbstständige Ärztin kann man es sich jedoch nicht ohne weiteres erlauben, zu Hause zu bleiben. Ich habe mich wochenlang morgens regelrecht aus dem Bett gequält.

Was habe ich daraus für Lehren gezogen?

Die wichtigste Lektion, die ich gelernt habe, war es, Grenzen zu setzen und mich selbst als wichtigsten Menschen in meinem Leben zu erkennen. Ich habe gelernt, wie mächtig und kraftvoll innere Arbeit ist. Erst als ich angefangen habe, meine Themen ursachenbasiert zu betrachten, haben sich meine Symptome aufgelöst. Dieser Weg bringt zwar auch immer wieder Schmerzen mit sich – seelische Schmerzen – aber die gehen vorbei. Ich habe verstanden, dass sich dieser Weg lohnt. In meiner Jugend musste ich schmerzhaft lernen mich anzupassen, damit ich dazugehöre. Ich wurde abgelehnt für meine eigene Meinung, meine vielen kindlichen Emotionen. Diese wurden in meinem Elternhaus nicht nur nicht begleitet, sie waren auch schlicht unerwünscht. Die kindliche Prägung greift tief. Das merke ich heute, wenn sich Symptome einstellen, dann vor allem, wenn ich meine Emotionen nicht lebe, oder wenn ich in zu angepasste alte Muster verfalle, wenn ich meine Grenzen schlecht setze oder vergesse, gut auf mich zu achten und mir ausreichend Zeit für mich zu nehmen.

Mein inneres Kind hat noch immer Angst, abgelehnt zu werden und möchte gefallen, daher übertrete ich in dem Punkt noch oft meine eigene Grenze und tue mich schwer damit, einfach mal „Nein" zu sagen. Aber heute erkenne ich diese Muster, mal besser mal schlechter und werde auch immer besser darin, meine Grenzen zu setzen. Mein Credo lautet: Wenn es mir gut geht, geht es auch meinem Umfeld gut. Ich muss mich nur selbst immer mal wieder daran erinnern.

Zum Glück habe ich genug außerhalb des schulmedizinischen Tellerrandes kennengelernt und selbst erfahren, um zu wissen, was hilft. So habe ich mich z. B. vor allem durch Lifestyle Optimierung, Verbesserung meiner Schlafroutine, aber auch durch TCM-Kraftsuppen, viele meine Mitte stärkende Lebensmittel, wie Porridges, Akupunktur, Reiki, gezielte Supplementation von Nahrungsergänzungsmitteln und Phytotherapeutika und natürlich viel innerer Arbeit, trotz laufendem Praxisbetrieb, selbst aus dem Burnout herausgeholt. Auch mein Bandscheibenvorfall macht eigentlich keine Beschwerden mehr. Hier wurde vor allem energetisch gearbeitet. Dieses Wissen und die Erfahrungen nutze ich natürlich nicht nur für mich, sondern auch für meine Patienten.

Immer mal wieder stoße ich an die Grenzen dessen, was mit mir selbst möglich ist – bei allem Wissen, was ich habe. So bin ich froh, wieder so gut im Kontakt mit mir zu sein, dass ich in der Lage bin zu erkennen, was ich gerade brauche. Manchmal ist das auch der Support durch einen anderen Coach.

> *Was ist heute mein Gesundheits-Code in den verschiedenen Bereichen (Essen, Trinken, Schlaf, Familie, Freunde, Liebe, Nahrungsergänzungsmittel, Natur, Sport, Entspannung, Stressmanagement, Entgiftung, …)?*

Mein wichtigster Gesundheits-Code ist die Verbindung zu mir, das Vertrauen in mein Gefühl und meine Intuition. So spüre ich, was ich gerade brauche. Auch in der Behandlung meiner Patienten folge ich oft Impulsen, was ich fühle, was mein Gegenüber gerade brauchen könnte.

Doch ich will auch ehrlich sein: Ich schaffe es nicht immer, alle Lebensbereiche gleichermaßen gut zu bedienen. Die Basis ist immer mein aktueller Wissensstand. Gerade beim Thema Ernährung lerne ich derzeit viel neues und probiere mich aus.

Zum Beispiel reduziere ich in meiner Ernährung Kohlenhydrate und Zucker, besonders am Abend versuche ich, sie ganz wegzulassen. Ich lebe meistens im intermittierenden Fastenmodus, 16 Stunden fasten, 8 Stunden Essenszeit mit zwei Mahlzeiten. Ich merke die Entlastungszeit tut meinem Darm sehr gut und steigert mein Wohlbefinden. Meine Schlafqualität hat sich dadurch deutlich verbessert. Ich achte auf regelmäßige Schlafenszeiten. Da ich früh aufstehe, gehe ich unter der Woche spätestens um 22.30 Uhr ins Bett. Meinen Schlaf tracke ich mit einem Smartring.

Ich esse viele Ballaststoffe und überwiegend pflanzlich vollwertig. Hochverarbeitete Lebensmittel hingegen meide ich weitestgehend. Im Winter koche ich mir nach TCM-Rezeptur wärmende und stärkende Kraftsuppen, mit denen ich meinen Tag starte und esse generell mehr warm und mehr Porridge, um meine Milz (das Organ in der TCM entspricht der inneren Mitte, nicht der westlichen Milz) zu stärken. Ich trinke 2-2,5 Liter stilles (in einer Wasseranlage gefiltertes) Wasser und Tee, meinen Koffeinkonsum habe ich auf maximal 2 Tassen koffeinhaltigen Kaffee am Tag reduziert. Die Phenolsäuren im Kaffee sind einerseits

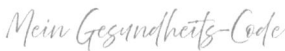

hervorragende Antioxidantien, gleichzeitig verengt Koffein die Gefäße und führt zu einer schlechteren Durchblutung, u. a. der Darmschleimhaut. Es ist also wie immer im Leben eine Frage der Betrachtung. Die Dosis macht das Gift – hat schon Paracelsus gesagt. Ich verbringe Zeit mit meinen Freunden und meinem neuen Partner mit ehrlichen und tiefen Gesprächen, ich probiere neue Dinge aus, unternehme viel, lache viel und versuche einfach meiner Freude zu folgen. Ich beobachte meine Gedanken, ohne sie allzu sehr zu bewerten, und reflektiere mich selbst. Wenn mich etwas an jemandem triggert, schaue ich erstmal, was mein Thema dabei ist. Unregelmäßig meditiere ich – je nach Gefühl, was ich gerade brauche. Phasen mit viel Stress, die sich leider nicht immer vermeiden lassen, begegne ich durch einen besonders achtsamen Umgang mit mir selbst und Gelassenheit. Einmal im Jahr fahre ich mit einer meiner besten Freundinnen zum Fastenurlaub – wir machen uns körperlich leer, um die Fülle „von oben" zu empfangen. Ich treibe regelmäßig Sport. Sofern ich mal nicht ins Fitnessstudio gehe, bleibe ich auf anderen Wegen in Bewegung. Wenn ich merke, ich brauche dringend Erholung, hilft mir enorm Zeit in der Natur – barfuß auf einem Rasen oder Zeit in einem Wald – damit ich wieder in meine Mitte komme. Einer der wichtigsten Punkte ist aber die innere Arbeit. Derzeit ergründe ich intensiv meine Gene Keys. Über diesen Weg findet gerade viel innere Heilung statt.

Was sind meine (täglichen) Routinen? (morgens, mittags, abends, nachts)

Ich bin nicht gut in der dauerhaften Einhaltung von Routinen. Wie bei der Frage davor beschrieben, gehe ich da sehr intuitiv vor. Das ist zu jeder Jahreszeit schon unterschiedlich und ich schaue, was es gerade braucht. Nur zwei Sachen sind feste Bestandteile meiner Routine: Dankbarkeit und eine Tagesintention. Am Abend überlege ich mir immer drei Dinge, für die ich dankbar bin; morgens überlege ich mir, mit welcher Intention ich in den Tag starte.

Was lasse ich heute sein und mache es nicht mehr?

Ich bewerte nicht mehr, was ich selbst über mich denke, sondern ich lausche einfach nur noch, was gerade in meinem Kopf los ist. Ich bewerte nicht mehr, was jemand anderes sagt. Das schafft sehr viel Frieden. Ich kann heute Dinge gut loslassen. Ich bin nicht dogmatisch. Ich erlaube mir, meine Meinung zu ändern und ich kann gut damit sein, wenn Menschen eine andere Meinung haben als ich, auch zu gesundheitlichen Themen.

Welche Check-ups mache ich regelmäßig und welche Nahrungsergänzungsmittel nehme ich?

Klassisch medizinisch gehe ich zum Check-up zur Gynäkologin, zur Hautkrebsvorsorge und natürlich zum Zahnarzt. Blutwerte wie B-Vitamine, Vitamin D, Mineralstoffe, Schilddrüsenwerte, Aminosäurestatus oder andere Dinge, die mich gerade interessieren, gebe ich selbst in Auftrag – je nach Lebensphase und Gefühl – im Übrigen für mich eine reine Privatleistung, für die ich selbst in mich investiere.

Nahrungsergänzungsmittel nehme ich je nach Notwendigkeit. Ich bin kein Fan von der ungerichteten und dauerhaften Supplementierung. Messen, auffüllen, weiterleben ist mein Credo. Daher checke ich immer wieder mal einige Werte. Wenn dort ein Mangel ist, fülle ich auf. Ich unterstelle meinem Körper, dass er bei guter Pflege wie der passenden und vor allem gesunden Ernährung, ausreichend Schlaf, moderatem Sport, wenig Stress und guten Gedanken alles bekommt, was er braucht.

> *Was würde ich tun oder lassen, wenn ich mit meinem*
> *heutigen Wissen zurück in die Vergangenheit reisen könnte?*

Ich weiß nicht, ob ich mit meinem heutigen Wissen noch einmal Medizin studieren würde. Meine heutigen Vorstellungen, wie man zu echter und ganzheitlicher Gesundheit kommt, finden in dem klassischen Medizinstudium keinen Raum. Andererseits hat mein Weg bis hier her mit dem Medizinstudium begonnen. Ich denke, jede Erfahrung war notwendig auf meinem Weg – und ich möchte keine Erfahrung missen, egal wie blöd sie war.

> *Was ist mein persönlicher Gesundheits-Code,*
> *nach dem ich bestenfalls 100 Jahre (oder mehr) alt werde?*

Ich möchte sogar 120 werden! Im Prinzip habe ich vieles davon schon beschrieben, aber ich fasse die mir wichtigen Punkte noch einmal zusammen:

- Ich esse überwiegend pflanzlich basierte Kost (bio, regional und saisonal).

- Ich koche vor allem frisch.

- Ich verzichte auf hochverarbeitete Lebensmittel.

- Ich sorge für ausreichend Schlaf und Erholung.

- Ich gönne mir regelmäßige körperliche Bewegung, ein Mix aus Kraft- und Ausdauertraining, sowie Dehnung.

- Ich trinke mindestens 2-2,5 Liter Wasser pro Tag.

- Ich folge der Freude, lache viel (gerne auch mal über mich selbst), habe Spaß, bleibe neugierig und offen für Neues in meinem Leben.

- Ich setze gesunde Grenzen und damit mich selbst an die 1. Stelle.

- Menschen/Dinge, die mir nicht guttun, verabschiede ich in Liebe aus meinem Leben.

- Ich denke in Lösungen und hafte nicht an Problemen.

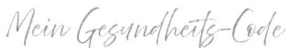

- Tägliche Dankbarkeit und Demut, für all die Dinge, die ich habe und eine Ausrichtung zu den Dingen, die ich erreichen möchte, sind mir wichtig.

- Ich habe tiefes Vertrauen in mich, meinen Körper und das Universum, das alles immer zu meinem Besten geschieht und zum richtigen Zeitpunkt.

- Gelassenheit: Ich ärgere mich nicht unnötig über Dinge – erst recht nicht, wenn ich diese nicht ändern kann.

- Ich höre nie auf, Neues zu lernen und verlasse immer wieder die eigene Komfortzone.

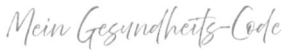

Welche Gedanken sind mir während des Lesens der Geschichte
von Dr. Janine Poranzke durch den Kopf gegangen
und welche Inspirationen nehme ich mir mit?

_____

_____

_____

_____

_____

Bei welchen Anregungen möchte ich mehr erfahren?

_____

_____

_____

_____

_____

Was davon setze ich um? Was mache ich weniger oder nicht mehr?

_____

_____

_____

_____

_____

_____

Bonus

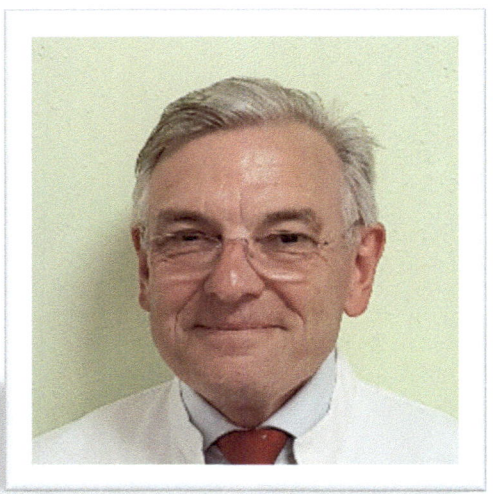

Dr. med. Dr. med. dent. Herbert Rixecker

Mein Name ist Herbert Rixecker, ich lebe im Saarland und befasse mich als praktizierender Mund-, Kiefer-, Gesichtschirurg mit Veränderungen des Kauapparates, die zu Veränderungen des Bewegungsapparates führen und der gestörten Körperstatik, was häufig durch den Fuß ausgelöst wird, die zu Veränderungen des Bisses führen. Es handelt sich also um einen aufsteigenden und absteigenden Effekt, der durch Bissoptimierung und Modifikation der Fußstellung beeinflusst werden kann. Daraus habe ich die Pedident® Methode entwickelt, eingeführt und seit mehr als 25 Jahren sehr erfolgreich verfolgt; zunehmend bei Kindern, zur Steuerung des skelettalen Wachstums, zur Verhinderung von Haltungsschäden, Gangstörungen oder Zahnfehlstellungen und vieles anderes mehr.

https://www.youtube.com/@dr.dr.herbertrixecker2363

Ich kann,
weil ich will,
was sein muss.

Ich will,
weil ich kann,
was sein muss.

Es muss sein,
weil ich will,
was ich kann.

– frei nach Thomas Mann –

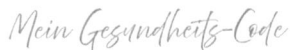

Es ist 5:00 Uhr am frühen Morgen im Mai 1991 in den Hohen Tauern auf 2600 m Höhe. Ich liege mit zertrümmertem Knie auf einem steil abfallenden Firnschneefeld. Mein Tourenkamerad und ich warten auf den Rettungshubschrauber und den Sonnenaufgang. Wir sehnen uns nach der Wärme der Sonnenstrahlen. Nie wieder in meinem folgenden Leben habe ich mir so sehr gewünscht, die Sonne zu sehen, wie in diesem Moment. Wir froren entsetzlich. Damals konnte ich noch nicht ahnen, dass dieses Ereignis meinen Blickwinkel auf die Medizin völlig verändern würde und damit auch meine fachliche Tätigkeit.

Nach einer komplizierten, aber exzellent durchgeführten Operation meines Knies, begann ein ca. einjähriger Heilungsprozess. Dieser wurde begleitet von orthopädischer Therapie, physiotherapeutischem Bewegungstraining und vielem anderen mehr. Ich konnte ein halbes Jahr nur mit Krücken gehen und arbeiten. Genau nach zwölf Monaten begann meine rechte Schulter intensiv zu schmerzen. Das Heben von schweren Gegenständen war schmerzhaft, danach traten Bewegungseinschränkungen bis hin zur fast vollständigen Steifheit des Gelenkes auf. Mir fiel es immer schwerer zu operieren, überhaupt meinen Beruf auszuüben. Schließlich trat eine Taubheit meiner Finger ein, und das verstärkte die Angst vor einer Berufsunfähigkeit. Verständnisvolle orthopädische Kollegen hatten mir vorübergehend immer wieder geholfen, indem sie mir schmerzstillende, entzündungshemmende Injektionen um das Gelenk herum oder auch in das Gelenk selbst, verabreichten.

Die Schmerzen und die Bewegungseinschränkungen wurden trotz Medikamente, chiropraktischen Behandlungen, etc., immer schlimmer. Schließlich wurde eine Kernspintomografie der Schulter angefertigt, auf der sich deutlich das degenerierte Schultergelenk, Verkalkungen und muskuläre Schädigungen darstellten.

Es wurde mir eine Operation zur Verbesserung dieser Befunde dringend angeraten: „Du willst doch wieder ordentlich weiterarbeiten können und das wird nur durch eine Operation möglich sein!", war der wohlwollende Rat meiner Kollegen. Es sollte zunächst eine arthroskopische Untersuchung des Gelenkes erfolgen und dann über das weitere Vorgehen entschieden werden. Das war mir aus meinem Fachgebiet wohlbekannt. In den neunziger Jahren des letzten Jahrhunderts gelangte die arthroskopische Operation des Kiefergelenkes unter Zuhilfenahme von Nadeloptiken, mit denen man in das Gelenk eingehen konnte, als minimalinvasive Therapie bei Kiefergelenkbeschwerden, immer mehr zur Anwendung.

Diese Methode lehnte sich an die Operation des Kniegelenkes an, nur waren die Optiken viel dünner und der Zugang zum Gelenk eindeutig komplizierter.

Durch einen zweiten, gleichen nadelförmigen Zugang in das Kiefergelenk wurde eine Laserfaser eingeführt, womit man degenerative Gelenksstrukturen glätten konnte und störende Bindegewebsstrukturen aus dem Gelenksspalt entfernte.

Damals interessierte ich mich sehr für diese Methode und habe sie mir dann an mehreren amerikanischen Kliniken angeeignet, da es entsprechende Angebote zu dieser Zeit in Deutschland nicht gab.

Die Kiefergelenkbeschwerden der Patienten besserten sich hieraufhin deutlich. Aber man schaute als MKG-Chirurg nur auf das Kiefergelenk und die lokalen Strukturen, wie zum Beispiel die Kau- und Schädelmuskulatur. Eine ganzkörperliche Betrachtungsweise oder gar Untersuchung anderer Skelettstrukturen unterblieb in der Regel. Daran hat sich auf breiter Basis bis heute nichts geändert.

Eines jedoch war klar: Man musste nach solchen Operationen etwas mit den Zähnen tun, da diese – und damit verbunden der Biss – die Funktion des Kiefergelenkes entscheidend steuern! Man spricht in diesem Zusammenhang von den Zähnen als dem „vorderen Kiefergelenk". Wie das aber bewerkstelligt werden sollte, war noch völlig unklar. Zwar gibt es die übliche gnathologische Literatur mit ihren Empfehlungen zur Einstellung des Bisses, wissenschaftliche Literatur zur Behandlung des Bisses nach der Operation des Kiefergelenkes gab es nicht und ist bis heute spärlich.

Dann wollte eine Patientin aus Hamburg unbedingt von mir nach der Operation ihrer beiden Kiefergelenke noch neue Kronen und Brücken. Ihr Wunsch war es, ich solle doch selbst ihren Biss mit neuer zahnärztlicher Prothetik wieder richtig einstellen, um damit zu verhindern, dass sich die Schmerzen, die nach der OP verschwunden waren, wieder einstellten.

Es handelte sich um eine umfangreiche prothetische Arbeit und ich konnte mich nicht spontan dazu durchringen, es zu tun. Ich erklärte ihr die Problematik und da sie eine perfekte Lösung für ihre Zähne wollte, die ja zu dieser Zeit noch nicht vorhanden war, haben wir uns dann nach Rat und Lösungen in den Vereinigten Staaten umgesehen. Dort hatte ich auch die Operationstechnik gelernt.

Wir entschlossen uns daraufhin – meine Patientin, meine Physiotherapeutin, die meine Patienten post-operativ betreute und ich – zu einem Kongress nach Milwaukee in Wisconsin, USA zu fliegen, der sich mit nichts anderem als der Optimierung des Bisses, d. h. dem Aufeinanderpassen der Zähne, beschäftigte.

Es waren dort ausschließlich amerikanische, zahnärztliche Fachkollegen anwesend. Einer der Nebenvorträge wurde von einem chiropraktischen Kollegen bestritten, der zwar kein Zahnarzt war, der aber die Zusammenhänge von Gebisssystem und Füßen darstellte. Meine Physiotherapeutin war hingerissen von dem Vortrag und sagte zu mir: „Herbert, das musst du machen!"

Ich folgte ihrem Rat und ging zu den Seminaren des Kollegen, und was ich dort sah und hörte, sprengte damals meine bisherige medizinische Vorstellungskraft: Das dort vermittelte Wissen war derart revolutionär; das war schon ein paar Aufenthalte in den Staaten und Kanada, jeweils mit mehrtägigen Lehrveranstaltungen und Prüfungen, wert.

Zähne, Schädel, Wirbelsäule, das ganze Skelettsystem, damit auch die Füße, sind eine funktionelle Einheit! Veränderungen am Kauapparat führen zu Veränderungen am Bewegungsapparat und umgekehrt! Veränderung des Bisses führen zu Veränderungen der Druckpunkte im Fuß, Veränderungen der Fußstellung führen zu Bisslageverschiebung! Ich lernte

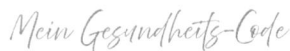

in diesem ersten Seminar noch vieles mehr, was ich bisher noch nie, trotz jahrelanger Ausbildung in meinem Fach, nur im Ansatz so gehört hatte.

Meine Schulter hatte sich noch vor dem Abflug nach USA entscheidend verschlimmert. Ich hatte Schwierigkeiten, meinen kleinen Bordcase zu transportieren und schlimmer noch, in das entsprechende Gepäckfach über den Sitzen zu bugsieren. Meine Patientin half mir anstaltslos und lächelte.

In seinen Ausführungen stellte der amerikanische Chiropraktiker Schuheinlagen aus Carbon vor, die den Fuß „wieder zum Laufen" bringen sollten. Ich entschied mich, ein paar dieser Einlagen noch vor Ort auf der Konferenz zu erstehen und trug sie anschließend auf dem Rückweg aus den USA in meinen Schuhen. Während des Gehens auf den harten Betonpisten des Airports bemerkte ich schon eine gewisse Entspannung und Entlastung meines so arg malträtierten Knies. Auch mein Rücken fühlte sich etwas entspannter an. Meine Physiotherapeutin und meine Patientin hatten auf mein Anraten ebenfalls die Einlagen gekauft und bemerkten ähnliche Effekte: Sie hatten das gleiche Gefühl in ihrer Wirbelsäule. Und dabei trugen wir nur die Standard-Einlagen, völlig ohne weitere individuelle Korrekturen.

Wieder zu Hause angekommen veränderte ich nun zunächst bei mir selbst die Bisslage nach den Kriterien, die ich in USA gelernt hatte. Ich legte einfach meine Skepsis als in Deutschland ausgebildeter Zahnarzt ab und sagte mir: "Du kannst nur gewinnen, sowohl für deine Patienten als auch für dich." Es zeichnete sich ein unerwarteter Erfolg schon nach den ersten beiden Wochen ab, mit dem ich so niemals gerechnet hätte: Meine „frozen shoulder" wurde zunehmend weicher, meine Arme wurden wieder beweglicher und – das war das Beste – die starken Schulterbeschwerden waren deutlich verbessert und verschwanden danach vollständig!

In den folgenden Monaten mussten natürlich, wie bei der heutigen Pedident® Methode auch, mehrfach Korrekturen an Fuß und am Bissperformer vorgenommen werden. Ich konnte danach wieder normal arbeiten, meinen Sport betreiben und war sehr dankbar über die positive Entwicklung. Bis heute habe ich in dieser rechten Schulter keine Beschwerden mehr.

Nachdem ich die Standardfußeinlagen auf meine spezielle Fußstellung eingestellt hatte, war das Laufen plötzlich wesentlich verbessert. Ich konnte die Kniemanschette, die ich bis dato zur Sicherheit immer noch getragen habe – auch unter den Anzugshosen – weglassen. Die Instabilität des Kniegelenks verbesserte sich derart deutlich, was sich natürlich im Sport besonders bemerkbar machte.

Dies alles ist nun schon mehr als 30 Jahre her. Mein chirurgischer Kollege, der das Knie so generös operiert hatte, prophezeite mir nach der sechsstündigen Operation, dass ich spätestens nach zehn Jahren ein neues, künstliches Knie bräuchte. Bis dahin sei eine Arthrose des Gelenkes unausweichlich.

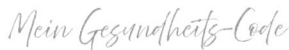

Dennoch: Mit der neuen körperlichen Einstellung von damals laufe ich seit dieser Zeit und absolviere jeden Morgen einen 4-6 km langen Waldlauf, und habe dabei keine Schmerzen.

Alle weiteren sportlichen Tätigkeiten gelingen mir genauso problemlos. Damit war ich mein erster Fuß-Biss-Therapie Patient. Danach vertiefte ich mein Wissen in mehreren Seminaren in Kanada und den USA.

Es wurde dann notwendig, die Vorgehensweise auf unsere europäischen, speziell deutschen Bedingungen, neu zu interpretieren. Ich habe daraus folgend eine eigene Methode entwickelt und bei meinen Patienten eingeführt.

Dieses Konzept verfolge ich, natürlich in jetzt schon mehrfach modifizierter und angepasster Form, seit mehr als 25 Jahren sehr erfolgreich; zunehmend auch bei Kindern, zur Steuerung des skelettalen Wachstums und damit der Verhinderung von Haltungsschäden, Gangstörungen oder auch Zahnfehlstellungen.

Es wurden immer wieder Korrekturen und Anpassungen notwendig, und sind es bis heute zuweilen noch, bis eine Standardtherapie daraus wurde, die Pedident® Methode.

Ich würde mich außerordentlich freuen, wenn meine Arbeit fortgesetzt würde und dazu beiträgt, dass diese Methode immer mehr Verbreitung findet, um so – heute und in Zukunft – vielen Patienten Leid und Schmerzen und uns allen unnötige Kosten für die Krankenkassen zu ersparen. Diese befinden sich ohnehin seit einigen Jahren in einer sehr angespannten Lage befinden und das Geld gezielter und wirksamer eingesetzt werden kann als in der Vergangenheit, damit hochqualitative Medizin bezahlbar bleibt.

Reflexion Teil 2: Mein persönlicher Gesundheits-Code

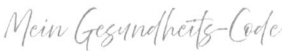

Im letzten Teil dieses Buches hast du nun die Gelegenheit, all deine Notizen und Erkenntnisse zu einem umfassenden Gesundheits-Code zusammenzutragen. Schau dir deine Aufzeichnungen aus Reflexion Teil 1 sowie die Notizen, die du nach jeder Inspirationsgeschichte gemacht hast, noch einmal gründlich an. Aus diesen vielen kleinen Puzzleteilen erarbeitest du dir nun dein eigenes, individuelles Rezept für einen gesunden Lebensstil.

Lies dir nun deine eigenen Notizen nach jedem Autor erneut durch und mach dir daraus dein Rezept für deinen eigenen Gesundheits-Code.

Bei deinem Rezept für deinen eigenen Gesundheits-Code geht es darum, alle Einflüsse auf deine Gesundheit in Betracht zu ziehen – körperlich, geistig und mental. Entwickle ein ganzheitliches Verständnis für deinen Gesundheitsweg und erstelle deinen persönlichen Plan.

Schreibe dir dein eigenes Rezept, deinen eigenen Auftrag, deine eigene Selbst-Verpflichtung und triff eine Vereinbarung mit dir selbst.

Definiere, in welchen Abständen du dich überprüfen möchtest.
Setze dir realistische und erreichbare Ziele, um deinen Gesundheits-Code
kontinuierlich zu evaluieren und anzupassen.

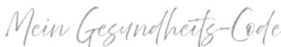

Was ist dein Gesundheits-Code ab heute?

Schlaf
Wie viele Stunden Schlaf benötigst du täglich?
Welche Rituale helfen dir, besser zu schlafen?
Welche Schlafgewohnheiten etablierst du?

Ernährung
Welche Lebensmittel tun dir gut?
Welche Ernährungsgewohnheiten möchtest
du beibehalten oder ändern?
Welche spezifischen Lebensmittel oder
Ernährungsweisen integrierst du in deinen Alltag?
Was meidest du?

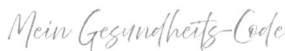

Bewegung

Welcher Sport oder welche körperliche Aktivität ist für dich die beste?
Wie oft und wie intensiv möchtest du dich bewegen?
Welche körperlichen Aktivitäten nimmst du regelmäßig auf?
Was vermeidest du?

_____

_____

_____

_____

_____

_____

Stressmanagement und Regeneration

Welche Techniken helfen dir, Stress abzubauen?
Wie sorgst du für ausreichend Erholung und Entspannung?
Welche Maßnahmen ergreifst du für eine optimale Regeneration?

_____

_____

_____

_____

_____

_____

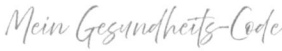

Mindset und Einstellung

Welche positiven Gedanken und Einstellungen möchtest du kultivieren?

Check-ups und Nahrungsergänzungsmittel

Welche regelmäßigen Gesundheitsuntersuchungen führst du durch?
Welche Nahrungsergänzungsmittel nimmst du?

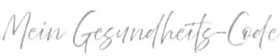

Mein Gesundheits-Code

Jetzt ist es an der Zeit, deinen umfassenden Gesundheits-Code niederzuschreiben. Dies ist deine persönliche Roadmap zu einem gesünderen und erfüllteren Leben.

Indem du dir dein Rezept schreibst, verordnest du dir selbst ein Leben voller Gesundheit und Wohlbefinden. Sei dir bewusst, dass dies ein lebendiger Prozess ist, der sich ständig weiterentwickelt.

_____

_____

_____

_____

_____

_____

_____

_____

_____

_____

_____

_____

_____

_____

Denke daran, dass du es bist, der die Kontrolle über dein Wohlbefinden hat. Mit deinem individuellen Gesundheits-Code hast du einen wertvollen Leitfaden, der dir hilft, die beste Version deiner selbst zu sein. Setze ihn in die Tat um, überprüfe ihn regelmäßig und passe ihn nach Bedarf an – für ein Leben voller Energie, Freude und Gesundheit.

Fazit

Nach der Reise durch die 35 Geschichten, welche dir Einblicke in das Leben und die Heilmethoden unterschiedlichster Menschen gegeben hat, stehst du nun am Anfang einer neuen Ära deiner eigenen Gesundheit. Du hast nicht nur gelesen, sondern aktiv reflektiert, aufgeschrieben und deine eigenen Schlüsse gezogen. Diese Erkenntnisse sind dein ganz persönliches Gesundheitsrezept – einzigartig und maßgeschneidert – für dich.

Dieses Buch endet nicht hier. Es ist ein lebendiges Werk, das in deinem täglichen Leben weiterlebt. Die Geschichten der Autoren waren und sind Inspirationen. Gleichzeitig liegt die wahre Magie in deinen Händen. Es ist an der Zeit, dass du (noch mehr) die Verantwortung für dein Wohlbefinden übernimmst. Niemand kennt deinen Körper und deine Bedürfnisse besser als du selbst. Vertraue auf deine Intuition, höre auf die Signale deines Körpers und setze die Maßnahmen um, die du für dich entdeckt hast.

Vielleicht fühlt sich dieser Schritt gewagt und ungewohnt an. Doch wahre Gesundheit entsteht nicht durch bloßes Konsumieren von Wissen, sondern durch aktives Handeln und Selbstverantwortung. Sei mutig, sei konsequent und erlaube dir, dich auszuprobieren, Fehler zu machen und daraus zu lernen.

Gleichzeitig macht es traurig zu sehen, dass Menschen erst handeln, wenn es weh tut oder sie krank sind. Erinnerst du dich an die Worte der Älteren aus der Einleitung: „Wer nicht hören will, muss ..."? Warte nicht darauf. Mit Liebe und Achtsamkeit für dich selbst, wirst du die Kraft haben, deinen eigenen Weg zu gehen. Dein Gesundheits-Code ist das Ergebnis deiner bewussten Entscheidung: Die Entscheidung, dich selbst zu heilen und zu stärken. Jetzt ist der Moment gekommen, diese Rezepte in dein Leben zu integrieren und damit den Grundstein für ein erfülltes und gesundes Leben zu legen.

Dieses Buch ist nicht nur ein Projekt von 35 Autoren, sondern auch das Ergebnis der Leidenschaft und Vision von Herausgeber Daniel Hoch. Seine Expertise und sein Engagement für eine ganzheitliche Gesundheitsförderung sind Grundlage zur Entstehung dieses Buches. Dank ihm hast du Zugang zu einer Vielzahl von Perspektiven und wertvollen Einsichten, die dir helfen können, deinen eigenen Gesundheits-Code zu finden.

Geh hinaus in die Welt, vertraue auf deine Fähigkeiten und mache aus deinen Erkenntnissen Taten. Dein Wohlbefinden liegt in deinen Händen. Mit deiner Lebensfreude und Energie stecke andere an. Lass uns dieses Leben zu unserem Besten machen

Weiterführende Literatur

Dr. Folker Meißner

Mit Absicht gesund 5.0
Lebensfreude und Selbstheilung:
Lebensfreude als Ziel – Selbstheilung als Weg

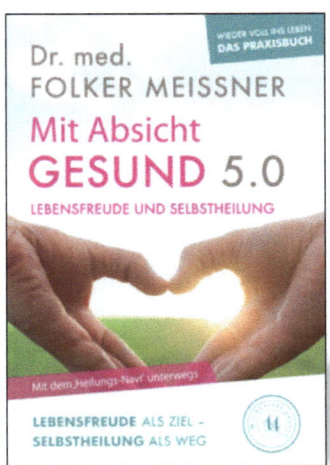

Christine Carus

Gedankenhygiene
Kopfkino – wenn die Gedanken im falschen Film sind

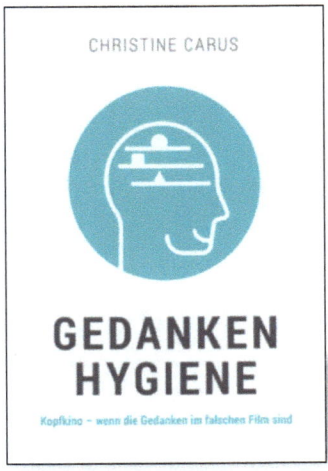

Antje Gebhardt

Perspektiven

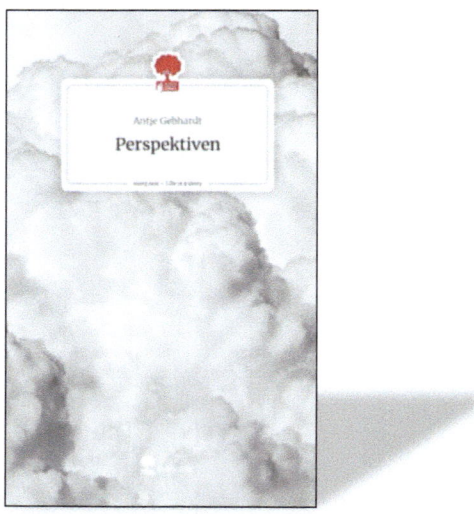

Emilia Świtała

Dein Tumor Dein Verbündeter

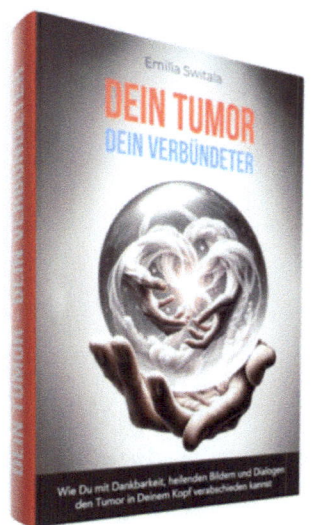